ジャック・ペパン

エイズの起源

山本太郎訳

みすず書房

THE ORIGINS OF AIDS

by

Jacques Pépin

First published by Cambridge University Press, 2011

エイズの起源　目次

謝辞　1
専門用語に関する備考　3
はじめに　5
第1章　アウト・オヴ・アフリカ　11
新しきもの、常にアフリカより来たる／保存されていた標本／ウイルスの多様性
第2章　起源　29
ヒトに最も近い親戚／あらゆる種類の系統樹／第四のサル／チンパンジーにおけるサル免疫不全ウイルスの起源
第3章　タイミング　49
アフリカ未開地の医療／植民地の悲劇／有益な解剖／分子時計

第4章　カットハンター　64
狩猟者と獲物／ウイルスへの暴露を定量化する／『ザ・リヴァー』――川／きわどい経験／永遠の若さと睾丸移植

第5章　過渡期のアフリカ社会　88
奴隷貿易とアメリカ大陸への感染症の輸出／コンゴ川マレボプール／ドイツ領カメルーン、フランス領カメルーン、イギリス領カメルーン／ベルギー領コンゴ／ヨーロッパ人によって作られ、アフリカ人によって住まわれる／多すぎる男たち／レオポルドヴィルとブラザヴィル／一方、カメルーンでは

第6章　最古の商売　123
HIV流行の核心的集団／「性的なもてなし」と家事／性感染症／レオポルドヴィルにおける売春／コンゴの声／ブラザヴィルにおける売春／誰のための独立か

第7章　ウイルスの感染と伝播　150
非経口的もしくは医原性感染／薬物中毒者におけるHIV／HIVの医

原性流行／史上最大の医原性流行／中部アフリカにおけるＣ型肝炎ウイルス感染／接種肝炎

第8章　植民地医学の遺産（1）——フランス領赤道アフリカとカメルーン　170
医療制度／すべての熱帯病の母／梅毒トレポネーマと金属含有薬／患者の隔離から治療へ／キニマックス／その他の熱帯病／ギニア・エスパニョーラ／熱帯病から血液媒介性ウイルスへ

第9章　植民地医学の遺産（2）——ベルギー領コンゴ　205
パッチワーク的な医療活動／感染症のコントロール／医学研究のネットワーク／比類なき医師／風土病的結核／「自由女性」へのケア／感染のパーフェクト・ストーム

第10章　その他のヒト免疫不全ウイルス　237
ＨＩＶ－１Ｏ、Ｎ、Ｐ／ＨＩＶ－２とポルトガル領ギニア

第11章　コンゴからカリブ海へ　254
失敗に終わった脱植民地化／パトリス・ルムンバの盛衰／カリブ海諸国

からの支援によるコンゴ国家建設／四番目の「H」
第12章　血液貿易　278
カリブ海の吸血鬼／赤い金（きん）
第13章　感染のグローバル化　296
初期の拡大／その後の流行／対応
第14章　パズルの組み立て　313
第15章　エピローグ——学ぶべき教訓　333
補遺　336
訳者あとがき　339
参照文献　*11*
索引　*1*

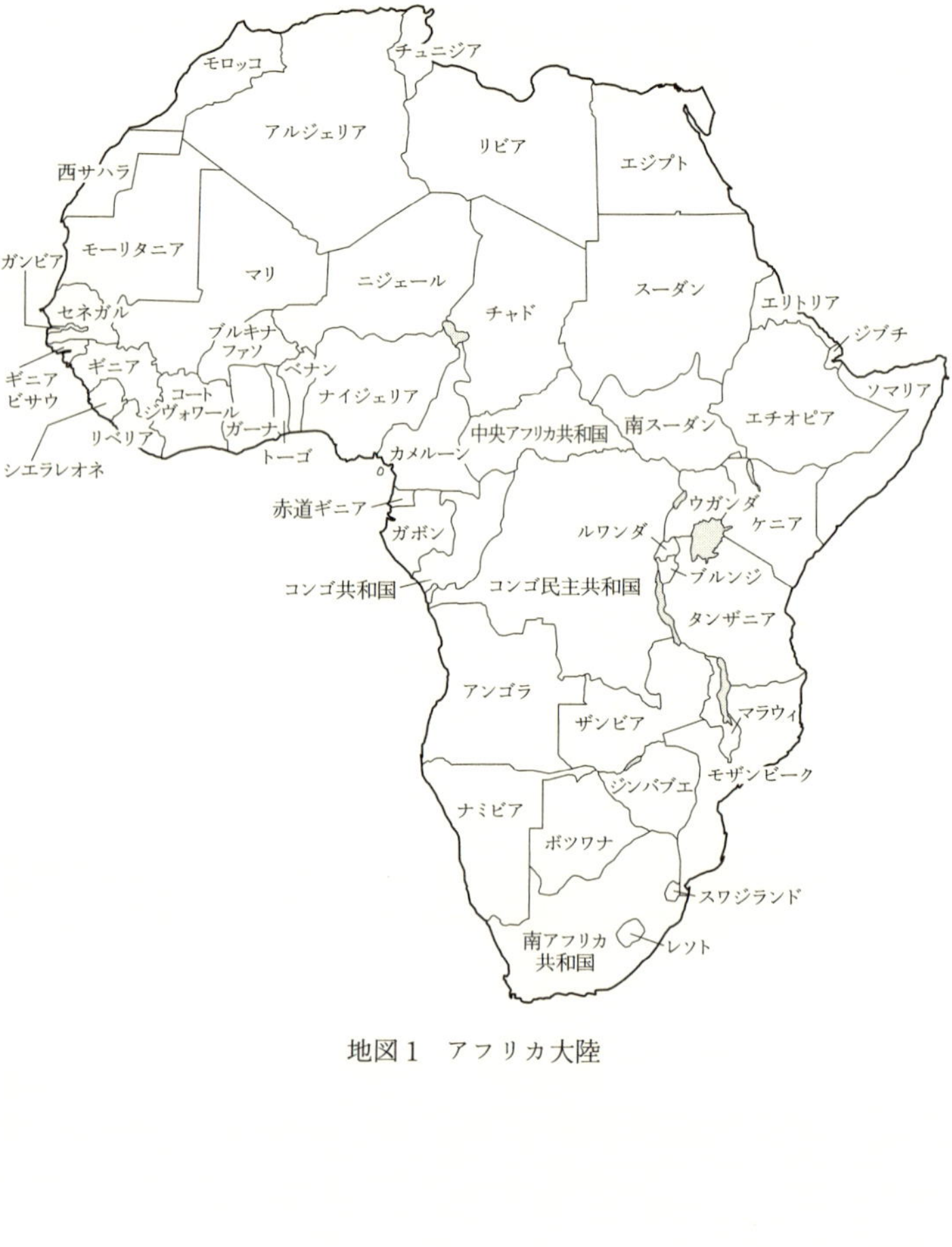
モロッコ
チュニジア
アルジェリア
リビア
エジプト
西サハラ
モーリタニア
ガンビア
マリ
ニジェール
チャド
スーダン
エリトリア
ジブチ
セネガル
ブルキナ
ファソ
ギニア
ベナン
ギニア
ビサウ
コート
ジヴォワール
ナイジェリア
ソマリア
エチオピア
南スーダン
中央アフリカ共和国
ガーナ
リベリア
トーゴ
カメルーン
シエラレオネ
赤道ギニア
ウガンダ
ケニア
ガボン
ルワンダ
ブルンジ
コンゴ共和国
コンゴ民主共和国
タンザニア
アンゴラ
マラウィ
ザンビア
モザンビーク
ジンバブエ
ナミビア
ボツワナ
スワジランド
南アフリカ
共和国
レソト

地図1　アフリカ大陸

謝辞

本書執筆にあたって、さまざまな段階でお世話になった方々に謝意を表したい。ここに、時間経過に沿ってその方々のお名前を挙げる。

ごく初期の段階では、私の熱帯地域におけるキャリア――本書執筆の動機と能力につながるのだが――は、故クリスチャン・フィッシュ氏とジャン＝ルイ・ランボレイ氏の支援と忍耐がなければ不可能だったろう。臨床医学を学んだシャーブルック大学では、とくにレイモン・デュペルヴァル氏のお世話になった。感染症学を学んだマニトバ大学、研究のやり方を学んだ英国医学研究協議会ガンビア研究所、疫学を学んだロンドン大学衛生学熱帯医学大学院の恩師や同僚にも多くを負っている。カナダ国際開発庁は一五年以上にわたって、アフリカにおける公衆衛生学的介入を支援してくれた。その間に私は、セックスワーカーについて多くのことを発見した。カナダ国際開発庁はまた、ザイールにおけるプライマリー・ヘルスケア・プロジェクトを財政的に支援してくれた。そこで私は、眠り病や他の熱帯病に魅せられることになった。

参照文献に掲げている歴史的文書を収集するのに七年以上の年月を費やした。その間、以下の研究機関の司書の方々に助力いただいた。ハーヴァード大学ワイドナー記念図書館、オタワのカナダ科学技術情報研究所、大英図書館、ロンドン大学東洋アフリカ研究学院。私がＨＩＶ‐２に関心を抱いていたときには、リスボンの熱帯医学研究所。マルセイユの熱帯医学研究所では、ＨＩＶ‐２について正しかったことがＨＩＶ‐１にも当てはまることを発見し、私の当初の目標であった標準で三〇〇〇語から成る科学論文より、むしろ一冊の本に値する十分な材料が存在することに気づかされた。エクサンプロヴァンスのフランス海外公文書館、ベルギー外務省、ベルギー王立図書館、ブリュッセル大学図書館。ルーヴァン大学、ルーヴァン・カトリック大学、アントワープの熱帯医学研究所、国連図書館とジュネーヴの世界保健機関、フランス国立図書館、オタワ大学、ケベック市にあるラヴァル大学、モントリオール大学、ケベック大学、それと私が所属する研究機関であるシャーブルック大学。

この原稿を書く長い過程で、私はバーナデット・ウィルソン氏にお世話になった。彼女は私が英語で書いた多くの章と、フランス語で書いたいくつかの章を専門的に編集してくれた。また、図版を担当してくれたクリスチャン・オデ氏にも謝意を表すべきであろう。

最終的に出版社を探す段階では、ケンブリッジ大学出版局のマイケル・ワトソン氏が原稿に目を通し、親切にもそれが出版にふさわしいと判断してくれた。その後、彼は、困難だが必要な一連の編集作業を行ってくれた。研究者である著者の多くが考えるように私も、この最終段階を多臓器切除のような苦痛をともなう作業だと考えていたが、それは長く伸びすぎた髪を切るほどの作業にすぎないこともわかった。クロエ・ハウエル氏は、そうした仕上げの作業を手伝ってくれた。

とは言っても、今回の仕事全般を通じて私を支援してくれた最も大切な人には、「はじめに」の章で感謝の意を捧げる予定である。

専門用語に関する備考

まず、ウイルス学に馴染みのない読者のために、本書で扱う各種ウイルスの知識については巻末の補遺が簡明な概要を提供していることを指摘しておく。分子生物学の基礎については、それが必要となるいくつかの章で適宜解説的な記述を加えた。その際、こうした分野で訓練を受けたことのない読者にもわかりやすく説明することを目標とした。

次に地名に関して。英語圏の出版物が西アフリカと言うとき、それは一般的にアフリカの大西洋岸にある国すべてとそこから内陸に入ったいくつかの国を含む。そこで私は、フランス語での定義を採用することとする。つまり西アフリカは、モーリタニアからナイジェリアまでの海沿いの国と内陸国を指す。中部アフリカ（植民地時代は赤道アフリカ）は、カメルーンおよびチャドからルワンダ、ブルンジ、二つのコンゴ、ガボン、中央アフリカ共和国、赤道ギニアまでを指す。本書で語られる物語の大半は、中部アフリカで起こった。

旧フランス植民地では、町の名前は独立後も、かなりの間変わらなかった。ガボンの主要な港は、そこで行われたおぞましい人権侵害にもかかわらず、依然としてポールジャンティ、つまり「親切な港」と呼ばれている。しかし旧ベルギー領コンゴでは、入植者の足跡は熱心に消された。レオポルドヴィルはキンシャサになり、スタンレーヴィルはキサンガニに、エリザベートヴィルはルブンバシへと改名された。国名は時間とともに、コンゴ自由国、ベルギー領コンゴ、そして一九六〇年以降はコンゴ民主共和国（あるいはレオポルドヴィル・コンゴ、次いでキンシャサ・コンゴ）として知られ、モブツの独裁政権下ではザイールと改名され、モブツ政権の崩壊後ふたたびコンゴ民主共和国となった。

仏領赤道アフリカ連邦は四つの植民地から成っていた。まずは、今日のコンゴ共和国あるいはブラザヴィル・コンゴである中央コンゴ、次いでウバンギ＝シャリ（中央アフリカ共和国）、ガボン、そしてチャドである。仏領赤道アフリカは、四つの国の独立が許可された一九六〇年の少し前に地理学上の実体としては消滅した。二つの「コンゴ」に関して混乱を避けるため、私は中央コンゴを引き継いだ独立国を指す際には、ブラザヴィル・コンゴという名称を使用することとする。仏領カメルーンあるいはフランス語の綴りでカメルーン〔翻訳の際には仏領カメルーン、もしくは仏領であることが明らかな場合は単にカメルーンとした〕と書く際には、今日のカメルーンの一部、すなわち第一次世界大戦後には国際連盟から、そして第二次世界大戦後は国際連合から信託され、一九六〇年の独立までフランスが統治した地域を指すことにする。本書中の地図の国名や都市名は、事象が起こった当時の名称を使用している。

はじめに

一九八一年六月はエイズの公の誕生日だ。米国の臨床医は米国疾病管理予防センター（CDC）発行の『疫学週報』の短い記事のなかで、ニューモシスティス・カリニが引き起こす肺炎症例を五例報告した。それまでニューモシスティス肺炎は、重症免疫不全患者に特有の呼吸器感染症だと考えられていた。五人の患者はすべてロサンゼルスに住む男性同性愛者で、一九八〇年から八一年にかけてニューモシスティス肺炎と診断された。それ以前は健康で、免疫抑制剤の服用歴などはなかった。当時、ニューモシスティス肺炎に対する標準的治療にはペンタミジンが使われていた。ペンタミジンは第二次世界大戦中に眠り病の治療薬として開発されたが、後に偶然、ニューモシスティスに対する高い薬効が証明された薬である。ペンタミジンは当時、市場では入手不可能で、アトランタにある疾病管理予防センターが配付の責任を負っていた。このとき疾病管理予防センターの担当者は、カリフォルニアの病院から短期間に何回もペンタミジンの請求があったことを奇妙に感じたという。少し後のことになるが、ニューヨークからも同様の薬剤請求が寄せられた。これが、この連邦機関が一連の症候群を認知する最初の一歩となった。

この時点で、その後三〇年間に二九〇〇万人以上がエイズで死亡し、その過程で一六〇〇万人以上の遺児が残されることになると想像できた者は誰一人としていなかった。二〇〇九年時点で言えば、さらに三三〇〇万人がエイズの原因ウイルスであるＨＩＶ〔ヒト免疫不全ウィルス。分類の詳細は巻末の補遺を、これがエイズを生じさせる仕組みについては訳者あとがきを参照されたい〕と共に生きている。エイズは五〇〇年以上も前にヨーロッパで流行した黒死病以来、人類にとって最大の「疫病」となったのである。一九八一年の運命の日以降、ＨＩＶあるいはエイズに関連して、三〇万編もの科学論文と数千冊に及ぶ本が出版されてきた。大半は生物医学関連のものであったが、それ以外にも歴史や経済、地理に関連したものや、視覚的なものもあった。すなわち、一九八一年以降のエイズの歴史について言えば、詳細な記述が残されているということになる。ランディ・シルツの『そしてエイズは蔓延した』やローリー・ギャレットの『カミング・プレイグ――迫りくる病原体の恐怖』には、米国やヨーロッパにおけるエイズ流行初期の心奪われるような記述が残されている。出版されたもののなかには、アフリカにおけるエイズ流行の編年史もあれば、多くの生命に与えたすさまじい影響を記述したもの、さらにはエイズに対する少しの成功譚と数多くの失敗談、とくに南アフリカ共和国における失敗談に言及したものもある。ウイルス流行の歴史をまとめたものとしては、ジョン・イリフェの『アフリカにおけるエイズ流行の歴史』〔未邦訳〕がある。お勧めである。

一方、一九八一年以前に何が起こっていたのか。つまり、人類がどのようにしてその地点に至ったかについて書かれたものとしては、私の知っている限りでは、エドワード・フーパーの『ザ・リヴァー――ＨＩＶとエイズの源流をたどる旅』が唯一の本と言える。この本は、エイズの出現が、経口ポリオワクチンの製造過程で使用されたチンパンジーの細胞によって引き起こされたという仮説を支持するものであった。チンパンジーの細胞を使用して製造されたワクチンがサル免疫不全ウイルス（ＳＩＶ）によって汚染されたというのである。しかし、事実は異なっていた。それについては多くの証拠がある。後ほど詳述したい。

本書は、直近の過去一〇年間に研究者集団によって示されたパズルの断片を集め、それに私自身が行った歴史研究の成果を加え、統合したものになっている。たとえば、ツェゴチンパンジーがＨＩＶ‐１の起源であったといった部分は反駁できないものだが、曖昧さが残る問題も同時に存在する。種を越えた感染が起こった時期が二〇世紀最初の三〇年間だったことは間違いないとしても、それが正確にいつ起こったかといった問いには、依然として曖昧さが残る。医学的介入にともなう注射器や注射針の再利用は、感染者を一握りの人から数百人、数千人へと広げ、流行の拡大に大きな役割を果たした。感染者数の増加によって、性を介したウィルス伝播が現実的となり、売春婦から男性客へ、そして他の成人人口へと流行が広がっていくことになった。物語のある部分は状況証拠に依拠したものとなっている。たとえばコンゴとハイチの関係や血液産業がポルトープランスでのエイズ流行の引き金となったこと、あるいはどこからウィルスがアメリカに持ち込まれたのかといった問題がそれに相当する。懐疑的な読者には、正誤を判断する前に物語全体を通読してもらいたい。すべてはつながっており、証拠の弱い部分はその前後の証拠の強い部分によって補完されている、と信じている。

私は感染症を専門とする内科医であり、また疫学者でもある。一九八〇年代初期にザイールの田舎の病院で医師としてのキャリアを開始した。ザイールの田舎では興味深い四年間を過ごした。そこで実践した医療は、植民地時代の医師たちが行った医療とそれほど大きな違いはなかったという気がする。たとえば、それは大雑把な診断であり、経験則による治療であり、人と物の不足であり、注射器や注射針を含む医療器材の再利用であった。そのような状況の四年間で、私は次第に眠り病に興味を持つようになった。私が勤務していた田舎で眠り病が偶然に流行したのである。その偶然によって私はその後二〇年間、眠り病の研究を行うことになった。カナダで感染症医としての研修を終えた後、私はふたたびアフリカへ帰った。そのときの仕事は、ガンビアにある英国医学研究協議会研究所でＨＩＶ‐２およびＨＩＶ‐２と性感染症の相互作用を研究することであった。一九九〇年には大学に勤務する感染症内科医としてカナダへ帰ることになったが、その後も中部アフリカや西アフリカで売春婦を対象としたエイズの予防対策やケアに携わってきた。研究休暇を利用して、私は修士課程で疫学を勉強した。疫学とは暴露と結果に関する学問である。暴露とは、ある病原体への接触といったものであり、結果とは、暴露の結果引き起こされるエイズや癌や、あるいは死亡といった事象になる。本書で疫学を多用するつもりはない。しかし、告白すれば私は生まれついての数字好きである。マーク・トウェインの箴言〔「嘘には三種類ある。普通の嘘と、大嘘と、統計である」〕にもかかわらず、数字には物事を証明したり否定したりする力がある。

こうしたいくつもの職業的関心によって私は、遅まきながらではあるが、ギニアビサウでのＨＩＶ‐２感染と植民地時代の眠り病対策の間に何らかの関連があったことに気づいた。当時ギニアビサウは、ポルトガル・ビサウと呼ばれていた。そこで行われた高齢者に対する疫学研究は、何十年も前に眠り病や結核と診断、治療された人々の間で、ＨＩＶ‐２の感染率が高いことを示していた。ＨＩＶ‐１と異なり、ＨＩＶ‐２の感染者は長期に生存する。それによって、このような疫学研究が可能となったのである。

ザイール滞在中に私が診察していた患者の一部はＨＩＶ‐１に感染していたのかもしれない。キンシャサから五〇〇キロほど北東にあるマイ・ンドンベ地域の、病床数一一〇床のニオキ病院で私たちが使用していたのは、ガラス製の注射器と再利用可能な注射針だった。通常そうした医療器具は、使用するたびに、ウイルスを含むすべての病原体を殺菌できる加圧滅菌器で滅菌されていた。しかし私自身、停電で加圧滅菌器が使用できないとき、そうした器具がどれくらいの時間煮沸されていたかについて大きな注意を払うことはなかった。電力供給は二カ月間も停止することがあった。発電機に必要な燃料も不足していた。

一年間に四〇〇人にも上る眠り病の患者に対して、当時、メラルソプロールと呼ばれる古くからの砒素系薬剤が、六回から一二回静脈注射されていた。メラルソプロールは常に供給不足で、最初の患者に注射された後に残ったわずか〇・一ミリリットルの薬液さえ次の患者に使っていた。六日間、あるいはそれ以上の期間にわたって毎日ストレプトマイシンを筋肉注射された結核患者が、薬の副作用に苦しんでいたことを思い出す。ストレプトマイシンは内耳毒性があり、多くの患者が歩行に困難をきたした。そのうちの幾人かは恒久的な歩行困難者となった。当時の「国際保健に関する資源」は、現在と比較して何桁も少なかった。効果的で毒性の少ない抗結核薬は患者一人あたり五〇米ドルと、ストレプトマイシンを基本とした治療法（患者一人あたり一〇米ドル）に比較して高価であった。さらに悪いことに、当時私が指導していた二〇有余の保健センターのうち、何カ所かの保健センターはカヌーでしか行くことができなかった。私たちは注射器や注射針をフォルマリンの溶液の入った金属の箱で運んだ。そうした対策は細菌に対しては有効だったに違いないが、ウイルスに対してはどうだったか。

今現在で言えば、医学的介入がエイズ流行に大きな影響を与えているとは思わない。現時点のＨＩＶ感染のうち医学的介入によるものは全体の五パーセント以下だ、という専門家の意見にも同意する。もちろん、一つの感染さえ許容されるものではないのだが。しかし一方で私は、五〇年から七〇年前のアフリカ大陸では、医学的介入がＨＩＶ‐１とＨＩＶ‐２の同時出現の要因だったとも信じているのである。

私はエイズの歴史のなかに散在する「点」をつなげていく試みを始めた。本書は五年間を超えるそうした試みの成果である。それも、コンゴ人看護師であり、私のアフリカへの興味を常にかきたててくれる妻ルシアの支えがなければ、不可能だったに違いない。何人かの友人は、エイズがアフリカで同定される前、あるいは同定されて以降に、エイズに似た症状で亡くなった。

過去を理解しようとすることは的外れだ。問題は未来にあると言う人もいるかもしれない。しかし、その意見に私は同意しない。エイズの世界的流行の背後にある要因を解明する試みには、少なくとも二つの意味がある。第一に、私たちには、この感染症で亡くなった、あるいは亡くなるだろう何百万人もの人々に対する倫理的義務があるということ。第二に、この悲劇が、植民地化や都市化、公衆衛生上の対策といった、人間の介入によって助長され引き起こされたものであるということである。未来へ向けて、このような災厄がふたたび起こることのないような「知」や謙虚さといったものを、私たちは学ばなくてはならない。それができれば、私にとってこの上ない幸せである。

第1章　アウト・オヴ・アフリカ

新しきもの、常にアフリカより来たる

「新しきもの、常にアフリカより来たる」。歴史家・大プリニウスが二〇〇〇年以上前に書いた言葉だ。彼は正しかった。新たな病気が最初に記述されて三年目の一九八四年、この時点ですでに、エイズの原因として同定されたＨＩＶ（当時は、アメリカではＨＴＬＶ‐Ⅲ、ヨーロッパではＬＡＶと呼ばれていた）は中部アフリカに起源を持つ可能性が示唆されていたのである。主としてザイールとルワンダで行われたアフリカでの最初の研究は、ＨＩＶがキンシャサやキガリの売春婦の間で九〇パーセント近い感染率を有することを示した。この研究結果は、ヨーロッパでエイズと診断された最初の数百症例のうち半数が中部アフリカ、なかでもザイール出身者であるという事実ともよく一致した。続く数年間、キンシャサにおけるＨＩＶ感染の疫学的様相は、ママ・イェモ病院を拠点に行われたプロジェクト（「プロジェ・シダ」〔シダＳＩＤＡはフランス語でエイズＡＩＤＳのこと〕）の下で働くアメリカ人、ベルギー人、そしてコンゴ人の研究者らによって詳述されていくことになった（ママ・イェモは独裁者モブツの母で、以前売春婦として働いたこともあった。モ

ブッ政権が打倒されたとき、ママ・イェモは、かつてのベルギー人入植者がたどった運命と同じ運命をたどることになった。現在病院は、キンシャサ中央病院と呼ばれている)。プロジェクトは、キンシャサが略奪によって混乱した一九九一年、突然終わりを迎えた。同時期、キンシャサから東へ一五〇〇キロの地点にあるキガリでも同様の疫学調査が行われていた。調査は一九九四年の虐殺まで続いた。

今から見ると、HIV‐1の起源が中部アフリカにあるという初期の洞察は単純で素朴なものであった。研究者たちはその時点で、地域の一般成人を代表すると考えられる集団の感染率が高いことをもって、ウイルスはここに起源を持つと推測した。この推測には少なくとも二つの問題があった。(1-3)

第一の問題は、推測に明らかな偏りがあったということ。この推測は、大陸の他の地域、とくに東アフリカ地域や南アフリカ地域の情報がほとんどないなかで行われた。ベルギー人研究者たちは、エイズ研究をまず以前の植民地で開始した。そうしたベルギー人研究者のなかには、当時アントワープ熱帯医学研究所に所属し、後に国連エイズ合同計画事務局長となったピーター・ピオットも含まれていた。彼らの貢献もあって、ザイールとルワンダは流行初期からエイズ研究に対し開かれた国となっていた。しかしこうした状況は、ブルンジや旧英領東アフリカ諸国といった他の国に、必ずしもあてはまるわけではなかった。

第二の問題はHIVの場合、感染率と流行期間との関係が単純ではないということ。両者の関係は年間の新規感染率に依存する。私たちは現在、キンシャサの一般成人人口のHIVの年間新規感染率は、一パーセントを超えたことがなかったことを知っている。一方、南部アフリカのいくつかの国では、一九九〇年代の年間新規感染率は五パーセントに達した。これは、二〇人の成人のうち毎年一人がHIVに新しく感染したことを意味する。感染率が一〇パーセントということは、年間新規感染率が一パーセントの場合、流行が一〇年間続いたことを意味するが、年間新規感染率が五パーセントの場合、同じ感染率は二年で達成されることになる。一方、中部アフリカがＨＩＶの起源であるという初期の仮説は、単純で根拠の薄いものであったとしても、最終的にそれは正しいと証明されることになった。科学の世界では、直観はしばしば信じるに足るべきものなのかもしれない。

保存されていた標本

ＨＩＶ-１の起源が中部アフリカにあるという仮説は、歴史の一部となりかけていた血液標本の検査結果によって支持された。一九八〇年代半ばから後半にかけて研究者たちは、それまでのエイズ流行の動向を理解するため、過去に他の目的で収集され凍結保存されていた血液標本を見つけ出そうと努力した。一般的に研究者たちは、新たな標本のために冷凍庫を空にしたり、また、退職したり他の機関へ異動したりする際には、古い標本を破棄する傾向にあった。しかしなかには、長く忘れられたまま保存された標本もあった。キンシャサでは、レンバ地区の乳幼児健診クリニックを受診した母親の血液標本が保存されていた。検査の結果、ＨＩＶ-１の感染率は一九七〇年に〇・二五パーセント（検査実数八〇五名）、一九八〇年で三・〇パーセントであることがわかった（検査実数四九八名）。ザイールの僻地、赤道州にあるヤンブクとその周辺集落のカトリック系診療所には、一九七六年にエボラ出血熱の調査のために集められた検体があった。一〇年後に検査されたそれら六五九の検体は、〇・八パーセントがＨＩＶ陽性であった。このことは、ここでウイルスが誕生したことを意味するわけではないが、ウイルスがこの地域にすでに存在していたことを示すものであった。B型肝炎の疫学調査に参加したアメリカの男性同性愛者の保存血液標本の検査結果からは、一九七〇年代後半には、HIVがこの集団中に存在していたことが明らかとなった。薬物常用者の間では、それより幾分早くからHIVが存在していたこともわかっている。(4-8)

こうした標本収集のきっかけとなったヤンブクでのエボラ出血熱の流行は、かなりの部分医原性であった。ヤンブクのような小さな田舎の病院では、注射器や注射針は常に不足しており、恒常的に再利用されていた。そのことが、マラリアや淋病といった他の理由で受診した患者へのエボラウイルス感染をもたらした。毎日の受診者が三〇〇人に及ぶ診療所で、修道女は看護師に毎朝五本の注射器を渡した。ヤンブクでの流行では、最初の一〇〇名のエボラ患者の四分の三が、診療所における注射が原因で感染した。次いで、患者から修道女や看護師が感染し、死亡した。診療所が閉鎖されることになってようやく流行は止んだ。血液を介してウイルスが伝播する危険性があるということが広く知られていない時代に、貧しい人々に医療を提供するという善意にもとづいた行為が不幸な結果をもたらした。こうした状況は、ヤンブクの病院以外でも見られた。そしてそのときにはわからなかったが、そうした行為はエボラ出血熱で数百人が亡くなるということ以上の悲劇をもたらした。この新しい病気は、差別を避けるためにヤンブクの名前でなく、近くを流れる川の名前を取って、「エボラ」と名づけられた。それでも結局のところ、差別はなくならなかった。二つの病気を比較すると、HIVの非凡さが際立つ。エボラウイルスに感染した人は急激に発症し死亡した。こうした特性は、華々しい流行を引き起こすが、それを制圧するための大規模な対応を引き越こしもする。通常そうした対応は成功を収めた。一方、HIVに感染した人はそれより長く生きる。一〇年、あるいはそれ以上にわたって、ウイルスを静かに次の感染者へ手渡していく。こうして、医師が新たな病気の出現に気づくまでには、さらに長い時間が必要となった。というのも、症候性の病気は短い時間では集積性が明らかにならないからである。[9,10]

アフリカの他の地域では、一九八〇年代以前にHIVが発生した痕跡は見つからなかった。そうした事実は、この新たなウイルスが中部アフリカに起源を持つという仮説を支持するものとなった。西アフリカでは、ナイジェリアやリベリア、コートジヴォワール、トーゴ、セネガル、シエラレオネ、マリ、ニジェール、ガーナから、一九六〇年代あるいは一九七〇年代に得られた六〇〇〇以上の標本が検査された。標本のなかからHIV-2は数例見つかったが、HIV-1は一例も発見されなかった。一九八一年にセネガルから得られた七八九の標本は、一例のHIV陽性検体を含んでいたが、それがHIV-1に相当するのか、HIV-2に相当するのかまではわからなかった。[11-16]

東アフリカおよび南アフリカ地域では、一九五九年から一九八一年の間に、リスクの低い集団から得られた標本が検査された。モザンビークやジンバブエ、ザンビア、ウガンダ、タンザニア、北部ケニアの標本からは、HIVは一例も発見されなかった。南アフリカ共和国の鉱山労働者からも、HIVは報告されなかった。鉱山労働者たちの出身地は、モザンビークやマラウィ、レソト、ボツワナ、アンゴラ、スワジランドそして南アフリカ共和国だった。東アフリカにおける最初のHIV感染の報告は、一九八〇年から八一年に、ナイロビからもたらされた。ナイロビでは当時、性感染症患者の一パーセント、売春婦の五パーセントがHIVに感染していた。三年後、ナイロビの売春婦の感染率は八二パーセントにまで上昇した。こうした売春婦におけるHIVの幾何級数的感染拡大は、本書の主要なテーマの一つとなる。後ほど詳し

く検討する。[14,17-19]

エイズ初期症例に関する文献調査は、後に時代をさかのぼって行われた。しかし、一見して免疫に問題のなさそうな患者の既往歴に、今ではエイズとの関連が知られているニューモシスティス肺炎が見つかったとしても、患者かその配偶者がHIV陽性だとの情報がない限り、確実な結論を得ることはできなかった。なぜなら、CD4リンパ球数が低下し、日和見感染症〔免疫力が低下する状況下で、通常であればその免疫力によって増殖が抑えられている病原性の低い常在細菌が増殖し、結果として病気を引き起こすことがある。それを日和見感染と言う〕を引き起こす免疫系の非感染性疾患も、稀にではあるが存在するからである。HIV陽性の歴史的標本が不足しているなかで、症例の地理的あるいは時間的な集積、さらにはカップルにおける同時発症は、症例がエイズである可能性を示唆するが、それでも決定的な指標とはならなかった。[20-21]

『ザ・リヴァー』あるいは『そしてエイズは蔓延した』のなかには、初期エイズ症例に関する有用な情報を見つけることができる。なかでも印象的なものとして、父、母、そして九歳の娘から成るノルウェーの一家の話があった。一家は一九七六年、HIV-1のなかのグループOウイルス感染が原因で、エイズによって死亡したというのである。保存されていた家族の血清が一二年後に検査され、その結果HIV陽性であることがわかった。娘は一九六七年に生まれた。そのことは、母親がその時点ですでにHIVに感染していたことを示す。父親は船乗りで、一九六〇年代初頭にアフリカの港を多数回訪れたことが記録として残されており、性感染症に感染したこともあったという。これは、彼の地での売春婦との接触を疑わせる。父親はおそらく、ナイジェリアかカメルーンでHIV-1Oに感染した可能性が高い。一九六一年から六二年にかけて、父親の乗った船が数日間ナイジェリアやカメルーンの港に滞在したこともわかっている。一九七七年にはオランダの外科医がエイズで亡くなった。外科医は、一九六四年にコンゴ民主共和国で働いたことがあった。その後、一九七二年から七五年にかけてふたたび同国の僻地にあるアブモンバジ病院に勤務し、さらに一九七五年から七七年にかけてキンシャサの病院で働いた。一九八二年には、八歳になるザイール〔コンゴ民主共和国の一九七一年から一九九七年までの名称〕出身の子供がスウェーデンで亡くなった。この子供は後に血清学的にエイズと診断された。一九七四年か七五年の出産時に感染した可能性が高い。一九七六年にザイール北部で飛行機事故に巻き込まれた不幸なカナダ人パイロットは、一九八〇年にエイズで亡くなった。パイロットは飛行機事故の際、治療のために輸血を施された。保存されていた血清が後に検査され、パイロットはHIV‐1に感染していたことが示された。血液中には大量のウイルスが存在するため、輸血による病状の進行は早い。キンシャサにある大学病院の医師は過去にさかのぼってエイズが疑われる七症例を報告した。うち五例は血清学的に診断が確定された。この五人の患者は、一九六〇年代後半から一九七〇年代にかけてコンゴ民主共和国（一例はブルンジ）で性的接触を介して感染した人で、大半はベルギー国籍であった。一方、一九七九年頃には、エイズはベルギーで医療を受けることができる少数だが豊かなザイール人たちの間にも広がっていった。[22-30]

右記以外の研究者が、アフリカの他の地域から得られた古標本を調査しているか否かについての詳細はわからない。科学雑誌には、調査はしたが陽性者は発見されなかった、という結果は報告されないのが普通だからである。これは「出版バイアス」と呼ばれる。素描的ではあるが、保存標本の検査結果は、HIV‐1が低率ながら中部アフリカのいくつかの地域で、一九六〇年代から七〇年代にかけてすでに存在していたことを示す。一方、西アフリカや東アフリカにおける状況は違っていた。

次の一歩は、赤血球の遺伝病〔鎌状赤血球貧血症のことと思われる〕に関する研究の過程で収集された標本からもたらされた。標本は一九五九年前後にベルギー領コンゴで収集された。レオポルドヴィルや他の地域で収集されて奇跡的に保存されていた、あるいは忘れ去られていた標本だった。検査された六七二標本のうち一つがＨＩＶ－１陽性を示した。収集から二六年後のことである。ＨＩＶ－１陽性標本はレオポルドヴィルで調査に参加した成人男性のものだった。遺伝子が増幅され、解析された結果、回収されたウイルスは今までに報告されたＨＩＶ－１のなかで最も古いウイルスだということが確定された。ウイルスはＺＲ59と名づけられた[31-33]。

それからさらに二〇年以上の後、ＨＩＶ－１を含む別の古標本が見つかった。一九五八年から一九六〇年にかけて集められキンシャサの大学の病理学教室に保存されていた古い組織標本の一つから、ＨＩＶ－1の遺伝配列を決定することができた。標本は成人女性のリンパ節から一九六〇年の生検によって得られたものだった。そのウイルスにはＤＲＣ60という名前が与えられた。リンパ節や肝臓、胎盤といった他の二六標本からＨＩＶは見つからなかった。ＤＲＣ60とＺＲ59は遺伝子レベルで一二パーセントの違いがあった。それから計算すると、ＤＲＣ60とＺＲ59は一九二一年頃に共通の祖先から分岐したものと推定された。分岐年代については後ほど述べる。ＨＩＶ－１がヒト集団に持ち込まれた時期については議論が残るが、ＨＩＶ－１が一九五九年から一九六〇年にかけてレオポルドヴィル〔現在のキンシャサ〕に存在していたことについては、もはや疑いはないのである[34]。

ウイルスの多様性

世界の異なる地域に見られるＨＩＶ‐１の遺伝的多様性は、ウイルスの起源をたどるために有用である。ここではその点について触れてみたい。その前に手短かに、遺伝子配列とは何か、その概要を見ていくことにする。遺伝子配列とは、遺伝子を構成する塩基と呼ばれる分子の「順序」を意味する。塩基にはアデニン（Ａ）、チミン（Ｔ）、グアニン（Ｇ）、シトシン（Ｃ）の四つがある。生物の遺伝子は、この四つの文字の長い連続で構成されている。私たちがウイルスを比較するとき、この四つの文字配列が似ていれば相同であると言い、似ていなければ相同でないと言う。二つのウイルスの文字配列が九〇パーセント同じであれば、二つのウイルスは九〇パーセントの相同性を有すると言う。こうした相同性は、二つのウイルスが同じウイルスのサブタイプを構成するのか、あるいは異なるウイルスに属するのかといったことを決定する際にも用いられる。たとえばＨＩＶ‐１とＨＩＶ‐２では、この文字配列が五〇パーセント以上も異なっているのである。

遺伝子配列に対する解析によって、ＨＩＶ‐１は現在グループＭ（「主要な」という意味の英語「メイン」の頭文字Ｍ）、グループＯ（「外れ」という意味の「アウトライヤー」の頭文字Ｏ）、グループＮ（ＭでもＯでもないという意味の「ノンＭ」「ノンＯ」のＮ）、そしてグループＰという四つのグループに分かれる。グループＭ（ＨＩＶ‐１Ｍ）はエイズの世界的流行の主要な原因ウイルスで、世界全体のＨＩＶ‐１感染の九九パーセント以上を占める。グループＰ（ＨＩＶ‐１Ｐ）は、理由は不明だが、中部アフリカ以外の地域からの報告はない。

HIV‐1Mはさらに、A、B、C、D、F、G、H、J、Kという九つのサブタイプに分けることができる。アルファベットにはあまり意味はない。サブタイプEとIは、後に、本当の意味でのサブタイプではないということがわかり削除された。HIV‐1は複製に際し、しばしば「間違い」を犯す。「間違い（変異）」の程度は、HIV‐1感染の長い自然史を通して、一貫して見られる高い複製水準によってさらに大きくなる。HIV‐1は、毎日一〇〇億個もの複製ウイルスを作り出す。一回あたりの複製で「間違い」が起こる潜在的可能性は通常等しい。元のウイルスの塩基配列の二〇パーセント近くが複製間違いを犯すと、科学的共通認識によって、一般的に新たなサブタイプと定義されることになる。(35–36)

高リスク集団の人々のなかには、とくにアフリカでは、第一のサブタイプのウイルスに感染した後、さらに第二のサブタイプウイルスに感染する人がいる。こうした状況が二つのウイルスの組み換えを引き起こす。それを「組み換え流行型」（CRF）と呼ぶ。遺伝子のある部分は第一のウイルス由来、残りの部分は第二のウイルス由来となる。組み換えを起こしたウイルスは、以降、組み換えを起こしたままのかたちで感染を続けていくことになる。現在までのところ四八の組み換えウイルスが知られている。組み換えウイルスの命名には、関与した二つのサブタイプウイルスに一致した名前が与えられる。たとえば、CRF02‐AGは、サブタイプAとサブタイプGの組み換えウイルスである。組み換えウイルスのいくつかは特定の国や地域で独自に流行している。(37)

エイズの発症しやすさについては、一つの例外を除いて、サブタイプによる違いはない。例外はサブタイプDで、サブタイプDに感染した人は他のサブタイプに感染した人より病気の進行が早く、早期に死亡することが多い。次の疑問は、サブタイプによって感染性が異なるかということになる。サブタイプCに感染した女性は、他のサブタイプに感染した女性に比較して膣へのウイルス放出量が多い。これはサブタイプCが女性から男性へ容易に感染することを意味する。サブタイプCは他のサブタイプに比較して血中ウイルス量が高い。それはサブタイプCが、急性感染症を起こしやすいことと関係している可能性がある。他のサブタイプウイルスもほぼ同時期に持ち込まれたにもかかわらず、サブタイプCは南部アフリカで燎原の火のように広がった。これはサブタイプCが、他のサブタイプより流行しやすいことを示しているのかもしれないし、サブタイプCの世界的流行はそのことの反映なのかもしれない[38-42]。

特別な場所、あるいは特異な感染様式と関連しているサブタイプウイルスもある。これは特定のリスク集団における、「創始者効果」（個体群が新しく構成されるときに、新個体群の個体数が少ない場合、母体となった個体群とは異なる遺伝子頻度の個体群ができること）によるものである。たとえば静注薬物常用者の集団に最初に持ち込まれたサブタイプが、そのままその集団で選択的に流行を続ける。あるいは同性愛者の集団に最初に持ち込まれたサブタイプが、集団内で選択的に流行するといった場合である。一つの良い例が南アフリカ共和国に見られる。そこでは白人男性同性愛者の九六パーセントがサブタイプBに感染している一方で、黒人異性愛者の八一パーセントはサブタイプCに感染している（白人男性同性愛者のサブタイプBは、一九七〇年代から八〇年代にかけてアメリカから持ち込まれた可能性が高い）。これは上記二つの集団の交流が限られていたことの反映である。ズールー族の黒人異性愛者と性的交渉を持つ南アフリカ生まれの白人男性同性愛者は、ほとんどいなかったのだ。今日まで、特定のサブタイプウイルスが、他のサブタイプと比較して特定の感染経路において本質的に感染効率が良いという証拠は得られていない。また、感染経路における感染効率は、予防対策などによっても変化する。これは、特定の国におけるサブタイプの分布が時間

と共に変化し得ることを意味する。(43)

HIV-1の遺伝子は、動物の遺伝子の約一〇〇万倍もの速度で進化する。このことは、ヒトがチンパンジーやゴリラとの共通祖先から一〇〇〇万年かけて進化したその遺伝的変化を、HIV-1は一〇年間で達成することを意味する。HIV-1の流行が長期間になればなるほど多くの突然変異が生まれ、その結果、異なるサブタイプのウイルスが誕生することになる。そして新たなサブタイプの誕生は、新たな組み換えウイルスの誕生をもたらすことになるのである。逆に言えば、最初のウイルスが一年前に持ち込まれたことがわかっているHIV-1を調べれば、そのウイルスのなかに存在する変異の程度は小さく、すべてのウイルスが最初に持ち込まれたウイルス(「創始者ウイルス」と呼ばれる)と同じサブタイプに属しているることが明らかになるに違いない。つまりこれは、新たなサブタイプを生むための複製エラーが生じるほどの時間が経過していないということを示唆する。

HIVは一方向に進化し、一つのウイルスからさまざまなサブタイプや組み換えウイルスが誕生する。したがって、サブタイプの地理的分布を調べることによって、ある特定の国や地域で起こった一連のウイルス分化の過程を再構築することができる。一九九〇年代以降、新たな技術の開発によって遺伝子配列を調べることが容易になった。さまざまな地域から得られたウイルスの遺伝子配列が調べられた結果、「HIV-1中部アフリカ起源説」はより説得力を持つようになってきた。そこでは、HIV-1の遺伝的多様性が世界のどの地域より大きいことがわかったのである。

世界全体で見れば、サブタイプCがすべてのHIV感染の五〇パーセントを占める。次いで多いのがサブタイプAとBで、それぞれ一〇から一二パーセント。サブタイプGが六パーセント。組み換えウイルスであるCRF02‐AGとCRF01‐AEが、それぞれが五パーセント。サブタイプDが二・五パーセントとなっている。一方、サブタイプF、H、J、Kによる感染は限定的で、HIV感染に占める割合はそれぞれ一パーセント以下である。とはいっても、各サブタイプの分布状況は地域によって大きく異なることもまた事実である(44‐45)。

北米および西ヨーロッパでは、この地域に最初に持ち込まれたサブタイプBウイルスが、北米で九八パーセント、西ヨーロッパで八八パーセントを占めている。創始者効果の一つであると考えられる。B以外のサブタイプウイルスは、主に地域外で感染した移民から検出されている。対照的に東ヨーロッパと中央アジアでは、サブタイプAがHIV感染の七九パーセントを占める。このことは、この地域における流行の起源が北米や西ヨーロッパとは異なること、さらには、この地域での流行が男性同性愛者を通してより、注射針の共有を通して広がったことと関係している(36,44‐46)。

南米では、サブタイプBの流行が七五から八〇パーセントを占め、カリブ海諸国では九五パーセントを占める。キューバでの流行は興味深い。南北アメリカを通じて最も感染率の低い国であると同時に、サブタイプに関しては最も高い多様性を有しているのである。キューバで分離される約半数のウイルスは、サブタイプBでも組み換えウイルスでもない。このことは、カストロがアンゴラ内戦の際に、左派のアンゴラ解放人民運動を支援するために送った兵士たちによって多様なサブタイプのウイルスがキューバに持ち込まれたことの反映であると同時に、本国に帰還して以降は感染の機会が限られていたということを示唆するものである。一九八六年から八九年にかけて、キューバで全国的なHIV検査が行われた。陽性者は何年にもわたってエイズ療養所に隔離され、予防のための洗脳が行われた。キューバはエイズを人権の問題として考えようとはせず、他の感染症と同様に制圧しようとした唯一の国だったのである。一九八六年のピーク時には三万五〇〇〇人のキューバ人兵士がアンゴラに駐留していた。そして皮肉なことに、それ故に、アンゴラはアフリカで最も腐敗した資本主義国となってしまった〔共産主義国キューバの支援によって、左派アンゴラ解放人民運動は勝利した。しかし、勝利後の左派アンゴラ解放人民運動は社会主義経済政策を放棄した〕。一方、アンゴラと比較すると少数ではあるが、キューバ人兵士は、他のアフリカ一六カ国にも駐留していたことがある。近年の研究はアンゴラで分離されるＨＩＶ－１が高い多様性を有していることを示す。キューバで報告されるサブタイプＢ以外のすべてのサブタイプは、アンゴラからもその存在が報告されている。このことは、政治的・軍事的介入、そしてイデオロギーでさえもが、ＨＩＶの伝播に大きな影響を与えることを示している。(47-52)

南部アフリカでは、サブタイプＣが感染の九二から九八パーセントを占める。このことは、ウイルスが比較的近年にこの地域に持ち込まれたことを示している。この地域は現在世界で最も流行の激しい地域の一つである。サブタイプＣはエチオピアでの流行の九九パーセントを占める。ザンビアでもサブタイプＣは優位に流行している。一方、ケニアではサブタイプＡが感染の七〇パーセントを占め、タンザニアではＡ、Ｃ、Ｄが主要なサブタイプとなっている。ケニアやタンザニア、コンゴ民主共和国と国境を接するウガンダでのサブタイプの分布は多様である。サブタイプＡとＤ、および組み換えウイルスが高頻度で流行する一方で、サブタイプＣ、Ｂ、Ｇが低頻度ながらも流行している。西アフリカではナイジェリアからセネガルまで、ＣＲＦ02－ＡＧが優勢である。このことは、西アフリカでは、サブタイプＡとＧが組み換えを起こした後に流行が始まったことを示す。(36,45,46)

二つのコンゴ、カメルーン、ガボン、中央アフリカ共和国、赤道ギニアといった中部アフリカの国々では、ＨＩＶ‐１のサブタイプは最も高い多様性を示す。ＨＩＶ‐１Ｍに属するすべてのサブタイプと多くの組み換えウイルスがこの地域から分離される。また、それぞれのサブタイプのなかにも高い遺伝的多様性が確認される。二〇〇三年の総説を参考に描いた地図２は、他の地域と比較して、中部アフリカで見られるＨＩＶ‐１の高い遺伝的多様性を表している。二〇〇三年以降に公表された研究の結果は、地図上のサブタイプの分布に小さな変化を映し出すかもしれないが、大きな傾向に違いはない。ＨＩＶ‐１は、遺伝的多様性を確保するに十分な時間を持った中部アフリカに起源を持つ。結論は明らかなのである[45]。

一方、中部アフリカと言っても、そこには国によって違いがある。その違いによって過去の事象を追跡することが可能となる。カメルーンやナイジェリアからガボンにかけての地域、あるいは赤道ギニアでは、サブタイプで言えばＣＲＦ02‐ＡＧが圧倒的優位に流行している。このことは、こうした国々における大半のＨＩＶ‐１感染が比較的近年に起こったことを示唆するものである。しかしそのことで、ＨＩＶ‐１の起源がそこにあるという可能性が完全に否定されるものではない[53-56]。

中央アフリカ共和国ではサブタイプＡが圧倒的優位に流行している。ツェゴチンパンジーが生息していないチャドでは、多様性は見られるものの、サブタイプの分布パターンは異なる。サブタイプＡは分離株の二〇パーセントを占めるにすぎず、組み換えウイルスが四〇パーセントを占める。これは、ウイルスがコンゴ民主共和国より後に流行したことを示している[57,58]。

一九九七年に、キンシャサ、ブワマンダ、ムブジ＝マイから得られたウイルスが調べられた。キンシャサではサブタイプＡが四四パーセントを占め、サブタイプＤが一三パーセント、Ｇが一一パーセント、Ｈ

が一〇パーセント、Fが六パーセント、Kが三パーセント、Jが四パーセント、Cが二パーセント、八パーセントが分類不能となっていた。特記すべきこととして、サブタイプBウイルスが赤道地域のブワマンダの患者から、一例のみだが分離されたということがある。こうした多様なサブタイプウイルスの存在は、一九八〇年代半ばに「プロジェ・シダ」がキンシャサで集めた標本を過去にさかのぼって調査した結果と一致する。二五年前のキンシャサにおけるHIV-1の多様性は、現在、世界のどの地域で報告される多様性をも上回るものだったのである。[59,60]

ブラザヴィル・コンゴでは、最近になってようやくウイルスの大規模な調査が行われた。大半の標本はブラザヴィルで集められたものだった。サブタイプの分布パターンは、キンシャサとほぼ同じであった。サブタイプAとGが優位だが、CRF02-AGは稀で、サブタイプBは確認されなかった。結論から言えば、キンシャサとブラザヴィルを有する二つのコンゴは、サブタイプの多様性において世界で最も多様な国だったということになる。そしてこうした事実は、HIV-1の最古の流行がコンゴ民主共和国あるいはブラザヴィル・コンゴで始まったことを示唆するのである。[61]

ある地域におけるHIV-1の遺伝的多様性は、その地域におけるウイルスの流行期間を反映すると同時に、流行の拡大速度にも影響される。三カ月毎に次の感染をくり返す流行と五年に一度次の感染を引き起こす流行を比較すれば、五〇年後のウイルスの多様性は三カ月毎に次の感染をくり返す流行で高くなっているはずである。多くの人に感染すればするほど、一日あたりのウイルスの総産生量は多くなり、それが突然変異を生む。その結果として新たなサブタイプへの分化がもたらされる。キンシャサやブラザヴィルにおけるウイルスの高い多様性が示しているのは、それまで停滞的もしくは緩慢な増殖にとどまってい

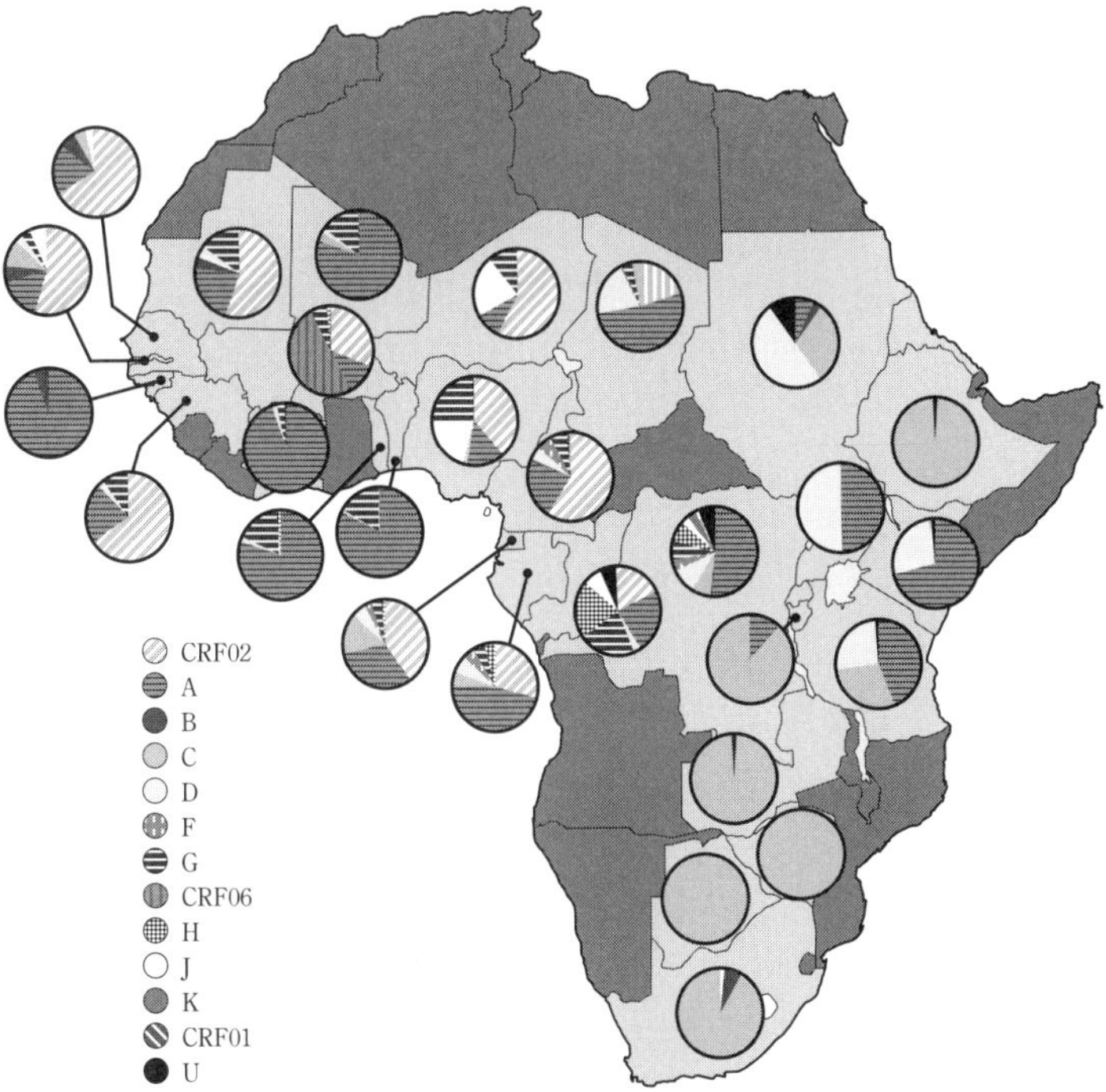

地図 2　サハラ以南アフリカにおける HIV-1 遺伝子の多様性.[(45)] 円は，それぞれの国における HIV-1 サブタイプの分布を示す．U は不明.

たウイルスが、これらの地ではじめて爆発的に増殖したこと、そしてそれを可能にする広大な都市部という環境を手に入れたということに他ならない。初期の停滞期状態は、類人猿の棲む場所であれば、どこでも起こり得ることだったのである。

サブタイプBは中部アフリカではほとんど見られない。依然としてその理由はわからない。サブタイプBは中部アフリカで全感染のわずか〇・二パーセントを占めるにすぎない。一方、北米や西ヨーロッパでは主要なサブタイプウイルスとして流行している。おそらく偶然、すなわち創始者効果が大きな役割を果たしたものと思われる。もちろん、あるサブタイプが、ある種の増殖機構（感染経路によって異なる可能性がある）と関係している可能性は否定できないのではあるが。

ＨＩＶ－１は中部アフリカで誕生した。しかし、なぜ中部アフリカだったのか、そう尋ねる人がいるかもしれない。答えは、この地域がＨＩＶ－１祖先ウイルスの宿主である霊長類の居住地だったからということになる。

ヒトに最も近い親戚

チンパンジーは九八から九九パーセントの遺伝子を私たち人類と共有している。チンパンジーはヒトにとって最も近い親戚であり、ヒトを除けば、最も知能の高い生物である。チンパンジーとヒトは共通の祖先を持ち、その祖先から四〇〇から六〇〇万年前に分岐した。事実、チンパンジーはヒトにきわめて近縁であるため、近年はヒト属に分類することが提案されたりもしている。タンザニアのゴンベ国立公園での長年にわたる研究は、チンパンジーがヒトと同じように「人格」を有することを示した。優しい性格のチンパンジーもいれば、攻撃的な性格のチンパンジーもいる。家族や群れの他の仲間と良い関係を築けるチンパンジーもいれば、そうでないチンパンジーもいるし、精神的に衝動的なチンパンジーもいれば、そうでないチンパンジーもいる。これはまさしく個性と呼ぶべきものである。また、笑うという能力は、チンパンジーをよりヒトに似て見せる特性となっている。チンパンジーは知性や経験に重きを置き、ある状況に対して本能的に反応するよりむしろ予知的に反応する。[1-3]

現在の分類学にしたがえば、チンパンジー属は二つの種に分類される。私たちが一般的にチンパンジーと言うところのチンパンジーと、ボノボである。母親から受け継がれるミトコンドリア遺伝子の解析にもとづいて言えば、チンパンジーには四つの亜種が存在する。マスクチンパンジー、ナイジェリアチンパンジー、ケナガチンパンジー、そしてツェゴチンパンジーである[4]（地図3参照）。

チンパンジーは泳ぎがうまくない。したがってクロス川やサナガ川、ウバンギ川、コンゴ川といった川が、種や亜種の居住地に対する自然の境界となった。マスクチンパンジーはセネガル南部からナイジェリアのクロス川西岸に至る西アフリカ地域に生息している。国際自然保護連合の推計によれば、二〇〇四年の生息数は二万一三〇〇頭から五万五六〇〇頭程度であるという。最も多くマスクチンパンジーが生息している地域は、ギニアとコートジヴォワールである。ナイジェリアチンパンジーは推定生息数が五〇〇〇から八〇〇〇頭で、クロス川の東からカメルーンのサナガ川を南の境界とした地域に生息している。ケナガチンパンジーは推定生息数が七万六四〇〇から一一万九六〇〇頭で、大半はウバンギ川の東からコンゴ川の北にかけてのコンゴ民主共和国に生息しているが、その生息域は中央アフリカ共和国からスーダン南部、さらには東にウガンダ、ルワンダ、タンザニアにまで及んでいる。[5]

ツェゴチンパンジーは推定生息数が七万から一一万六五〇〇頭で、カメルーンのサナガ川の南を主な生息地とし、その生息域は東にウバンギ川からコンゴ川にまで延びている。生息地はカメルーン南部、ガボン、赤道ギニアの大陸部、ブラザヴィル・コンゴ、中央アフリカ共和国南西部の小さな地域、アンゴラの飛び領土であるカビンダ、そこに隣接するコンゴ民主共和国のマヨンベ地域と七カ国にまたがっている。生息数が最も多いのはガボンで、二万七〇〇〇から六万四〇〇〇頭が生息していると推定されている。しかし残念なことに生息数は急激に減少している。カメルーンには三万一〇〇〇から三万九〇〇〇頭、ブラザヴィル・コンゴには約一万頭のツェゴチンパンジーが生息している。他の国の生息数は、それぞれ二〇〇〇頭以下と考えられている。コンゴ民主共和国には、おそらく二〇〇頭以下しか生息していない。ツェゴチンパンジーとケナガチンパンジーは、およそ四四万年前に分岐したと推定されている[5,6]。

二〇世紀前半のチンパンジーの生息数は現在より多かった。当時は、種の均衡を破壊するヒトの活動が現在と比較して相対的に少なかった。ヒトの人口も今より少なく、狩猟者の数も野生動物の肉を購入したいと思う者の数も今より少なかった。経験をもとにした推測として、一九六〇年には、すべての亜種を合わせたチンパンジーの生息数は一〇〇万頭だったとする専門家もいる。その後の減少はマスクチンパンジーで最も大きい。農業や森林の伐採、野生動物の肉を得るための狩猟とそれにともなうチンパンジー居住地の破壊、エボラ出血熱などの病気、医学実験に使用するための捕獲が理由として挙げられる[6-10]。

ここから先は、ツェゴチンパンジーに焦点をあてて話を進める。ただし、四つの亜種間における形態学的、行動学的違いは大きくはない。少なくとも専門家でない者にとって、その違いが問題となることは多くない。ツェゴチンパンジーは寿命が四〇から六〇歳で、成体オスの体重は四〇から七〇キログラム、成体メスの体重は三〇から五〇キログラムである。オスをリーダーに持ち、一五から一六〇頭くらいの群れで暮らす。性的に成熟した後も、オスは通常、生まれた群れに残る。一方、メスは他の群れに加わることが多い。こうした群外結婚は、亜種における遺伝的多様性を担保し、近親交配による破滅的な影響を避けるための社会装置として機能する。

チンパンジーは一般に昼行性である。就寝のために、それぞれのチンパンジーは、地上九から一二メートルの樹上に枕を具えた巣を作る。通常、巣の使用は一回に限られる。こうした習慣のため、研究者は森を歩き巣の数を数えることによって、チンパンジーの生息数を推定することができるのである。ツェゴチンパンジーの生息密度は、一平方キロメートルあたり〇・一から〇・三頭で、大半の群れは森に棲むが、サバンナに暮らす群れもある。

チンパンジーは居住地拘束性で、多くのチンパンジーは生涯を、二〇から五〇平方キロメートルの範囲で過ごす。成体オスのチンパンジーは攻撃的で、多くの時間をこの小さな縄張りを見回ることに使う。ある群れのオスは、他の群れから来たはぐれオスを攻撃するためにチームを作ることもある。ツェゴチンパンジーは通常、他の群れの構成員に対して敵対的で暴力的な傾向を持つ。タンザニアでケナガチンパンジーを観察していた霊長類学者は、二つの群れの間で起こった戦争を記述している。結果は、三年に及ぶ攻撃と殺戮の結果、弱い群れの殲滅で戦争は終わった(1, 11-13)。

その多くは食物を得るための棒状の道具であるが、ツェゴチンパンジーは、道具を発明しそれを使う能力を持つ。たとえば、アリを掘り出したり、ミツバチの巣から蜜を採ったりする。ゴリラと異なりチンパンジーの食性は雑食である。果物や葉、種、植物、昆虫、卵といったものから成る多様な食事を特徴とす

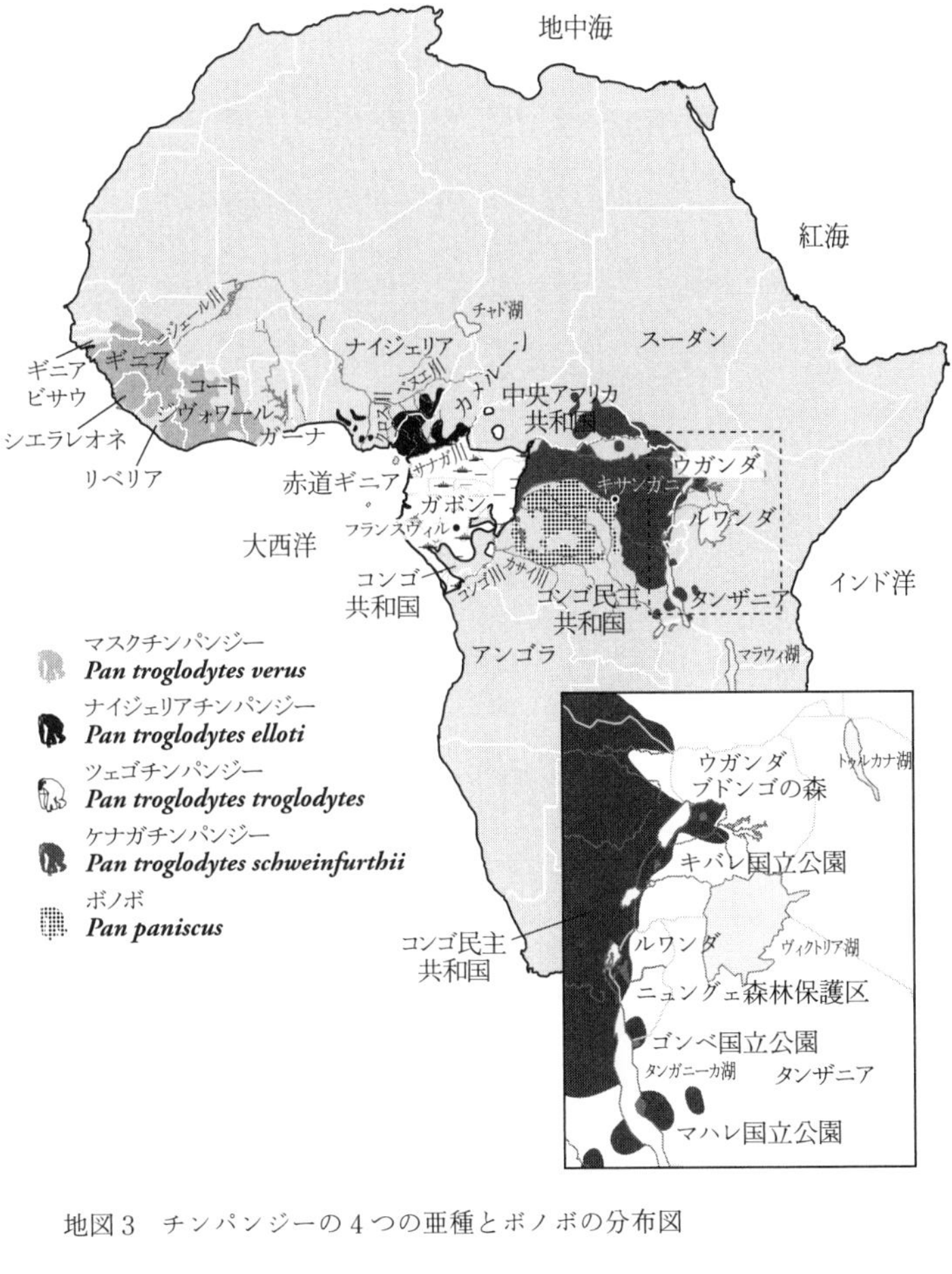

地図３　チンパンジーの４つの亜種とボノボの分布図

る。ときにだが、チンパンジーはサルやアンテロープ、イボイノシシといった脊椎動物を食べることさえある。

チンパンジーは生まれてから最初の五年間を完全に母親に依存して暮らす。ヒトと同様、チンパンジーも青年期に入ると次第に自立し、一二から一三歳で性的に成熟する。チンパンジーは性的には乱交的で、性的活動は成体メスが発熱し陰門から発汗するときに活発になる。陰門からの発汗がオスを惹きつけるのである。惹きつけられたオスは、メスと素早く交尾する。多いときには、六頭のオスが一〇分間に一頭のメスと交尾したという記録もある。おそらくは生殖を目的として、オスは特定のメスと排他的関係を結ぶこともある。他のチンパンジーから離れて、特定のメスを新婚旅行に連れ出す。新婚旅行は一、二週間続く。その間、一日に多いときには五回の交尾を行う。こうした習性は、性交渉を介して伝播する病原体がひとたび群れに持ち込まれた場合、群れの外には広がらないかもしれないが、群れのなかでは容易に拡大することを意味する。

ツェゴチンパンジーの出生力は高くはない。一回の受胎のために平均で八〇〇回の交尾が行われる。一四歳から四〇歳までの生殖年齢の間にメスは平均で四・四頭を出産する。しかしそのうちの半数は成体となる前に死亡する。一頭のメスは生涯に二・三頭の子孫を残す。狩猟や病気によるわずかな死亡率の上昇は、後世に残す子孫数を二・〇未満に減少させる。その結果、チンパンジーの生息数は容易に減少することになる。[14,15]

ヒトと同様に、チンパンジー社会もときに感染症の流行に見舞われる。ゴンベ国立公園では、ヒト社会での流行に引き続き、チンパンジー社会でもポリオが流行した。その結果四頭のチンパンジーが亡くなり、何頭かに恒久的な麻痺が残った。ときに呼吸器感染症も見られる。そうした際にも何頭かが亡くなった。これは、群れの仲間と頻繁で親密な接触を持つという共同体としてのチンパンジーの習性ばかりでなく、チンパンジーの生物学的特性がヒトのそれとよく似ているという事実を反映しているものと思われる。ヒトに対する病原体はチンパンジーにも容易に感染する。また逆も真実で、チンパンジーに対する病原体はヒトに容易に感染するのである。

あらゆる種類の系統樹

ここでは、ある亜種のチンパンジーがＨＩＶ‐１の起源となるウイルスを保有していたか否かを調べることにする。しかしその前に、系統学をざっと復習してみよう。系統学とは、遺伝子の配列を利用して、病原性微生物を含む生物の進化の歴史を再構成する学問分野である。系統樹は表面的には家系樹にも似ているが、家系樹が過去の祖先との関係を記述しているのに対し、系統樹は現在生存している生物間の関係を記述する。系統樹は生物間の遺伝的距離を計測し、遺伝的近縁関係を明らかにする。通常、祖先の遺伝子を直接計測することはできない。したがって証明するというより推測することになる。系統樹のなかの結節点はノードと呼ばれ共通祖先を表す。共通祖先から枝分かれした後、それぞれの生物は独自の進化を遂げる。いちばん左端にある根は、系統樹に描かれたすべての生物の推定共通祖先を表す。系統樹を作成するために、研究者は関係すると思われる多くの生物の遺伝子配列の違いを比較する。こうした比較はさまざまな遺伝子に対して行われる。比較の結果が、複数の異なる遺伝子に対しても同じであれば、研究者は作成した系統樹が正しいと考える。

病原体の場合、特定の時点に、特定の患者から得られた分離株からの遺伝子を比較することになる。分離株には患者のイニシャルか株が得られた町や国の名前が付けられることが多い。しかし、どういった名前を付けるかは、研究者に委ねられている。ある意味で子供の名前と似てなくもない。命名の目的は、それぞれの分離株を他の分離株から区別することにある。

同じ種から得られた二つの分離株の場合、より高い多様性を持つ分離株はより早い時期に分岐したと言うことができる。これは同じ両親から生まれた兄弟のようでもある。兄弟は同じ祖父母を持つ従兄弟に比較して互いによく似ている。事実、系統樹はある特定のウイルスが近縁関係にあり、まるで兄弟か従兄弟のように、比較的近い時間のなかに共通祖先を持っていたことを示唆したりもする。もちろんその反対もある。あるウイルスは、別のウイルスと一〇親等も離れており、共通祖先にたどり着くためには何世代もさかのぼらなくてはならないといったこともある。

一九八九年、野生チンパンジーから分離されたサル免疫不全ウイルス（ＳＩＶ）がはじめて報告された。ＳＩＶcpz-gab１と命名されたこのウイルスは、ガボンのフランスヴィルにある霊長類センターにいたチンパンジーから分離された。そこでは五〇頭のチンパンジーに対し抗ＨＩＶ抗体の有無が検査された。五〇頭のうち二頭が抗体陽性で、そのうち一頭から細胞培養によってウイルスが分離された。分離されたウイルスに対してはタンパクが分析された。このチンパンジーは、月齢六カ月で捕獲され、抗体検査が行われたときには四歳になっていた。検査時、リンパ節の腫脹はあったがそれ以外は健康に見えた。当時応用可能であった方法をもとに解析したところ、このウイルスはＨＩＶ-１と同じではないが、近縁関係にあるウイルスであることがわかった。系統解析はＳＩＶcpz-gab１が、ＨＩＶ-２や、アフリカミドリザル、マンドリル、あるいは他のサルから分離されるサル免疫不全ウイルスより、ＨＩＶ-１に近縁であることを示した。[16-17]

もう一頭のチンパンジーからはウイルスを分離することができなかった。このチンパンジーは二歳のときにハンターに撃たれた。そのときの傷が原因でフランスヴィルの霊長類センターに連れてこられたが、ほどなくして死亡した。抗体検査当時のリンパ球は凍結保存されていた。数年後、技術革新のおかげで可能となった核酸増幅技術がこのチンパンジーのリンパ球に応用され、ウイルス遺伝子の一部が解読された。このウイルスはＳＩＶcpz-gab２と命名された。系統学的にこのウイルスはＳＩＶcpz-gab１に近縁であった。一九九二年、ＳＩＶcpz-antと命名されることになる三番目のサル免疫不全ウイルスが、ノアと呼ばれる五歳になるチンパンジーから分離された。このチンパンジーは野生で捕獲されザイールから輸出されたが、輸出が不法だったためにブリュッセルの税関吏によって押収されたチンパンジーだった。分離されたウイルスは、ＨＩＶ-１とも、上記二つのサル免疫不全ウイルスとも異なっていた。[18-20]

一九九九年、第四のサル免疫不全ウイルスＳＩＶcpz-usが、マリリンと名づけられたチンパンジーから分離された。マリリンはアフリカのどこかで野生状態で捕獲され、一九六三年にまだ赤ん坊のときにアメリカへ輸出された。マリリンは一九八五年に二六歳で亡くなるまで、霊長類センターで繁殖用のメスとして飼育された。亡くなる直前には双子を死産した。捕獲されたチンパンジーの血清学的検査では、マリリンだけが抗ＨＩＶ抗体陽性という結果を示した。マリリンがエイズ研究に用いられたことはなかったが、一九六六年から一九六九年の間にヒト血液製剤を注射されたことはあった。しかしこの時期の血液製剤にＨＩＶが混入していたとは考えにくい。すなわち、マリリンはアフリカでサル免疫不全ウイルスに感染していた可能性が高いということになる。脾臓とリンパ節から得られたウイルスの遺伝子が増幅された。一方、ミトコンドリア遺伝子の分析から、研究者はこれら三つのウイルスが分離されたチンパンジーの亜種を同定した。(21-22)

チンパンジーの亜種の地理的分布から期待されたように、ザイールで捕獲されたノアはケナガチンパンジーで、マリリンを含む他の三頭はツェゴチンパンジーだった。図１に描かれているように、系統学的解析によって、ツェゴチンパンジーから分離された三つのウイルスは互いに近縁であり、またＨＩＶとも近い関係にあることが示された。一方、ノアから分離されたウイルスＳＩＶcpz-antはＳＩＶcpz-usやＳＩＶcpz-gab１とはやや遠い関係にあり、ＨＩＶ-２やヒト以外の他の霊長類から分離されたウイルスと同様、ＨＩＶ-１やＳＩＶcpz-us、ＳＩＶcpz-gab１といったウイルスの外に位置することがわかった。

自然界から分離されたチンパンジーのサル免疫不全ウイルスは、チンパンジーの亜種に一致して二つの相互に関連を有するウイルス群に分類される。一つはツェゴチンパンジーに属する一群のウイルスであり、もう一つはケナガチンパンジーに属する一群のウイルスである。誤解を恐れずに言えば、そのことはツェゴチンパンジーがＨＩＶ-１Ｍの起源であり、自然界における貯蔵庫であったという結論を導く。一方、サル免疫不全ウイルス自身はチンパンジーのなかで宿主依存性に進化した。その結果、ツェゴチンパンジーとケナガチンパンジーは異なるウイルスの宿主となった。研究者たちはケナガチンパンジーなど、ツェゴチンパンジー以外のチンパンジーがヒトへウイルスを感染させた可能性を否定できないと考えている。

こうした慎重さは、ケナガチンパンジーから分離されたウイルスがただ一つしか解析されていないことによるものと思われる。今後、ＨＩＶ‐１によく似たサル免疫不全ウイルスが、ケナガチンパンジーから分離される可能性も否定はできないが、カメルーンで捕獲されたツェゴチンパンジーからは後に別のウイルスが分離され、そのうちいくつかのウイルスは、同国で報告されるＨＩＶ‐１と近縁であることがわかった。このことは、ＨＩＶ‐１の起源がチンパンジーにあるという仮説を補強するものであった[21,23]。

こうした初期の研究の大半は、ある時期に捕獲され飼育されたチンパンジーを対象に行われた。したがって、こうしたチンパンジーがサル免疫不全ウイルスに野生状態で感染したのか、飼育中に感染したのかまではわからなかった。野生の状態で感染したのであれば問題の解決は容易である。一方、飼育中に感染したのであれば、研究者が間違った結論を導いた可能性を否定できないことになる。尿や糞便を用いて野生のチンパンジーの抗体や核酸の存在を確認する非侵襲的な技術がその後開発された。というのも、野生のチンパンジーから血液検体を得ることは現実的でなかったし、また採血の過程で傷ついたり死亡したりすることもあった。それは倫理的にも許容されるものでなかった。私は、チンパンジーの糞や尿を探して森を歩き回る研究者たちの動機と実行力に尊敬の念を抱く。尿や糞は、他の動物のものと区別されなくてはならない。一方、尿は糞より資料価値が劣ることも明らかになった。そのため、尿は破棄されることが多くなった。

こうして検査されたウガンダとタンザニアに生息する一〇〇頭の野生のケナガチンパンジーのうち、一頭からサル免疫不全ウイルスが検出された。ウイルスはＳＩＶcpz‐tan１と名づけられた。このウイルスは、以前ノア（ザイール由来のケナガチンパンジー）から分離されたＳＩＶcpz‐antと近縁であることがわかった。

後に、ゴンベに生息するケナガチンパンジーからもさらにウイルスが分離された。ゴンベにおけるチンパンジーのサル免疫不全ウイルスの感染率は約二〇パーセントと推定された。系統学的解析によれば、ケナガチンパンジーから分離されたこれらのウイルスが群を構成すること、また、それはツェゴチンパンジーから分離されたウイルスやHIV-1とは異なることなどが示された（図2）。このことは、ケナガチンパンジーがHIV-1の起源ではないことを意味する。ウガンダのブドンゴの森、タンザニアのマハレ国立公園、ルワンダのニュングェ森林保護区に棲むケナガチンパンジーが調べられたが、サル免疫不全ウイルスに感染したチンパンジーは見つからなかった。近年のコンゴ民主共和国で行われた研究の結果も同様だった。こうした不均一なサル免疫不全ウイルスの地理的分布は、それぞれの場所におけるチンパンジーの群れの構造や彼らの行動を反映したものだと考えられる。縄張りをめぐる争いや、メスの成体が他の群れに移動するといった行動を別にすれば、ある群れに属するチンパンジーが他の群れに所属するチンパンジーと接触を持つことは稀である。しかし、サル免疫不全ウイルスが共同体内に持ち込まれれば、性交渉などを通してウイルスは容易に共同体内で伝播していったに違いなかった(24-28)。

捕獲されたマスクチンパンジーからサル免疫不全ウイルスが確認されたことはない。一五〇〇頭のマスクチンパンジーが検査されたが、一頭の感染も確認されなかった。また現在までのところ、野生のマスクチンパンジーからも、ナイジェリアチンパンジーからもサル免疫不全ウイルスは見つかっていない。なぜこの二つの亜種からウイルスが見つからないのか。おそらく理由は一つ。サル免疫不全ウイルスがツェゴチンパンジーやケナガチンパンジーに感染したのは、これらの亜種がマスクチンパンジーやナイジェリアチンパンジーと分岐した五〇万年前以降のことだったということである。そうした推測は、分岐以降、チ

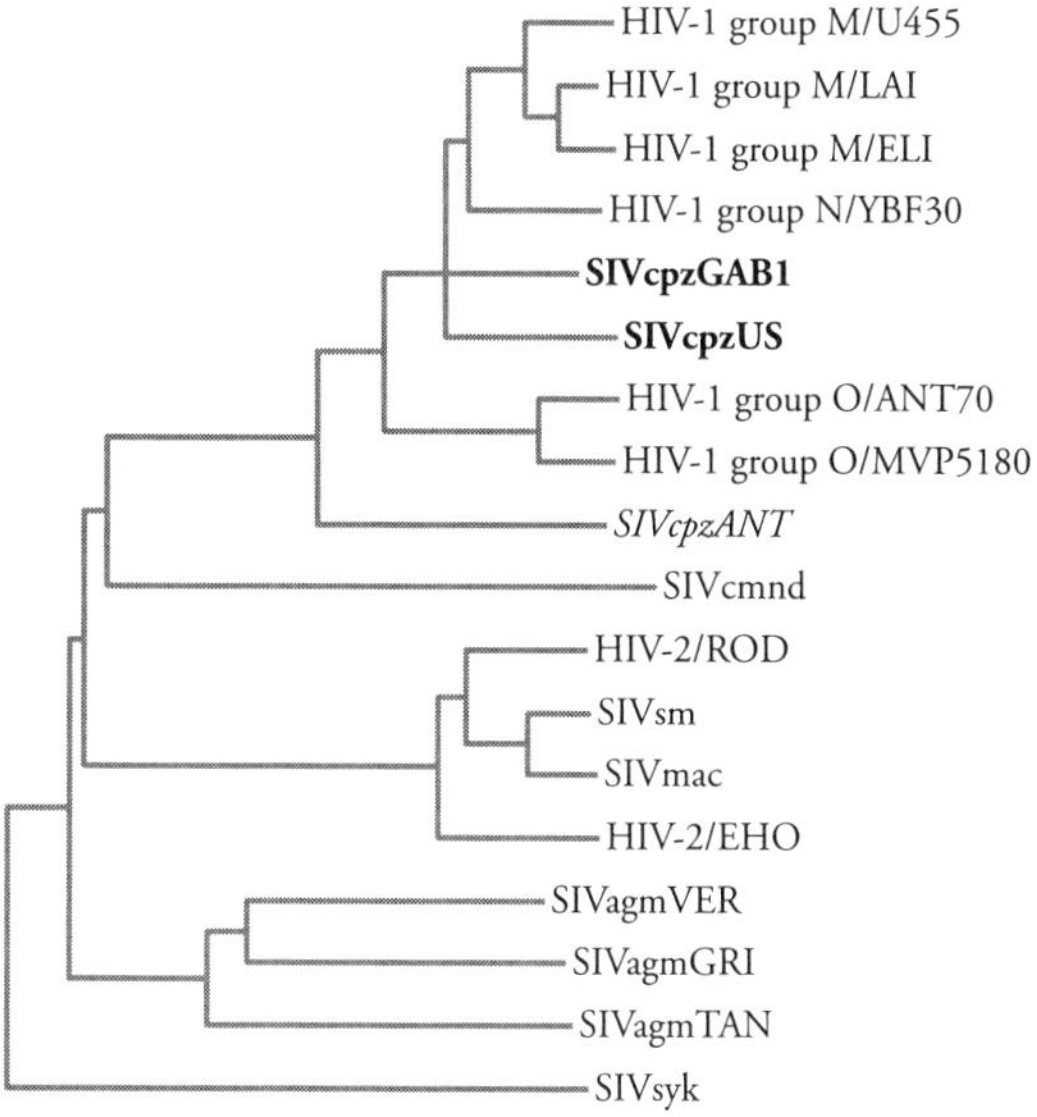

図1　ツェゴチンパンジーから得られたSIVcpzUSおよびSIVcpzGAB1（両者は太字）とHIV-1のグループM，N，Oに感染した人から得られた分離株の関係を示す系統解析図．ツェゴチンパンジーから得られたSIVcpzの分離株はHIV-1と同一のクラスターを形成する．一方，ケナガチンパンジーから得られたSIVcpzANT（斜体）はその外側に位置する．他のサルから得られたその他のSIV分離株やHIV-2は，さらに系統関係が遠い[(21)]．

ンパンジーの亜種間ではほとんど交流がなかったという事実で支持される。亜種間で交流がなかった理由の一つに、アフリカでは大きな川が自然の障壁として働いた可能性が考えられる[29]。

カメルーン南部の一〇カ所の森において、野生のツェゴチンパンジーのサル免疫不全ウイルス感染率が調査された。糞がツェゴチンパンジーのものであることを証明し、糞の二重カウント（一頭のチンパンジーから得られた糞の検査結果は一回だけカウントされなくてはならない）を避けるために大きな努力が払われた。研究者は、種や性別を含めた個体同定を行うために宿主遺伝子を何度も増幅した。別の言葉で言えば、研究者は糞のなかに存在する細胞を使って、分子生物学的手法で個体の指紋確認を行ったと言うことができる。使用に耐えなくなったものや、核酸遺伝子検査からゴリラやナイジェリアチンパンジーの糞だということがわかったものを除き、一〇六頭のツェゴチンパンジーから検体が採取された。一六頭がサル免疫不全ウイルスに感染していたことがわかった。場所によって感染率は大きく異なっていた。一〇カ所のうち四カ所では、サル免疫不全ウイルスの感染は見られなかった。三カ所では感染率は二〇パーセントを超えていた。最も高い場所では、感染率は三五パーセントだった。[25]

新たに分離された一六株のサル免疫不全ウイルスは、捕獲飼育されているツェゴチンパンジーから分離されたサル免疫不全ウイルスに近縁であり、また、HIV-1MやNにも近縁であった。しかし、ケナガチンパンジーから分離されたサル免疫不全ウイルスやHIV-1Oとは異なる一群を形成していることがわかった（図3）。こうした系統学的近縁性は、中部アフリカに棲むツェゴチンパンジー由来のサル免疫不全ウイルスが、HIV-1Mの起源であることを確信させるものとなった。物語のこの部分に関しては、すでに結果は定まったのである。

近隣の群れが相互に近縁なウイルスを保有する一方で、長い距離や川といった自然の障壁で隔てられたチンパンジーの群れは異なる系統のウイルスを保有している。遺伝子の詳細な解析は、HIV-1MとNが、カメルーン南部に棲む特定のツェゴチンパンジーから分離されたサル免疫不全ウイルスと強固な一群を形成することを示した。つまり、これらの地域では、ヒトに感染しているHIV-1と近くに棲むチンパンジーの保有するウイルスが、遺伝子レベルで似ていることが示されているのである。カメルーン南東

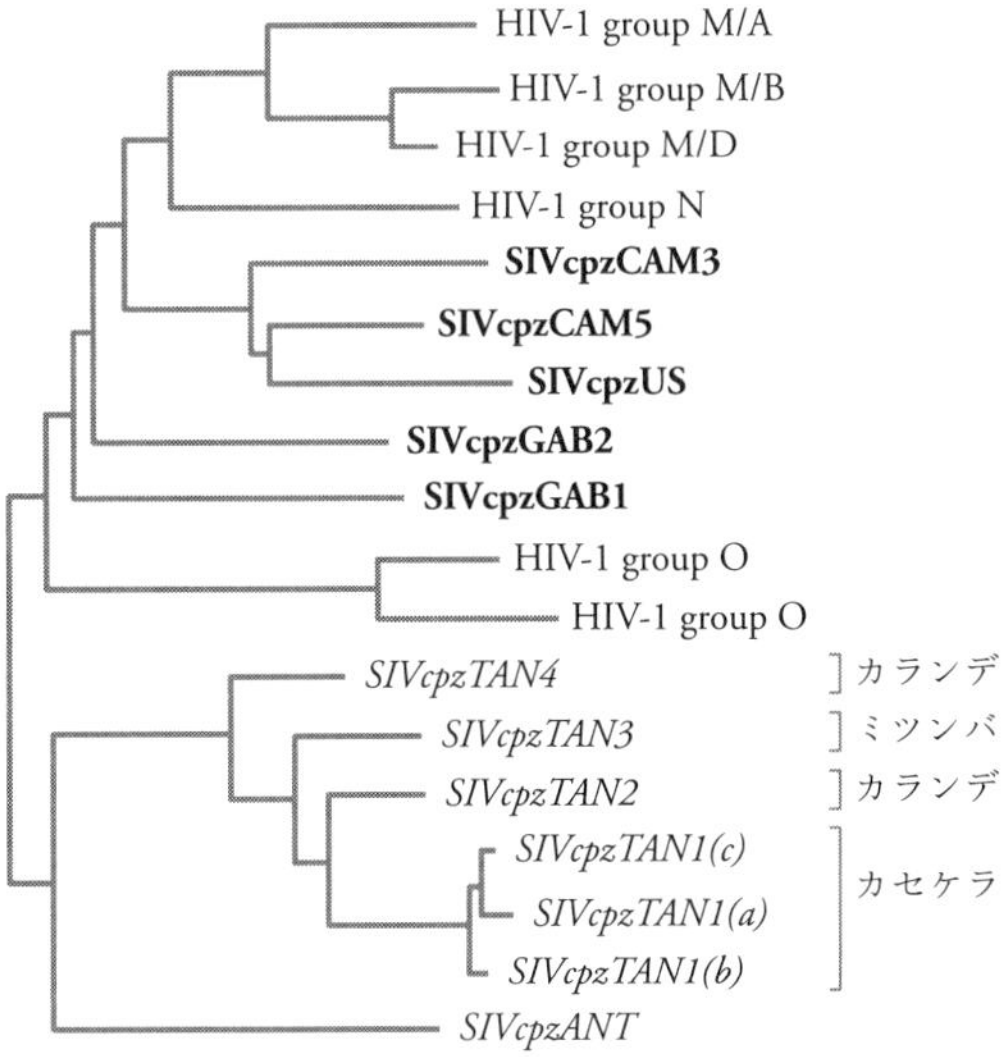

図2　タンザニアのケナガチンパンジーから得られたSIVcpzの分離株（斜体）とコンゴ民主共和国のケナガチンパンジーから得られたSIVcpzANT（斜体）がHIV-1Mと明らかに異なるクラスターに属することを示す系統解析図．HIV-1Mは，ツェゴチンパンジーから分離されたSIVcpz株（太字）に近い．HIV-1Oは他のHIV-1分離株の外に位置する．それはHIV-1Nが他のHIV-1分離株と同一クラスターを形成していることとは対照的.[26]

部からブラザヴィル・コンゴおよび中央アフリカ共和国にかけて広がる地域がある。そこから分離されるチンパンジーのサル免疫不全ウイルスはＨＩＶ－１Ｍに最も近い。一方、中南部カメルーンから分離されたウイルスはＨＩＶ－１Ｎと近縁である。[30]

ツェゴチンパンジーの糞が引き続き集められた。多くの糞が集められたカメルーンでは、サル免疫不全ウイルスの感染率は五・九パーセントと推測された。この推定値は後の章で使用する。一方、中央アフリカ共和国では検体数は五〇に満たなかったが、今までのところサル免疫不全ウイルスは確認されていない。[31]

サル免疫不全ウイルスは、西ゴリラの糞からも分離された。ウイルスは、SIV gorと命名された。SIV gorは、HIV-1MよりむしろHIV-1Oに近縁だった。この事実は、ゴリラがHIV-1Mによって引き起こされた世界的流行とは無関係であることを示唆する。ここではその詳細に立ち入らないが、チンパンジーがHIV-1Oの起源となるウイルスを保有していた可能性はある。チンパンジーのウイルスが独立して、それぞれヒトとゴリラに感染した、あるいはまずゴリラに感染し、次いでヒトに感染した可能性は否定できない[31-33]。

新たな証拠が提出されるまで、チンパンジーにおけるサル免疫不全ウイルスの感染様式はヒトと同じであると仮定する。すなわち、性的接触による感染、母子感染、血液を介した感染である。性的には、チンパンジーはヒトより乱交的である。ゴンベ国立公園のある成体オスチンパンジーは思春期以降二五頭のメスと、少なくとも三三三回以上の交尾を行ったことが観察されている。もちろん、すべての交尾が観察されたわけではないことは言うまでもない。フロと呼ばれるメスチンパンジーは二四時間で五〇回の性交をしたことが報告されている。発情期におけるメス性器の腫脹は性器粘膜を脆弱にし、ウイルス感染を容易にする。性行動の大半は共同体のなかで起こる。群れにおける父系の研究によって、七パーセントの子供が群れの外のオスを父親に持つことが示された。群れを越えた感染伝播には二つの様式が考えられる。第一は、成体のメスチンパンジーが他の群れに移動することによって起きる伝播であり、第二は、オスどうしの喧嘩によって血液媒介性の感染が起こる伝播である[3,11,12]。

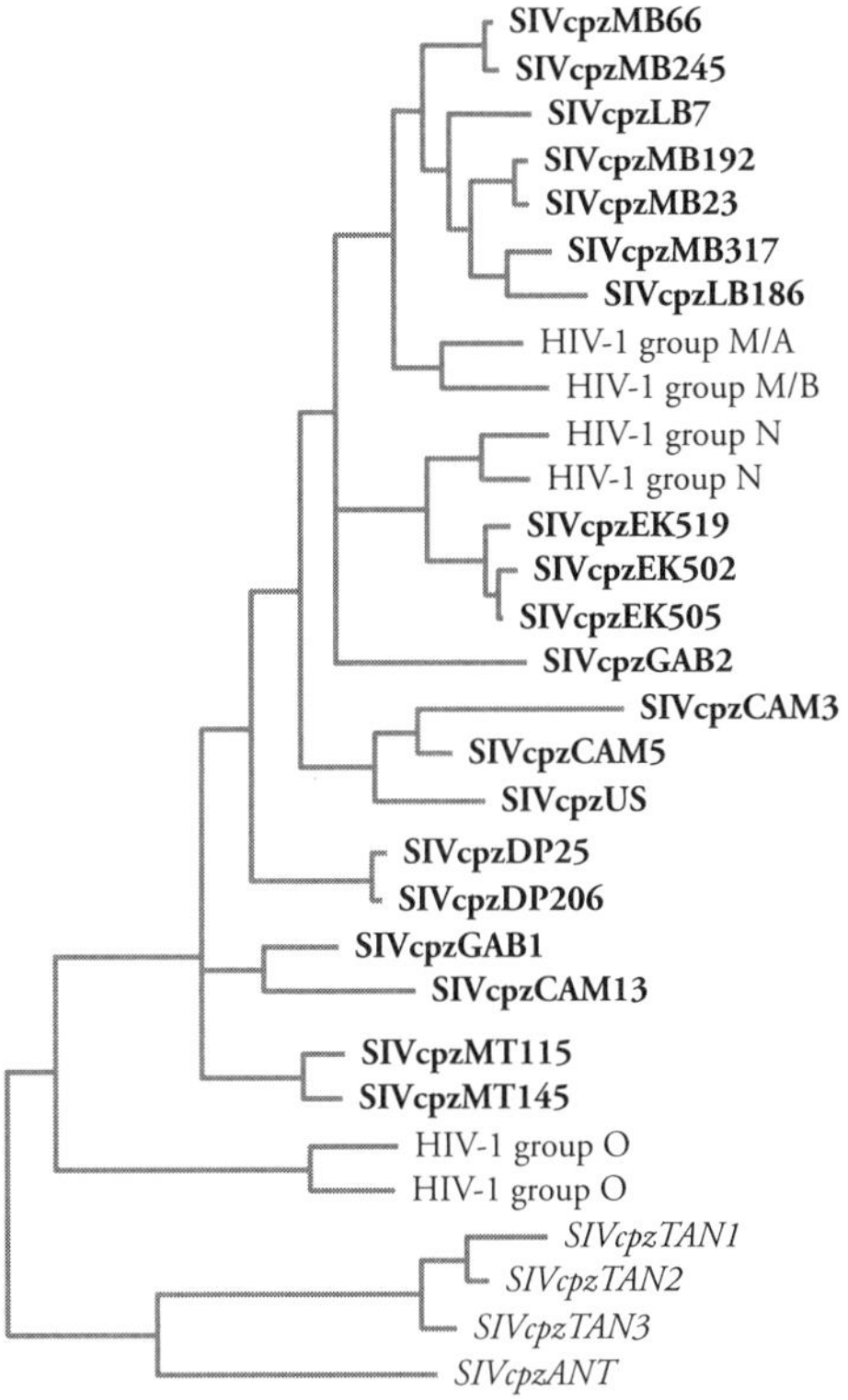

図3　カメルーンやガボンのツェゴチンパンジーから得られたSIVcpz株（太字）とHIV-1M，N，Oの関係を示す系統解析．ツェゴチンパンジーから得られたSIVcpz株はHIV-1M，Nと同一クラスターを形成し，HIV-1Oはその外側に位置する．タンザニアやコンゴ民主共和国のケナガチンパンジーから得られたSIVcpz分離株（斜体）は，さらに遠い位置にある．[(25)]

チンパンジーにおける免疫不全ウイルス調査の弱点の一つに、第四のサルであるボノボについてのウイルス学的情報が不足していることが挙げられる。かつてはピグミーチンパンジーと呼ばれたが、これは誤った命名である。なぜならツェゴチンパンジーに比べて、それほど体が小さいわけではないのである。ボノボの居住地域は、コンゴ民主共和国の一部、具体的にはコンゴ南部を流れるカサイ川とサンクル川の水系の北にあった。この地域はヒトの人口密度が低い地域であったが、農産物や水産物の主要な市場であるキンシャサ（レオポルドヴィル）とは川で結ばれていた。

ボノボはツェゴチンパンジーのように攻撃的でなく、より寛容的である。オスとメスは同等の社会階級を占める。ときにメスがオスより優位にあるとする報告もある。またボノボは縄張り意識が希薄なため、オスが他の群れのオスの後を追ったり攻撃したりすることもない。他の共同体との関係は一般に平和的である。ボノボは緊密で一風変わった、言ってみれば、ヒトに近い性活動を営む。ボノボは性を生殖のためというよりむしろ楽しみのために行う。そして性行為を通常、正常位（宣教師の体位）で行う。献身的な霊長類学者によって記載された行動のなかには、相互の性器を擦ったりする行為や口唇性愛、口唇性交さえ見られた。さらにボノボに特徴的なものとして、オスにもメスにも見られる両性愛がある。(34-36)

性行為の大半は求愛行為に費やされ、性交自体は一五秒ほどで終わる。性行為は、争いを解決するためや社会関係を維持するためにも用いられる。メスのボノボは食糧などと交換に性を提供したりもする。後に記述するがそれはヒトの行動とも似ている。メスのボノボの生殖可能期間はチンパンジーの二倍と長く、ボノボのメスは、しばしば群れの外の個体とも性関係を持つ。こうした行動様式は性行為を介したウイルス伝播を容易にする。

最近までに調査されたボノボの数はわずか三二頭にすぎなかった。そのうち四頭を除くと、すべてのボノボは欧米の動物園や霊長類センターで飼育されているボノボであった。しかし、そのなかにサル免疫不全ウイルスに感染したボノボは確認されていない。野生におけるボノボ研究の最大の問題は、ボノボが絶滅の危機にあることとである。一万から二万頭のボノボがコンゴ民主共和国内の広大な地域に点在して暮らしている。分布は一様ではなく、また、ボノボは彼らの最大の天敵がヒトであることを知っている。昨年、コンゴ民主共和国の二つの地域に棲む六〇頭の野生のボノボから検体が採取された。すべての検体がサル免疫不全ウイルス陰性であった。チンパンジーにおけるこのウイルスの分布に偏在が見られることからすれば、結論を出すにはもっと多くのボノボの群れが調査されなくてはならない。しかし今までのところ、この霊長類がＨＩＶ‐１誕生に重要な役割を果たしたという証拠はないということになる。(28, 37–38)

チンパンジーにおけるサル免疫不全ウイルスの起源

チンパンジーにおけるサル免疫不全ウイルスの起源がどこにあるかという問題に対する解答を得ることは、本書の一義的な目的ではない。本書の目的は、現在のエイズの世界的流行を引き起こした二〇世紀初頭の出来事が何であったかを理解することにある。しかしその前に少しだけ、チンパンジーにおけるサル免疫不全ウイルスの起源に触れてみよう。それは、チンパンジーより小さなサルを宿主とする免疫不全ウイルスが組み換えを起こした結果誕生した可能性が高い。おそらくシロエリマンガベイの免疫不全ウイルスとクチヒゲグエノンやモナモンキーの免疫不全ウイルスとの組み換えだったろうと思われる。こうした組み換えは、チンパンジーがそれらのサルを狩り、食べたときに起きた可能性が高い。チンパンジーにおけるサル免疫不全ウイルスに至った二つのサル免疫不全ウイルスは、おそらく独立に別のチンパンジーに感染し、別々に、それぞれの群れのなかなどで広がった。そうして広がった二つのウイルスが、偶然ある一頭のチンパンジーに感染し、その結果組み換えが起きた。あるいはサル免疫不全ウイルスのうち一つのウイルスを、種としてのチンパンジーが本来持っていて、そこに捕食を通して、小さなサル由来の免疫不全ウイルスが感染して組み換えが起こった、その可能性もある。

第３章　タイミング

ＨＩＶ‐１の由来は同定された。ツェゴチンパンジーだ。次の疑問は、ウイルスが、いつ、チンパンジーからヒトへ種を越えて感染したかということになる。エイズはアフリカ大陸で生まれた新しい病気である。キンシャサにあるママ・イェモ病院の内科主任ビラ・カピタ博士のように、中部アフリカで働いたことのある臨床医は少なくとも一九七〇年代半ば以降、後から考えればエイズに違いないと思われる症例を経験したと報告している。感染から発症まで、平均で一〇年という潜伏期間を考えれば、これは一九六〇年代半ばにはウイルスがある規模で流行し始めていたことを意味する。一方で疑問は残る。ウイルスはそれ以前にも存在していたのだろうか。[1,2]

アフリカ未開地の医療

チンパンジーが生息している国や地域の病院では、植民地時代の（今でもそうかもしれないが）診断手段は限られていた。当時、間歇的な発熱と消耗を特徴とする新たな病気の出現を認識することは、賢明で経験のある医師にとってさえ困難なことだったと思われる。かなり立派な病院でさえ微生物実験室を持っていなかった。よく見られる細菌や結核に対しても培養が行われることはなく、診断は直接的な染色か、症状と臨床所見から得られる兆候によって行われた。五〇年後に私自身がザイールのニオキ病院で働いたときも同じ経験をした。つまりその間、状況は何も変わらなかったということになる。こうしたやり方も、マラリアや眠り病、フィラリア症、腸管寄生虫症といった寄生虫疾患に対しては有効だったが、細菌性の病気に対しては意味を持たなかった。エックス線による検査もほとんどなく、最も良い病院でようやく胸部エックス線の撮影ができる程度であった。ブラザヴィルにおける最初のレントゲンの導入は一九三一年のことだった。レオポルドヴィルにレントゲンが導入されて二年後のことだった。

発熱や慢性の下痢、消耗性疾患を有する患者にはまずクロラムフェニコールが投与された。クロラムフェニコールは古い抗生物質で腸チフスに奏功すると考えられていた。クロラムフェニコールが奏功しないときは肺外結核が疑われ、一九五〇年以降であれば抗結核薬が投与された。一九五〇年以前には結核に有効な薬はなかった。この経験的治療は、有効か否かが判定できるまでに数週間を必要とした。治療に反応した人もいた。隠れた結核で苦しんでいる人もいたのである。しかし治療に反応しない人もいた。そうした人々は、病院に有効な治療がないことがはっきりした後、自宅でゆっくりと死んでいった。家族も、成功の見込みのない治療になけなしの金を使い切ることは望まなかった。医師たちは、こうした患者はある種の癌で亡くなっていると考えていた。しかし、診断は奥地の病院で行える範囲を超えていた。最終診断は不明のまま残された。医師たちは、病理解剖によって死因を特定すること以外に為すべきことを数多く抱えていた。新たな病気の出現に気づくための時間的余裕は、あまりなかった。当時すでに、医学書に記載されている重症な病気には長いリストがあった。しかし、こうした奥地の病院では診断さえできなかったのである。

首都の病院は奥地の病院より設備が整っていたが、依然として、ヨーロッパの水準からすれば満足のいくものではなかった。しかし、こうした病院には何人かの専門の医師、とくに外科医が働いていた。癌を疑えば生検を行うこともできた。採取された標本は組織病理学的検査のためにヨーロッパの協力病院に送られた。結果は数カ月後に送り返されてきた。ブラザヴィルで働いていたある外科医は、自分が今、新たな病気に直面しているのかもしれないと考えた。その物語を追ってみよう。

植民地の悲劇

レオン・パルは、ただの植民地医官ではなかった。パルは一九二九年に二四歳でボルドーの医学校を卒業した。医学研修時代にはいくばくかの金を稼ぐために、解剖学教室の助手として、医学生が解剖学を学ぶための遺体解剖や検屍を手伝った。そうした経験は後に彼の仕事に役立った。当時、通常の博士論文は狭い範囲のテーマを対象に文献を概説したものが多かった。長さもページ数にして六〇から八〇ページ程度のものが多かったが、パルの博士論文は通常と異なり、人骨の探索を通じて先史人類の病気を研究する古病理学に関するもので、四二九ページにも及ぶ大著であった。それは、その後三〇年にわたってフランス語による古病理学の教科書であり続けた。論文の主題の一つは、古い病気の研究が現代の健康問題を理解する上で役立つというものであった。マルセイユで熱帯医学の研修を受けた後は、一九三一年から三三年にかけて中央コンゴに、そして一九三四年から三七年にかけてチャドに赴任した。フランス帰国後はマルセイユの熱帯医学研究所で、解剖学と民族人類学を教えた。一九四〇年のナチスドイツによるフランス侵攻の際には、フランス側で戦場外科を指揮したが捕虜となり、翌年フランスに送還された。その後パルは、パリの人類博物館の副館長となったが、博物館の関係者によって組織されたレジスタンス運動に関係した形跡はない。第二次世界大戦後のパルは、数年を西アフリカで、それ以外をフランスで過ごした。古病理学、そして彼の愛してやまない人類学、栄養学の研究に献身する生活だった。[3,4]

パルがブラザヴィルで過ごした二年間は、経済的発展が引き起こした植民地の悲劇と交差している。フランス植民地政府がベルギーの鉄道への依存を避けるために計画した、ブラザヴィル—ポワントノワール間の鉄道敷設、すなわちコンゴ・オセアン鉄道（CFCO）である。社会資本がほとんどない地域で、第二の鉄道が、第一の鉄道（マタディ—レオポルドヴィル線）のわずか一〇〇キロメートルばかり離れたところに建設された（地図4）。第二鉄道の建設は、第一鉄道が延長されるのと同時期に行われた。工事は一九二一年に始まったが、五一一キロに及ぶ鉄道の完成を見たのは一九三四年であった。九二の鉄橋あるいは高架橋と、最も長いもので一・五キロメートルに及ぶ一二のトンネルが新たに建設された。建設期間中、ブラザヴィルやポワントノワールの近郊では、物流・輸送上の問題はとくに生じなかった。食料は適時配布され、病人は後方へ搬送された。しかし二つの都市間に一〇〇キロメートルにわたって広がるマヨンベの熱帯雨林では、こうした工事は悪夢となった。マヨンベは人口密度が希薄だったので、労働者を他所から移入する必要があった。それがマヨンベを民族の坩堝と化すことになった。周密な労働者の居住環境は、HIV-1を含む病原体の流行にとって格好の土壌を提供することになった[5]。

当初は中央コンゴで、後にはウバンギ＝シャリとチャドでも、合わせて一二万七二五〇人の成人男性がコンゴ・オセアン鉄道で働くために徴集された。日当は一・五フランで、フランス人現場監督の一〇〇分の一以下だった。労働時間は週に六日、一日一〇時間にも及んだ。日々の食事は不足気味で、労働者はしばしば期待以下のものしか受け取れなかった。泥のレンガでできた家に住み、五、六〇人の男たちが一つ部屋で寝た。コンゴ・オセアン鉄道の労働者の末路に関する噂が広がるにつれ、目標としていた労働者数を確保することが困難となっていった。多くの住民が安全な場所を目指して逃げ出した。植民地当局者は年齢制限を下げ、強制労働の期間を延長し、さらに一部の不幸な男たちはそれに五回も従事させられた。なかには逃亡する労働者もいた。多くは集団で逃亡した。しかし、ウバンギ＝シャリとチャドの人々にとって逃亡は、思い描くことさえ困難な企てであった。故郷の村は一〇〇〇キロメートルも遠くにあり、ポケットには一銭の金もなく、また、現地語も理解できないなかで、どうして彼らが村への帰還を思い描くことができただろうか[6,7]。

奴隷の所有者たちは、奴隷を生かし続けることに強い関心を持っていた。死んだ奴隷の代わりを見つけるための費用は高かった。ところが、コンゴ・オセアン鉄道では事情が異なっていた。仏領赤道アフリカ政府には、バティニョール建設会社に毎年八〇〇〇人もの労働者を供給することが義務づけられていた。労働者の募集、輸送、宿舎や食料の手配は植民地政府の責任とされた。労働者が死亡すると、植民地政府はただちに労働者を供給する責任があった。万が一最低限の労働者が提供できなかった場合、植民地政府はコンゴ・オセアン鉄道会社に罰金を支払わなくてはならなかった。官民共同事業の初期において、民間会社が優位な契約条件を得ていた一例である。

給与が低く食糧事情が悪い上に過重労働で居住環境が貧しい。そのような状況のなかで一万五〇〇〇から二万三〇〇〇人もの労働者が亡くなった。その数字は、三〇年前にレオポルドヴィル―マタディ間に鉄道が建設された際の死亡者数の一〇倍にも上るものであった。最も死亡者が多かった地域はマヨンベだった。そこは、技術者の目から見ても最も困難な地域であった。事故に加えて疫病が蔓延した。マヨンベの労働者の死亡率は、一九二六年で労働者一〇〇〇人あたり四九六人、一九二七年で四五四人、一九二八年には三八四人となっていた。労働者の約半数が一年以内に死亡していたことになる。作家のアンドレ・ジッドとジャーナリストのアルベール・ロンドルによって、こうした悲惨な状況がフランスへ伝えられ、結果として衛生状況が改善されることになった。一九二九年には、労働者一〇〇〇人あたりの年間死亡率は一七三人にまで低下した。絶対数で言えば死亡のピークは一九二七年だったということになる。この年、二八九二人が死亡した。平均で一日あたり八人が亡くなった計算になる。死亡率はチャドで募集された労働者の間で最も高率であった。(6-9)

フランス政府は新聞報道の真偽を調査し、解決策を提案させるための調査団をアフリカに派遣した。ラネ将軍とフェリ中佐の二名の軍医がこの調査団を率いた。フェリは病院の痛ましい状況を記述している。一二人の患者のための病舎に三〇人が入院し、患者の間で感染症が流行した。肺炎のために入院した患者が数日後に赤痢を発症した。その反対も見られた。主要な死亡原因として、赤痢、肺炎、脚気、不明熱、そして医師たちが「生理学的窮乏」と呼んだ、抑うつ状態を示唆する郷愁や無関心をともなう病気があっ

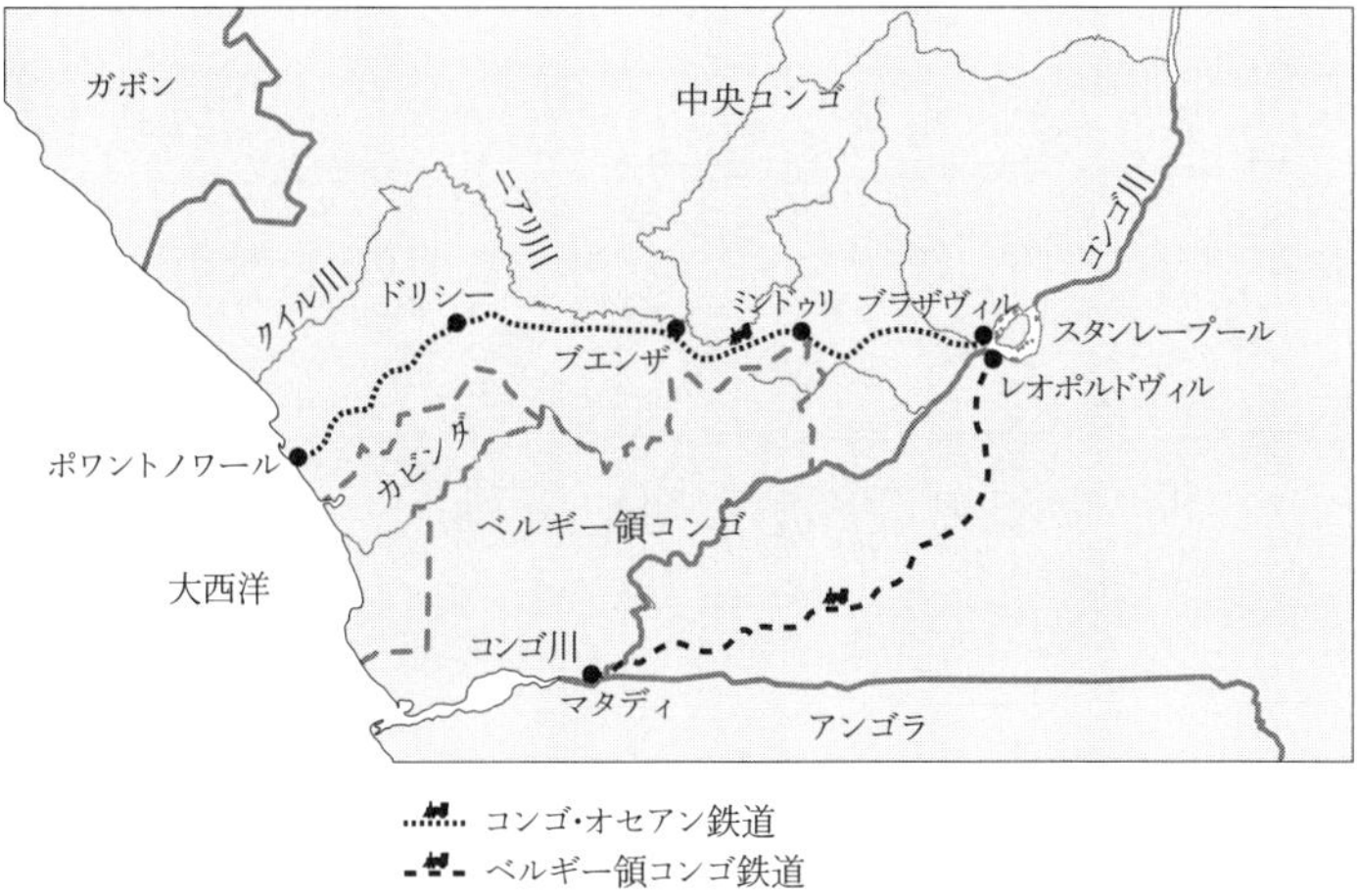

地図４　ブラザヴィル―ポワントノワール間およびレオポルドヴィル―マタディ間の鉄道運行経路

た。赤痢は志賀赤痢菌（A群赤痢菌）が、肺炎は肺炎球菌が主な原因菌であった。脚気はビタミンB1欠乏が原因で心不全を引き起こした。

　フランスで広がった醜聞と調査団の派遣は、仏領赤道アフリカ政府に、労働者の衛生状況の改善を促した。行政長官のラファエル・アントネッティは、自身が困難な状況に置かれていることを知り、数カ月を費やして調査団の報告書に詳細な返答をしたためた。労働者に適切な医療を行うよう指導がなされ、賃金の上昇が指示された。また、居住地への女性の訪問も許可されることになった。その結果、売春が行われるようになり、それまで存在しなかった性感染症が労働者の間に広がった。売春婦は「あれこれ交渉しながら、客の給料日に料金を徴収するようになった」ことが記されている。[9]

有益な解剖

一九三一年にレオン・パルが外科医兼産科医としてブラザヴィルに到着したとき、コンゴ・オセアン鉄道会社の労働者の健康はすでに改善に向かっていた。ブラザヴィルにある外科設備は限られたものであった。したがってパルには、ボルドーで学んだことや仏領赤道アフリカの誰もそれまでにしなかったことをするための時間が十分にあった。パルは細菌培養が可能なパスツール研究所にもアクセスできた。そこでは、サルモネラや赤痢菌といった下痢の原因となる病原体の検索や、結核の培養検査が可能だった。パスツール研究所は、肺炎の主要な原因菌である肺炎球菌を血清型に分類することもできた。

パルは病理解剖に関していくつかの論文を書いた。最初は肺炎球菌感染症で死亡した八五人の患者の所見報告だった。八五人の患者のうち六四人がコンゴ・オセアン鉄道会社の労働者だった。肺炎球菌の培養には、血液か、病理解剖前あるいは病理解剖時に採取された脳脊髄液、肋膜液、心膜液が使われた。パルは腎臓から脳まで、病理解剖の所見について記載した。そこではしばしば、肺炎球菌の広範な感染が見られた。これは必ずしも患者の免疫系が阻害されていたことを意味するわけではなかったが、少なくともこうした毒性の強い病原体が広がることを阻止する有効な治療が存在しなかったという事実を反映するものであった。一連の論文はパルの能力の高さと、詳細な病理解剖を行うにあたっての動機、細菌培養を行える実験室への出入りを証明するものだった。(11-12)

パルは後に、仏領赤道アフリカにおける結核についての論文も発表した。詳細は、マルセイユの医学生であったジャン・オクレールが、パルの提供した材料を用いて書いた学位論文に記されている。パルは自身が「マヨンベの悪液質」と呼んだ病態についても記述を残している。悪液質は深刻な体重減少と同義である。「マヨンベの悪液質」を発症した成人男性は、体重がわずか三〇〜三五キログラムにまで減少した。皮によってかろうじて、骨がバラバラにならないように支持されている状態で、患者が生きている唯一の証は瞳の凝視だったと書かれている。患者は通常の食欲を持ち、嘔吐もなかったが、慢性の非血液性下痢に悩まされた。くり返し行われた便の検査でも病原体は発見されなかった。パスツール研究所で行われた便培養も、当時知られていた腸管細菌、とくに多くのコンゴ・オセアン鉄道会社の労働者の死亡原因となった志賀赤痢菌に対しては陰性だった(13-14)。

パルは、鉄道建設のためにマヨンベ地域で働き、ひどい健康状態のためブラザヴィルで治療を受けることになった患者五〇人に対し、病理解剖を行った。一三例について、死亡以前に診断された結核が確認された。七例で、死亡以前には診断されていなかった潜在性の結核が見つかった。腸や腹腔内リンパ節の結核である。四例に、他の死因が認められた。二六例では、激しい消耗を説明する肉眼的に明らかな医学所見は認められなかった。一方でパルは、患者の多くに若い成人には珍しい脳の委縮と腸間膜リンパ節を含む広範なリンパ節の腫脹が認められたことを書き残している。リンパ節の腫脹は結核が原因とは考えられなかった。染色や実験動物への接種といった検査で結核を証明することはできなかった。「マヨンベの悪液質」と呼ばれた病気の正確な発生率はわからないが、パルが病理解剖を行った割合はそれほど大きくはなかったと思われる。というのも、多くの人は、ブラザヴィルの病院以外で亡くなっていたからである。

この新しい症候群はたしかにエイズを疑わせる。一方で、これら二六人の症例が播種性結核や癌でなかったことは確実であろう。播種性結核や癌は、病理解剖で比較的発見しやすい所見である。重症の栄養障害もまたありそうにない。そうであれば、ブラザヴィルで適切な栄養が補給されたときに症状は改善したはずである。そうした改善は見られなかった。ある特定の地域で働いていた労働者の間における症例集積は感染性病原体の存在を疑わせる。エイズ患者では脳の委縮はよく見られる所見で、エイズ脳症と呼ばれる合併症を引き起こす。広範性のリンパ節の腫脹はHIV感染の特徴でもある。腫脹はウイルス自身かあるいは多彩な日和見感染が原因で起きる。これらの所見は、慢性の下痢もそうだが、患者が労働者として経験した困難が引き起こす大うつ病や他の重度の精神障害で死亡していれば、記載されることはなかったに違いない。

マヨンベの労働者キャンプにおける極端な男女比（二〇対一）と、それが原因となって起こる密度の濃い売春が、おそらくチンパンジーのサル免疫不全ウイルスに感染した一人の労働者を通してHIV-1を集団に広げたと推測することは可能だ。労働者がコンゴ・オセアン鉄道のキャンプに送られてから病気が発症するまでの時間については、オクレールの論文にも記載はない。しかし、それは今日私たちがHIV-1感染からエイズ発症までの期間として知っている一〇年よりは短い期間だった可能性が高い。しかしこのことは仮説を排除するものではない。ウイルスがヒト社会に持ち込まれた直後には、複雑なウイルス学的理由によって潜伏期間が短くなることがあっても不思議はない。今日でさえ、不運な患者のなかには感染から二年以内にエイズを発症する者もいるのだから。(9)

当時採取された組織片や病理解剖に使用されたスライドが奇跡的に発見されない限り、こうした説は仮説にとどまる。私は、パルの家族やパスツール研究所、人類博物館、熱帯医学研究所と連絡を取った。しかし、そうした試料が七〇年以上にわたって残存しているようには思えなかった。残念なことに、ブラザヴィルにはもはやパスツール研究所は残っていない。そしてどんな種類の古標本であれ古文書であれ、そうしたものがあの国が経験した長い内戦の間に破壊され破棄されなかった可能性は高くない。私たちはしたがって、永遠にことの顚末を知ることはできないのかもしれない。二〇世紀初頭の医師たちに認識されていたある種の臨床症状があったとしても、その後それを証明するものがなくなってしまったとすれば、それはＨＩＶ出現の年代決定のための強力な論拠としては使えないのである。

分子時計

ここまで私たちは、植民地の医師たちが書いた報告や論文から推定できることと、その限界を見てきた。しかし幸いなことに、私たちは今、分子生物学という手法を持つ。分子生物学はその限界を少しばかり遠くに押しやり、年代決定についてある種の推定を可能にした。分子生物学に馴染みのない読者のために、ここでその概念について説明を試みることとする。

まず、研究者が「分子時計」と呼ぶものについて述べる。原理は単純で、遺伝子の変異速度は一定であるという前提にもとづいている。それを用いることによって、それぞれの遺伝子の塩基置換速度（突然変異や欠損などのことで複製の際の「間違い」に一致）から生物進化の年代の推測が可能になる。単純な例を挙げてみよう。ある遺伝子のある部分における進化速度を年間〇・〇〇二個の塩基置換とし、その結果できた二つの分離株における差異が一〇パーセントである場合、二つの分離株は同じ先祖から五〇年前に分岐し、そこから個別に進化したという計算が成り立つ。ただし、ウイルスが異なる時期に分離された場合には、別の注意が必要となる。[15]

異なる二つのHIV-1の組み換えは、分子時計応用における最も難しい障壁となっている。たとえばCRF02-AGというウイルスはサブタイプAとサブタイプGの一部を自らの遺伝子内部に持つ。分子時計応用の際に使われる遺伝子の特定部分は、遺伝子がどちらのウイルス由来か必ずしも明らかでないことも多い。そうなると出発点が明らかでないため、どれくらいの時間が進化の過程で経過したか推定することが不可能となる。対抗手段は簡単だ。すべての組み換えウイルスを、分子時計設定の計算から除外すればよい。この戦略は組み換えが明らかである限り十分に機能する。ただし、あるウイルスが組み換えウイルスか否かの判定は必ずしも容易でない。分子時計に関するその他の課題はまた別のところで触れることとする。[15]

複雑な分析的戦略を駆使してこうした限界に取り組んだ画期的論文がある。そのなかで、ロスアラモス国立研究所の研究者たちは、HIV-1M（つまりサブタイプも組み換えも含むすべてのHIV-1M）の共通祖先は一九三一年にさかのぼると推定した。共通祖先は系統樹における「根」にあたり、すべての分岐はここから生じる。世論調査で行うように、研究者たちは信頼区間を計算した。九五パーセント信頼区間は、この場合、一九一五年から一九四一年の間と計算された。すなわちHIV-1Mの共通祖先は、この年代のどこかに二〇回に一九回の確率で存在することになる。[16]

得られた推定年代、すなわち「一九三一年」の妥当性を確認するために、彼らは、一九五九年にレオポルドヴィルの標本から分離された最も古いHIV-1（ZR59）とタイで分離されたウイルスの塩基配列を利用した。二つのウィルスの塩基配列から共通祖先の年代を計算したのである。彼らは、ZR59（HIV-1）の出現年代を一九五七年から一九六〇年の間とはじき出し、タイから得られたウィルスの年代は一九八六年と算定した。広範囲な疫学研究から、タイでは一九八六年から八七年の間にHIVが持ち込まれたことがわかっている。計算は、すでに記録されている情報が示す年代と一致した。すなわち、HIV-1Mの分岐年代が一九三一年にあるという研究結果はかなり正しいということになったのである。

しかし研究者たちは、チンパンジーからヒトへ種を越えた感染がいつ起こったのか、という疑問には答えることができなかった。一九三一年の祖先ウィルスがヒトのウィルスであれば、種を越えた感染はそれに先立つ一〇年間に起こったことになる。それより前であれば、感染者は一九三一年まで生き残れなかったはずである。一方、一九三一年の祖先ウィルスがまだチンパンジーのウィルスであったとすればどうだろう。このシナリオは少し考えにくい。というのも、そのシナリオが正しいとすれば、一九三一年以降の、数回に及び、かつほぼ同時に起こった種を越える感染がすべて成功することが必要になる。一方で、HIV-1の各グループ（M、N、O、P）の存在は、それぞれのグループで種を越えた感染が起こったことを示している。世界的流行を引き起こしたHIV-1Mに関して言えば、種を越えた感染はおそらく一回だけ起こった。別の言葉で言えば、一九三一年の祖先ウィルスはヒトのウィルスで、この一個人、つまり「患者ゼロ」からその後世界中で六〇〇〇万人という人に感染が広がったということになる。[17-20]

その後、コンゴ民主共和国から分離されたウィルスのデータベースを用いた精巧な数学的アプローチによって、年ごとのHIV-1感染者数が推定され、それをもとに感染動向が再構築された。結果は、一九三〇年から一九四〇年の間の感染者数の増加はきわめて緩やかだったこと、その後、感染者数は幾何級数的に増加したこと、一九三〇年以前のベルギー領コンゴにおける感染者数はゼロから一〇〇人の間だったことを示すものとなった。[17]

長い間、ZR59がHIV-1の唯一の古標本だったが、一九六〇年にレオポルドヴィルで行われたリンパ節生検からDRC60が分離され、追加情報の提供が可能となった。ZR59とDRC60は、塩基配列で一二パーセントの違いがあった。系統学的には明らかに別物である。ZR59はサブタイプDの祖先ウイルスであり、DRC60はサブタイプAとの関連が示唆されている。このことは、HIV-1Mがヒトのなかで広がり、多様化し、レオポルドヴィルに持ち込まれたのが一九六〇年以前の数十年間だったことを示唆する。DRC60が解析に加わることによって、HIV-1Mの共通祖先の存在が一九二一年にまでさかのぼることとなった。九五パーセント信頼区間は、一九〇八年から一九三三年となる。他の指標も少し変化した。ベルギー領コンゴにおけるHIV-1感染者の推移は、長らく一〇〇人以下であったことに変わりはないが、きわめて緩やかな増加は一九五〇年代半ばまで続き、その後、爆発的な増加が起こったという可能性が高くなった。[21]

この話は、私たちに年代決定の不「確からしさ」に関する正しい理解を与える。DRC60という一つの分離株ウイルスの追加が、信頼区間をあまり縮めることなく、推定年代を一〇年もさかのぼらせることになった。事実として言えるのは、HIV-1Mに属するすべてのサブタイプの共通祖先は、二〇世紀最初の三〇年間のどこかにさかのぼることができるということである。話を単純にするために、以降私は、「一九二一年株」という呼称を用いる。言うまでもないがこれは、ある期間を代表しているのであって、ある特定の年を意味しているのではない。

一方でサル免疫不全ウイルスに目を向ければ、このウイルスはチンパンジーの間でどれくらいの期間流行していたのであろうか。ロスアラモスにある遺伝子データベースを用いて、同じ解析方法が適用された。しかし結果は、分子時計の設定にどの領域の遺伝子が用いられたかによってさまざまなものとなった。明確な結果は得られなかったが、概して、チンパンジーにおける免疫不全ウイルスの出現は、ヒトへの感染に数百年といった単位で先んじている可能性が高いという結果が得られた。少なくとも、何千年や何万年といった単位ではないことがわかった。サル免疫不全ウイルスが、マスクチンパンジーやナイジェリアチンパンジーの集団で見つからない理由もここにあったのかもしれない。すなわちウイルスは、ツェゴチンパンジーからこれらの亜種が分岐した後に、チンパンジーの集団に出現した可能性が高いということになる。(22)

まとめると、証拠からは次のように言うことができる。HIV－1の共通祖先は二〇世紀最初の三〇年間にヒト社会に出現し、HIV－1Mによるパンデミックは一回の種を越えた感染から始まったのだ、と。では、どのようにウイルスが種を越えて感染したのか。一九二一年以降何が起こったのか。そしてどのようにHIV－1がパンデミックを起こすに至ったのか。次章以降では、そうした事柄の数々を見ていくこととする。

第4章　カットハンター

次に検討するべき問題は以下の通りである。どのようにウイルスが種を越えてヒトに感染したのか。ツェゴチンパンジーのサル免疫不全ウイルスがどのようにしてヒト免疫不全ウイルスになったのか。ふたたび「直感」が科学に貢献した。種を越えた感染は、チンパンジーの肉を扱う狩猟者あるいは料理のためにチンパンジーを解体する女たちを通して起こったに違いない。ここでは、過去一〇年間に蓄積されたさまざまな証拠の欠片(かけら)を再検討し、その上でなおこの仮定が妥当なものであるか否かを検討することとする。

狩猟者と獲物

狩猟者と料理人、両者はともに、霊長類を含む獲物から病原体に感染する可能性がある。たとえばヘルペスBウイルスは、感染は稀だが、サルを扱う人、とくにアカゲザルやカニクイザルを扱う実験技能員には、致死性の高い感染症として知られている。サルとの接触によって起こるサル痘は、症状は軽いが、天然痘類似のウイルスによって起こる。致死率の高いエボラ出血熱やマールブルグ出血熱は、これらの感染症によって亡くなったサルの死骸に触れた村人や獣医の間で報告されている。近年では、サル泡沫状ウイルスと呼ばれるレトロウイルスが、サルや類人猿へ暴露したヒトの間で報告されている。その遺伝子塩基配列から、暴露したサルや類人猿が同定できる。霊長類センターや動物園で働く米国の獣医や飼育係から、チンパンジー由来のサル泡沫状ウイルス感染が報告された。幸運なことに、このサル泡沫状ウイルスはヒトに病原性を有してはいないようである。また、ヒトからヒトへの感染も報告はない。(1-3)

その知性と機敏さと攻撃性ゆえに、ヒョウを除くと森のなかにチンパンジーの捕食者となる野生動物はいない。もちろんヒトは別だが、ヒトにとってもチンパンジーは容易な獲物ではない。村近くの畑の作物を荒らしたりしない限り、チンパンジーが狩猟の対象となることは稀だ。チンパンジーはときに他の狩猟動物を捕獲するために設置された網や落とし穴、針金の罠に陥ることもあるが、そうした罠から逃れることも多い。ピグミーは年間を通じて弓や投げ槍で狩りをしている。かなりの危険性はあるが、火器を用いることなくゾウを狩ることもある。これはピグミーの狩猟技術の高さを表している。しかしそれでも、チンパンジーを狩猟の対象とすることは危険な行為と考えられているのである。理由は不明だが、ピグミーの間でHIV-1感染はきわめて稀である。感染した者もチンパンジーとの接触からではなく、バンツー族との接触から感染したと思われる。バンツー族の狩りは主として乾季に行われる。乾季は森へ入りやすい。また、為すべき農作業も少ない。次の作物が収穫できるまでの期間は農作物以外の食料の必要性が高まる時期でもある。狩りが成功すれば、大型の霊長類は運びやすいようにまず森のなかで解体され村に持ち帰られる。そして売ったり食べたりする前に、小さな塊にさらに切り分けられる。(4-8)

火器を使うことなくチンパンジーを狩ることは難しい。この地域で一般的に入手可能な小さな弾丸つきの火器は、類人猿を殺傷するほどに強力ではない。フランス人たちは、しばしば植民地支配に反対する武装反乱部隊に対処しなくてはならなかった。とくに南西地域のウバンギ＝シャリや隣接の中央コンゴでは反乱が多く見られた。そうしたこともあって、フランス当局は現地人が強力な火器を所持することを規制した。国際連盟へ提出した仏領カメルーンに関するフランスの年次報告書には、同国へ輸出した火器と弾薬の数が正確に記載されている。一九二二年には七八九丁の猟銃、四一丁の回転式拳銃、六七四〇キログラムの弾薬が輸出された。それでもアフリカ人たちには、狩猟のために現地生産された小火器の所有が許されていた。[6,9,10]

一方ベルギー領コンゴでは、火器所有に関する規制は緩やかだった。驚くべきことに、一九二七年には一二万二八〇四通の火器所有許可証が発行された。この数字は徐々に増加し、一九四五年には二五万四六四四通にまで達した。状況は、雇用者が労働者に最低週に一度は肉を提供しなくてはならないという規則によってさらに悪化した。狩猟は農耕より安価だった。一九二五年まで植民地省の専門家として働いていたルーヴァン・カトリック大学のルプレ教授は、野生動物の殺戮がこれほど早い速度で進めば、早晩、そうした野生動物の絶滅は確実だと訴えた。ルプレ教授は、ベルギー領コンゴでは毎年二万五〇〇〇頭の象が自動小銃で殺戮されていると推計した。三〇年後、すべての種類の野生動物が絶滅の危機に瀕した。理由はいくつもある。労働者に対する肉配給の規則、巨大都市の発展による市場の形成、火器や罠の普及、ヨーロッパ人狩猟者による悪例、植民地時代以前に維持されていたヒトと野生動物の均衡を維持するための狩猟慣習の喪失などが挙げられる。[11-13]

一九〇一年四月および一九一二年一二月の布告で、ベルギー領コンゴの総督は現地人およびヨーロッパ人の両者に対して、チンパンジーを含む多くの野生動物の狩猟を禁止した。禁止は一九三四年と一九三七年の法改正でも維持された。改正によって野生動物は四つの区分に分類された。ゴリラは区分（一）に分類され、研究などで必要とされる場合を除いて狩猟は禁止された。チンパンジーは区分（二）に分類され、適切かつ高価な許可証を買うことのできる人にのみ狩猟が許可された。捕獲したチンパンジーには、その頭数に応じて税金が課せられた。ケナガチンパンジーは一頭につき一五〇〇フラン、約三〇米ドルだった。ボノボは三〇〇〇フランとなっていた。金額は、サル一頭に課される五〇フランよりははるかに高額だったが、白サイの二万五〇〇〇フランと比較すると、それよりは安価だった。現実的には、チンパンジーのためにそうした高額な税金を払うことができたのは外国人だけだった。しかしそうした規制が、これほど広範な地域にどれほどの強制力をもって適用されたかというと、それはまた別の問題になる[14]。

アフリカのフランス植民地では、一九三〇年四月と一九四七年一一月付の法律によって、チンパンジーを含むいくつかの野生動物の狩猟が禁止された。違反者には五〇フランから二〇〇〇フランの罰金、火器の没収、あるいは六日から六ヵ月の懲役が科せられた。しかしフランス植民地政府には、そうした規制を遠く離れた自給自足の共同体に強制する力はなかった。またそうした規制を強制する強い意志もなかった。しかしその法律によって、狩猟者がチンパンジーの肉を、小さな市場や、農業や伐採のために設営された民間会社の労働キャンプの市場で売ることが難しくなったという功績はあった[15]。

中部アフリカでは、ヒトへの類似性からチンパンジーを食用とすることを禁忌とする人々もいた。たとえばコンゴ民主共和国のバヨンベやガボンのバコタでは、女がサルを出産することになる、あるいはサルに似た子供が生まれるとの恐れから、類人猿食は文化的禁忌となっていた。ベルギー領コンゴの赤道地域では、ボノボは遠い過去に姿を変えたヒトであると考えられていた(6,16-18)。

森に住み、狩りを行い、植民地政府の規制をあまり気にしないピグミーを除けば、チンパンジーの死体を扱い、傷口などからウイルスに感染する可能性のあった現地人は限られていた。ピグミーにしても小火器しか持たなかったため、チンパンジーを狩るのは容易ではなかった。しかしこうした事情は、人口が増加し、ヒトが森の奥深くにまで入り込み、木材伐採業者によって作られた道路が使われるようになった過去数十年間に大きく変化したかもしれなかった。

ウイルスへの暴露を定量化する

一九二〇年代に職業的にチンパンジーのサル免疫不全ウイルスに感染した可能性のある人の数を推測してみよう。そのためには、過去の研究結果を検討し統合する必要がある。

数年前のことになるが、研究者たちはカメルーンの熱帯雨林にある村を訪問し、動物との接触、具体的には噛みつかれた、引っ掻かれた、傷を受けたといった接触をこれまでに経験したことがある人の数を調査した。接触の大半は小さなサルやネズミ、ヒョウ、ゾウといった類人猿以外の動物とのものであった。二九人の村人がゴリラあるいはチンパンジーと接触したことがあると回答した。最も古い接触は五三年前だった。何人かの人にはそうした霊長類との接触を示す傷跡が残っていた。サル泡沫状ウイルスは、類人猿やサルで高い感染率を有する無害なレトロウイルスであるが、このウイルスに対する抗体は、類人猿に接触したことがある村人の間で、それ以外のサルと接触したことのある村人より高率に陽性だった。類人猿による噛み傷や引っ掻き傷がより重症であることが理由の一つと考えられる。

霊長類に対する暴露は、カメルーンの一七の村でより定量的に調査された。四〇〇〇人の村人が面接調査された。暴露の大半は類人猿への暴露というよりサルへの暴露だった。狩りをするのは男性に限られていた。一〇から一二パーセントの男性が、過去にゴリラやチンパンジーを狩猟した経験があると回答した。同様に一〇から一二パーセントの男女が、過去に少なくとも一度は類人猿を屠殺した経験があった。しかし狩猟や屠殺中に、噛み傷や引っ掻き傷を通して血液や唾液と直接接触をしたことがあるかと尋ねたところ、チンパンジーとそうした接触をしたことがあると回答したのは四人の男で、ゴリラとそうした接触をしたことがあると回答したのは七人の男だった。女性にはそうした接触があったと回答した者はなかった。まとめると、〇・一パーセントの成人が少なくとも一回はチンパンジーの血液あるいは体液との直接的接触があったと回答したことになる。一方、ゴリラとのそうした接触があったと回答した者は〇・二パーセントであった。[19]

こうした調査によって、一九二一年頃に中部アフリカの右記調査が行われた地域に住んでいて、過去に最低一度はサル免疫不全ウイルス感染チンパンジーの血液と接触した可能性のある人の数を大まかに推定することができるようになった。一六歳以下の子供に暴露はないと仮定した。また、暴露はチンパンジーに対するものだけを対象とした。ゴリラにおけるサル免疫不全ウイルス感染率は低率であるし、ヒトへの感染の有無は不明だからである。住民のチンパンジー血液に対する生涯暴露頻度は一九二一年も現在も同じであると仮定した。

一九三〇年前後になると信頼の置ける人口統計の使用が可能になる。それによれば、一九三〇年頃、二三〇万人がツェゴチンパンジーの生息域に暮らしていたことがわかる。サナガ川南のカメルーンに九〇万人。ガボンに三八万七〇〇〇人。中央コンゴに六六万四〇〇〇人。赤道ギニアの大陸部分に一二万人。中央アフリカ共和国の南西部に一三万人。カビンダ飛び地と隣接したベルギー領コンゴのマヨンベ地域に一〇万人が暮らしていた。当時、中部アフリカの人口増加率は〇・六パーセントだった。人口増加率を考慮すると、一九二一年当時の人口はおよそ二一七万七〇〇〇人だったと推測できる。全住民のうち、六二パーセントが一六歳以上だった。人口構成は当時の高い乳幼児死亡率のため、今日より高齢に傾いている。二一七万七〇〇〇人×六二パーセント×〇・一パーセントは一三五〇人となる。これは一九二一年に生きていた成人で、過去、チンパンジー血液に最低一回暴露したことのある人数となる。

もちろん、こうした推計には多くの誤差が存在する。人口統計の不正確さ、全人口の五パーセントに相当する都市住民の間では暴露率がずっと低かったこと、ツェゴチンパンジーの生息域でない中央コンゴでは暴露がないという事実、あるいは暴露に対する思い出しバイアスなどである。しかしこうした数字が、チンパンジーのサル免疫不全ウイルスに暴露した人口規模の推計を可能にしてくれることは確かである。この数字にサル免疫不全ウイルスに感染しているチンパンジーの割合と、一回の接触あたりの感染確率を掛けると、私たちが知りたい数値を得ることができる。

一九二一年の中部アフリカにおけるツェゴチンパンジーのサル免疫不全ウイルス感染率を、今日と同じと仮定しよう。カメルーンでは、野生のツェゴチンパンジーの感染率は五・九パーセントであった〔四三ページ」。すなわち、チンパンジーの血液に暴露した一三五〇人のうち、サル免疫不全ウイルス感染チンパンジーと接触した人の数は約八〇人ということになる。このうち何人がウイルスに感染したかは、一回の暴露あたりの感染確率に依存する。[20]

その感染確率は血液中のウイルス量に依存する。血液中ウイルス量が多ければ感染は起こりやすい。ヒトの場合、病状が進行するほどに血液中ウイルス量は増加する。サル免疫不全ウイルスはチンパンジーに病原性を持たないと当初は考えられていたが、病原性を持つという報告もある。チンパンジーに実験的にHIV-1を感染させると、CD4リンパ球の急速な減少が起こり、日和見感染をともなうエイズを発症する。最近の話だが、サル免疫不全ウイルスがケナガチンパンジーに対して病原性を持つこともわかってきた。タンザニアのゴンベ国立公園では、ヒトとの接触に慣れた九四頭のチンパンジーが九年間にわたって観察された。糞便検査から、ウイルスに感染しているチンパンジーを同定できる。その結果、一七頭がサル免疫不全ウイルスに感染しており、感染チンパンジーの死亡率は感染していないチンパンジーに比較して一〇倍も高率であることがわかった。限られた数の観察ではあるが、この死亡率はHIV-1に感染したヒトとほぼ同率である。三頭の感染チンパンジーに対して行われた病理検査からは、CD4リンパ球の減少が報告された。なかには感染から死亡までの期間が三年以下だったチンパンジーもいた。こうした事実は、感染がチンパンジーに免疫不全を起こすこと、その結果血中ウイルス量も高くなる可能性があることを示唆する。高い血中ウイルス量は、他のチンパンジーに対してのみでなく、ヒトに対しても高い感染確率を与えることになる。サル免疫不全ウイルスがケナガチンパンジーに対して病原性を持つように、ツェゴチンパンジーに対しても病原性を持つか否かは、依然として不明である。[21-28]

ツェゴチンパンジーにおける血中ウイルス量はどうだろうか。初期の研究では、SIVcpz - antに自然感染したチンパンジー「ノア」の血中ウイルス量は決して高くはなかったとの報告が残されている。ノアの血液の静脈投与によって、別のチンパンジー「チニ」にSIVcpz - antが実験的に感染させられた。ヒトがHIVで急性感染を発症するように、チニは感染初期に高い血中ウイルス量を示した（5×10^6コピー/mℓ）。それは翌月には急速に減少し、ノアと同じ水準にまで低下した。数年後ノアのウイルス量を定量したところ、今度は増加していることがわかった（10^5コピー/mℓ）。チニの血中ウイルス量は低いままであった（10^4コピー/mℓ）。10^4コピー/mℓは、ヒトではエイズと診断される水準のウイルス量である。それより高いレベルの血中ウイルス量は、HIVの急性感染期か無治療エイズ患者あるいは治療に反応しなくなった末期患者でしか見られない。まとめてみると、以下のようになる。チンパンジーにおける血中ウイルス量はヒトと同程度であった。すなわち、血液を介する感染を起こす可能性もヒトと同程度であると考えられる[23,29-31]。

チンパンジーの血液にヒトが暴露した場合のサル免疫不全ウイルスの感染確率には、HIV - 1感染者の血液に暴露した医療従事者の感染確率（針刺し事故などによる感染確率）を用いることができる。一九九〇年代半ば以降、HIV - 1に暴露された医療従事者には抗ウイルス薬が予防的に投与されている。それによる予防効果は八〇パーセントと考えられている。そうした予防的投与が広く普及する前は、一回の暴露あたりの感染確率は全体で見ると〇・三パーセントであると推定されていた。当然、傷口から入るウイルス量を左右する要因によってその確率は変わる。血液を浴びるといった、血液と目や口の粘膜の間の非侵襲的暴露や、血液と正常でない皮膚との接触では感染確率は〇・〇三パーセントと低くなる。血液と正常な皮膚との接触では感染することはない。逆に、深い刺し傷や血液を大量に浴びるような事故では、と

くに患者がエイズ末期である場合、感染確率は二五パーセントと高くなる。[32,33]

狩猟者や料理人が、中部アフリカの奥地でサル免疫不全ウイルス感染チンパンジーの血液に暴露される状態は、医療従事者がHIV-1感染血液に暴露された状態と同じだったと考えることもできる。あるいは、屠殺に使用したナイフによる深い傷やチンパンジーと格闘することによって起こった外傷などは、状況としてはもっと悪いものだったかもしれない。傷が重症であるだけ感染リスクは針刺し事故による医療従事者のそれより高かっただろう。知識に裏づけられた推測として言えば、感染確率は一パーセントから三パーセントの間にあったと思われる。それは、医療従事者の職業的暴露による感染確率より一〇倍高い値である。

私たちは、一九二一年に中部アフリカに住んでいた人のうち、八〇人の成人がチンパンジーの死体を処理したり狩りをしたりする際にサル免疫不全ウイルス感染血液に暴露したと推定した。感染確率が一パーセントだとすれば、チンパンジーからサル免疫不全ウイルスに感染した人の数は一人になるし、感染確率が三パーセントだと感染者数は二から三人となる。当然いくつかの誤差が存在する。したがって、こうした推計を額面通りに受け取ることはできない。しかし肝心な点は、一九二一年頃にサル免疫不全ウイルスに感染した人の数は少なく、おそらく一〇人以下であったという点である。

私たちは、HIV-1に関して言えば、数十年の間に種を越えた感染が最低四回起こったことを知っている。グループM、N、O、P、それぞれについて最低一度ずつ種を越えた感染は起こった。グループへの分化は、それぞれのグループがヒトのなかで進化し徐々に分岐していったというより、むしろ種を越えた感染を反映している。種を越えた感染はスーティーマンガベイのサル免疫不全ウイルスといった異なるグループでも起こり、後で詳述するが、それは最低八回あったと考えられている。スーティーマンガベイのサル免疫不全ウイルスはＨＩＶ‐２の祖先ウイルスである。ということはＨＩＶ‐１Ｍの爆発的流行も、多数のヒトがチンパンジーから直接感染したために起こったのではなく、一回の稀な感染がヒトのなかで何とか広がることによって引き起こされたものということになる。それに先立つ時期に感染が広がることはなかった。なぜこのとき、すなわち一九二一年前後に起こった感染で、ヒトからヒトへの流行が可能になったのか、続く項ではそれを見ていくことにする。狩猟者や料理人による職業的感染を別にして、他の感染経路が、チンパンジーからヒトへの感染の最初の例となった可能性はないのだろうか。こうした疑問も同時に取り上げていくこととする。

『ザ・リヴァー』――Ⅲ

一九五〇年代から六〇年代初頭に生産された経口ポリオワクチンは、サルのウイルスを大量に含んでいた。サルのウイルスとは、サル空胞ウイルス（ＳＶ40）である。ワクチン用のポリオウイルス培養のために使用したマカクの細胞に由来する。幸いなことに、このウイルスはヒトに病原性を持たなかった。一九九二年、ジャーナリストのトム・カーティスは『ローリングストーン』誌に掲載された記事のなかで、ＨＩＶ‐１は、アフリカミドリザル由来のサル免疫不全ウイルスに汚染された経口ポリオワクチンが原因であるとの仮説を発表した。一方、ＨＩＶ‐１がアフリカミドリザルに由来しないということは後に示された。アフリカミドリザル由来のサル免疫不全ウイルスとHIV-1とは、遺伝子配列における違いが大きすぎるのである。一九九九年になると、エドワード・フーパーが『ザ・リヴァー――HIVとエイズの源流をたどる旅』を出版した。この本は、フィラデルフィアのウィスター研究所のヒラリー・コプロフスキーが開発した「CHAT」と呼ばれる実験的経口ポリオワクチン製造の際に、チンパンジーの細胞が使用されたという事実に焦点をあてたものである。コプロフスキーはスタンレーヴィル公衆衛生研究所勤務のベルギー人科学者と協力して研究を行ったという。実験的経口ポリオワクチンの臨床試験は、一九五七年から一九六〇年にかけてスタンレーヴィル近郊、首都レオポルドヴィル、ルアンダ＝ウルンジのルジジ渓谷で行われた。コプロフスキーのワクチンは、競争相手であったアルバート・セイビンが開発した経口ポリオワクチンに比較して有効性が劣っていることが明らかになった。結果として、コプロフスキーのワクチンが商業化されることはなかった[34]。

スタンレーヴィルの研究所は近隣にランディ宿営地と呼ばれるチンパンジーの飼育施設を持っていた。飼育されていたチンパンジーは、おそらくすべてがケナガチンパンジーかボノボだった。そこではワクチンの効果と同時に、CHATワクチンの神経毒性に関する研究が行われた。実験に用いられた経口ポリオワクチンには、細胞培養の継代で植え継がれ、弱毒化された生のウイルスが用いられた。研究者たちは、ワクチンが元の毒性を再獲得する可能性を心配していたのである。毒性を再獲得すれば、ワクチンは病気を防ぐというよりむしろ病気を起こすことになる。ランディ宿営地のチンパンジーには、CHATワクチンに続いて野生ポリオウイルスが投与され、臨床的に神経学的症状の出現の有無が調べられた。他のチンパンジーにはワクチンが髄腔内投与され、投与されたチンパンジーは後に、脊髄の状態を調べるために解剖された。それ以外に、約三〇頭のチンパンジーがウイルス性肝炎の原因検索のための研究に使われた。実験では、チンパンジーにヒト患者の便懸濁液が接種された。

『ザ・リヴァー』の仮説は以下の通りである。スタンレーヴィルの研究所がウィスター研究所にチンパンジーの組織を提供した。組織はフィラデルフィアでCHATワクチンを製造するために使われた。その結果、チンパンジーのサル免疫不全ウイルスがいくつかのワクチンのロットのなかに入り込むことになった。それがコンゴに送り返され、一九五〇年代に経口投与されることによってエイズの世界的流行が始まったというのである。しかし本のなかで述べられている多くの事実がこの仮説を信じ難いものにする。なかでも重要な事実は、コプロフスキーが同じワクチンを使って故郷のポーランドで大規模な治験を行ったが、ポーランドではエイズは流行しなかったという事実である。チンパンジーのサル免疫不全ウイルスに汚染されたワクチンがフィラデルフィアから、ウイルスが送り出されたまさにその国にのみ再輸出されたという話はあまりにも出来すぎた話である。そこでフーパーは、スタンレーヴィルの研究所がチンパンジーの細胞を用いて何回分かのワクチンを現地生産したと、自らの仮説を若干修正した。それが原因となってHIVが出現したと考えたのである。つまりウイルスへの汚染は、フィラデルフィアではなくスタンレーヴィルで起こったとフーパーは言うのである。

状況証拠はどちらの仮説も支持しない。経口ポリオワクチン製造のためにチンパンジーの細胞が使用されたという記録は、世界のどこにも残されていない。研究者はマカク属に属する小さなサルに容易にアクセスできたし、それはアジアに多く、チンパンジーより安価で取り扱いが容易だった。マカク属に属する小さなサルの使用は、チンパンジーに比較して倫理的問題を引き起こすことが少なく、一方で培養細胞としても十分機能した。一九五五年には、二〇万頭に及ぶアカゲザルが医学研究のためにアメリカへ輸出された。さらに言えば、この基本的な設備しかないスタンレーヴィルの研究所がどんな種類のワクチンであれ、新たなワクチンを生産することは技術的に不可能だったと思われる。そのことは、そこで数年働いたことのある研究者パウル・オステルリートも書き残している。研究所には、ワクチン開発に必要な人材も資材もなかった。万が一そうしたことが行われていたとすれば、研究所で働いていた研究者たちはきっとそれを誇りに思ったに違いない。にもかかわらず、当時の研究所の年次報告書には、経口ポリオワクチンの現地生産について一言の記載もない。事情は植民地の保健に関する報告書でも同様だった。一方で同じ報告書は、ベルギー領コンゴのいくつかの公衆衛生研究室によって生産された他のワクチンに関しては多くのページを割いている。フーパーは、濃縮凍結ワクチンの現地での希釈や大きな容器から小さな容器への移し替えを意味するフランス語を、ワクチンの現地生産やワクチン株の増殖の意味に読み違えたのかもしれない。(35-37)

状況証拠は限りなく仮説を支持しない方向へ向かっていた。それでもこの仮説を最後にもう一度検証するために、何十年間か凍結されていたCHATワクチンの入った古い標本が見つけ出された。標本の一部は、ワクチンが開発生産されたウィスター研究所からもたらされた。陰謀説に立つ人々は、それだと、ウィスター研究所はHIV-1に汚染されていないことがすでにわかっている標本を提供することができると反論することもできただろう。しかし他のCHATワクチンが、アトランタにある疾病管理予防センターと英国国立生物学的製剤研究所の冷凍庫から探し出された。そのうちいくつかの標本はベルギー植民地で使用されたロット（10A-11と13）を含んでいた。標本は、英国国立生物学的製剤研究所をはじめとして、パスツール研究所、マックス・プランク研究所、カロリンスカ研究所、ニューヨーク大学医学部、ロシュ・モレキュラー・システムといった研究所で検査された。すべての研究所が、標本にヒトおよびサル免疫不全ウイルスの痕跡はないという結論を出した。一つの標本からヒトの核酸遺伝子が回収されたが、チンパンジーの核酸遺伝子は分離されなかった。アカゲザルあるいはカニクイザルの遺伝子が検出されるだけであった。標本には、ポリオウイルス自体が含まれていることもわかった。長期間の保存にもかかわらずウイルスの核酸は保存されていた。[38-40]

さらに、キサンガニ（旧スタンレーヴィル）周辺の森に棲むチンパンジーから一三一の糞便が採取された。一つの検体でサル免疫不全ウイルスが陽性と判定された。ケナガチンパンジーから得られたこのウイルスは、SIVcpz-drc1と名づけられた。系統樹によれば、SIVcpz-drc1はウガンダおよびタンザニアのケナガチンパンジーから得られたウイルス、およびノアのSIVcpz-antと近縁であることがわかった。しかし、ツェゴチンパンジーのサル免疫不全ウイルスとは明らかに異なっていたのである。[41]

スタンレーヴィルの研究所で経口ポリオワクチンが生産されたという証拠も、そこで経口ポリオワクチンを生産するためにチンパンジーの細胞が使用されたという証拠もない。たとえチンパンジーの細胞がスタンレーヴィルで使用されたことがあったとしても、パンデミックを引き起こしたツェゴチンパンジーのウイルスがそこで混入する可能性はゼロに等しかった。検査に供された古いワクチンの標本中にレトロウイルスが存在していたという証拠もない。誤差を考慮に入れたとしても、チンパンジーの免疫不全ウイルスはCHATワクチンの治験が行われた時期より少なくとも二五年前にヒト社会に出現している。すなわち、仮定は完全に否定されたことになるのである。

きわどい経験

ヒトとの高い類似性のため、チンパンジーは病原体の特定やワクチンの効果評価のために一〇〇年以上にわたって多くの感染症の動物実験モデルとして使用されてきた。こうした実験の過程でチンパンジーには、多様な病原体を含むヒト血液やその他の人体試料が注射されてきた。チンパンジーに注射された病原体としては、HIV-1、ポリオウイルス、B型肝炎ウイルス、C型肝炎ウイルス、黄熱ウイルスといったウイルスや、クールやクロイツフェルト・ヤコブ病、スクレイピーを引き起こすプリオン、結核やハンセン病、淋病、トラコーマといった病気を起こす細菌、マラリアやメジナ虫症を引き起こす寄生虫などがある。チンパンジーには、アルコール依存症や麻薬中毒の実験モデルさえ存在した。

一方、逆にチンパンジーの血液をヒトに注射するということは稀だった。が、なかったわけではない。最初のそうした実験がドナルド・ブラックロックとソール・アドラーによってシエラレオネで行われた。マラリアに感染したチンパンジーの血液が少量、二人のヨーロッパ人の皮下および静脈に注射された。二人のヨーロッパ人とは彼ら自身だった。二人がマラリアを発症することはなかった。しかしチンパンジーが数日後に死亡したときには、二人はひどく心配したという。死体解剖によって、チンパンジーの血液中に寄生虫がいることがわかった。死因は播種性の糞線虫感染だった。その次に何が起こったか、それについて私たちは何も知らない。少し後になるが、ヒトとチンパンジーの血液型比較のために、パリのパスツール研究所で四〇ミリリットルのチンパンジーの血液がある男の静脈に注射された。男はこの実験によく耐えた。実験を行ったパスツール研究所の研究者は、「これまでに知られていないチンパンジーの感染性病原体のヒトへの感染リスクを避けるために」将来こうした実験は行われるべきでないと記した。みごとな洞察である。(42-45)

この忠告はしかし、他の研究者の耳には届かなかったようだ。当時ブリュッセルにあって、後にアントワープに移った熱帯医学研究所の所長で、著名な寄生虫学者であったジェローム・ロデンは、霊長類のマラリアがヒトに感染可能か否かを調べるための研究を行った。第二の興味あるいは道徳的正当化として、ロデンは、マラリアが引き起こす熱が末期梅毒患者に何らかの治療効果があるか否かについても調べることにした。こうした研究は今日では考えることとさえ難しい。しかし当時は倫理委員会もなく、それぞれの研究者が、実験が道徳的、倫理的に受容可能か否かを決定していたのである。同様の研究は世界の別の場所でも行われた。インドでは、アジア原産のサルの血液がヒトに接種された。(46)

ジェローム・ロデンは、五から一〇ミリリットルのチンパンジーの血液をヒトに静脈注射するという実験を行った。被検者の大半は梅毒性痴呆の患者だった。実験に使われたチンパンジーはベルギー領コンゴ原産だった。ロデンは、チンパンジーがマスクチンパンジーだと簡潔に述べているが、今から考えれば、ケナガチンパンジーだった可能性が高い。一九三八年から四〇年にかけて、ロデンはチンパンジーの血液を二六人の患者に注射した。これによって彼は、チンパンジーのマラリア原虫の一部がヒトに感染性であることを示した。感染性のマラリア原虫は彼の名を取って、他の研究者によってプラスモディウム・ロデンと名づけられた。しかし、そのマラリア原虫がじつは熱帯熱マラリア原虫であることを明らかにしたのも、またロデンだった。ロデンは、種に自分の名前が付きそれが歴史に引き継がれていく機会を自らの手で葬り去ったのだった。ロデンの謙虚さは認めるべきものである。彼は同様の研究を他のマラリア原虫を用いても行った。最も多く用いられたのは、チンパンジーやゴリラのマラリア原虫であるプラスモディウム・ライキノウィだった。一九五四年から五五年にかけて、ロデンはチンパンジーの血液をさらに四人の精神疾患の患者に注射した。[47-52]

こうした実験はアントワープの病院で行われたので、アフリカにおけるHIV-1の出現とは関係なかった。さらに言えば、ベルギー領コンゴ原産のチンパンジーが実験に用いられたと言うからには、それはおそらくすべてケナガチンパンジーだっただろう。ベルギー領コンゴのロデン自身の共同研究者からボノボを調達することは可能だっただろうが、ロデンがケナガチンパンジーをボノボと混同することは、なかったはずである。他の研究者が同様の実験を行った可能性は低い。もしそうであれば、ロデンはこの主題に関して彼が書いた詳細な論文のなかでそのことに触れたはずである。もちろん同様の実験がアフリカの研究所で行われたが、その結果は公表されなかったという仮説も成り立たなくはない。しかしそれはまさに想像の世界の話でしかない。ロデンは研究者としての経歴の初期にレオポルドヴィルの研究所で働き、またベルギーの大学に就職してからもときおりそこを訪れた。しかし、そこで同様の実験が行われたという証拠はない。

パリのパスツール研究所では、オーギュスト・プティがポリオウイルスに対する高抗体価の治療用血清の開発に一六年もの時間を費やしていた。ポリオから回復した患者からは、十分量の血清を得ることができなかった。オーギュスト・プティは動物の血清を使用し、それをヒトに用いたりした。抗ポリオ抗体を持つ血清がウマやサル、さらにはチンパンジーから採取され、少なくとも八〇人の患者に投与された。二頭のチンパンジーがこの目的のために用いられた。一頭のチンパンジーは出血のために死亡した。もう一頭のチンパンジーは、二年半の間くり返し採血された。二頭ともギニアから来たマスクチンパンジーだった。患者はアフリカではなくフランスにいた。ここでもまた、これがHIV‐1出現に結びついた可能性は低い[53]。

永遠の若さと睾丸移植

二〇世紀初頭に生きたフランスの外科医のなかでも、セルジュ・ヴォロノフは一風変わった経歴を持っていた。ロシアに生まれ、一〇代の後半にフランスへ移住した。そこでユダヤ教徒としての出自を隠すために名前を変え、一八九四年にパリで医学の学位を取得した。その後外科医としての訓練を積み、エジプトの地方君主であるヘディーヴの下で一四年間働いた。伝記によれば、そこでヴォロノフは、ヘディーヴの家来のなかで去勢された男の寿命が短いことに驚いたという。ヴォロノフは一九一〇年にフランスへ帰国した。時代はまさに新たな学問である内分泌学の勃興期であった。内分泌学とはホルモンを研究する学問である。ホルモンは腺から分泌され、血流を通して運ばれ、遠くの臓器に作用する。当時、甲状腺機能低下症や糖尿病、下垂体機能不全といったものに対するホルモン補充療法はなかった[54]。

ヴォロノフはパリのコレージュ・ド・フランス実験外科教室の主任となったと言われているが、コレージュ・ド・フランスは医学校を持っていなかったので、それを額面通りに受け取ってよいものかどうかはわからない。ヴォロノフは内分泌機能不全患者に対して、安易ではない選択をしようとした。当時でも、内分泌機能不全に対する解決策としては、不足したホルモンを補充するための動物を見つけ、その動物のホルモンを濃縮し、経口あるいは注射によって患者に投与するという方法が考えられたが、ヴォロノフは臓器を移植することによってこの問題に取り組もうとした。ヴォロノフはアレクシ・カレルの指導のもと、アメリカで数カ月の訓練を受けた。アレクシ・カレルは、後に臓器移植と血管解剖学に関する先端的な仕事によってノーベル賞を受賞することになる。

パリへ帰ったヴォロノフは、動物を使って実験的臓器移植を行った。最初は同種間移植で、後には異種間移植が行われた。一九一三年、ヴォロノフは先天性甲状腺機能低下症の若い男性にチンパンジーの甲状腺を移植するというはじめての異種間臓器移植を行った。ヴォロノフによれば、患者の症状は改善したという。ヴォロノフはさらに数回の甲状腺移植を行った。しかしこれは甲状腺ホルモンが合成されるようになって、中止された。第一次世界大戦の最中、ヴォロノフは、外傷後骨欠損症の兵士に動物の骨を移植したりもした。そのなかの少なくとも一回では、チンパンジーの骨が使われた。しかしこれもすぐに、移植に必要な骨は兵士自身の別な部位から移植できることがわかって中止された。

おそらく去勢された男性への初期の観察から引き出されたものと思われるが、ヴォロノフは、男性ホルモンが性的活動や男性としての表現型だけでなく、さまざまな身体の機能、とくに脳の機能に影響を与えていると確信していた。老化は睾丸機能劣化の結果であると考えていたのである。彼の研究室では、若い動物の睾丸を年老いたヒトへ移植する実験も行われた。睾丸移植は一九二〇年に二人に対して行われた。同じヒヒから、一人は左の、一人は右の睾丸の移植を受けた。結果は失敗だった。ヴォロノフは、この失敗をヒトと大きく異なる種の組織を使ったためと考えた。代わりに、彼はチンパンジーの組織を使うことを考えた。

次の二年間でヴォロノフは、チンパンジーからヒトへ一二回の睾丸移植を行った。当時、微小血管手術を行うことはできなかったが、彼は睾丸を薄い切片にして移植することで壊死を回避できると考えていた。それによって組織を血流する小さな血管が再生されると考えたのである。彼の考え方は楽観的すぎた。さらに言えば当時、移植組織の免疫学的適合について理解している者はいなかったという事情もあった。組織がヒト由来でない場合、拒否反応は重篤であったと想像される。貴重な組織の使用を最大化するために、それぞれの患者には睾丸の半分が用いられた。そうすれば、一頭のチンパンジーから四人の患者に移植を行うことができた。チンパンジーを見つけることは容易でなかったのだ。カトリック修道会は、ギニアからヴォロノフに数十頭のチンパンジーを送った。ヴォロノフは、植民地省を通してガボンからチンパンジーの発送を試みたりもしたが、航海を生き残ったチンパンジーはいなかった。コンゴの仲買人たちが手っ取り早い利益の可能性をチンパンジーの売買に感じたためチンパンジーの価格は現地の市場で一〇倍にも跳ね上がったが、こうしたチンパンジーが大陸に無事到着したか否かは不明である、とフランスの新聞は報じた。一九二〇年代半ば、供給を維持するためにヴォロノフはギニアやセネガル、マリを訪れた[55-57]。

多くの実験的外科医と同様、ヴォロノフは、手術は半数以上で成功したと主張した。この主張が不当な熱心さの結果なのか、客観的指標の欠如の結果なのか、外科の偽薬効果の結果なのか、商業的理由によるデータ操作の結果なのか、あるいは真の効果なのかといったことを確かめることは難しい。壊死や免疫学的拒絶にもかかわらず、少なくとも数週間の間、移植臓器は受容者の防御機構と折り合うので、移植片に存在する多量のホルモンが吸収される可能性はあった。もちろん、ヒトのホルモンとは似ても似つかないホルモンも多く存在した。

ヴォロノフも当初は真摯な科学的目的を持っていたかもしれない。しかし彼はすぐにこうした移植が巨大な商業的潜在力を持つことに気がついた。こうしてここに、コレージュ・ド・フランスに籍を持つ高名な外科医がいて、その男が、外科的バイアグラとして機能するだけでなく、寿命を延ばし、人生の質を何十年かにわたって向上させる方法を発明した、という状況が現出したのである。裕福な老人たちは永遠の若さを求めて多額の金を支払おうとした。一九二九年にはマハラジャに睾丸移植を行うためにヴォロノフはインドへ向かった。ヴォロノフの財産のいくらかは二番目の妻から相続したものだったかもしれないが、彼はこうした外科手術によって富を成した。その財力によって彼は、最後の三〇年間をイタリアのリヴィエラにある極上の邸宅で過ごした。ヴォロノフはそこにチンパンジーの繁殖場を併設した。それは宣伝を目的としたものであったかもしれない。

彼のビジネスには、フランスや海外の同僚も関心を寄せた。ヴォロノフの伝記を書いた作家は、約二〇〇〇回の睾丸移植が世界各地で行われたと書いた。パリ、ボルドー、ニース、リール、アルジェ、ロンドン、ローマ、トリノ、ミラノ、ジェノヴァ、ヴェニス、マドリッド、リスボン、オポルト、ベルリン、アレクサンドリア、コンスタンチノープル、シカゴ、ニューヨーク、サンフランシスコ、ブエノスアイレス、バルパライソ、リオ。ハノイでさえ、睾丸移植が行われた。ヴォロノフ自身、四七五回の移植手術を行ったと主張している。しかしこうした行為は多くの理由で信用を傷つけるものとなった。行為には、ヴォロノフが卵巣移植（チンパンジーの卵巣をヒトへ、あるいはその逆）を開始したという事実も含まれた。これは重大な倫理的問題を提起した。こうした女性は半分チンパンジーで、半分ヒトの赤子を妊娠することになるのだろうか。ヴォロノフはフランスおよび海外で、人々のジョークのネタとなった。彼は一九五一年に八五歳で亡くなったが、「若返り」を自身で行うほど強く信じていたかどうかは明らかでない。ただヴォロノフは、兄の一人に移植を行った。その兄は、ロシアからわざわざこの手術のためにフランスへやってきたのである。[54,57]

問題に戻ると、チンパンジーの組織の一部がサル免疫不全ウイルスに感染しており、その組織を通してウイルスが被移植者に感染し、感染の連鎖が回り始めた、その可能性はあるか否かということになる。多くの理由からそうした可能性は低いと思われる。第一に、移植はＨＩＶの出現と無関係な国で行われたこと。第二に、被移植者の大半は老人であったこと。たとえ移植によって刺激を受けたとしても、彼らがウイルスを多数の相手に感染させたとは考えにくい。第三に、少なくとも記録に残されたものによれば、ヴォロノフが使ったチンパンジーは西アフリカ原産であったということがある。ということは移植に用いられたチンパンジーはマスクチンパンジーであった可能性が高く、これはサル免疫不全ウイルス感染のない亜種として知られている。第四に、利益を目的とした外科医は、類人猿の組織が稀少であったため、手術に類人猿の組織よりむしろサルの組織を使うことが多かったということもあるかもしれない。つまり、この一連の移植がエイズの起源であるという奇想天外なシナリオも却下することができるのである。

まとめてみると、狩猟者や料理人の傷が原因だったという研究者の初期の直観は正しかったということになる。それ以外の可能性は注意深い事実の検証によって否定されつつある。ヒトとツェゴチンパンジーが中部アフリカの森で何世代にもわたって共存していたことからすれば、種を越えた感染の機会が数百年間に何回かあったことは間違いないだろう。こうしてＨＩＶになった古いチンパンジーのサル免疫不全ウイルスは、しかし成功裡に感染を広げることはできなかった。にもかかわらず、二〇世紀初頭に出現したＨＩＶ‐１は成功裡にヒト集団で広がることができた。そのための必要条件は何だったのか。ＨＩＶ‐２も、西アフリカという限られた地域で、小規模ではあるが同じ偉業を為し遂げた。次章ではヨーロッパにおける植民地主義の歴史を簡単に振り返り、それがＨＩＶの出現に対し、いかに都合のよい状況を作り出したか、そのことを見ていくことにしよう。

第5章　過渡期のアフリカ社会

本章では、エイズの汎世界的流行という物語がどのような状況下で起こったかについて述べていく。アフリカの人々は、もっともなことだが、アフリカ大陸についてのヨーロッパ人の歴史的記述、すなわちヨーロッパの伸張をアフリカの歴史の出発点とし、その過程を発見として描き出すばかりで、ヨーロッパの伸張が本当は何であったかを問わない姿勢を、傲慢あるいは少なくともヨーロッパ中心主義だとして憤慨し拒否している。ヨーロッパのアフリカへの伸張は、経済的利益を目的とした軍事的征服以外の何ものでもなかった。しかし、HIV-1出現に関連した出来事が、中部アフリカの植民地で植民地経営中に起こったということ、植民地支配によって引き起こされた社会的、経済的変化、とくにコンゴ川周辺における変化がHIV-1出現を加速したという事実があった。そのために私たちはこの期間に焦点をあてることとする。ただしそれは、第3章で述べた分子時計による推測を、歴史がどのように追認するかを検証する短い回り道の後でということになる。

奴隷貿易とアメリカ大陸への感染症の輸出

バンツー族の中部アフリカへの進出は約二〇〇〇年前の出来事だった。しかし人類の長い歴史からすれば、それは比較的最近のことともいえる。チャド湖周辺からの移住者たちは先住民であるピグミーを支配し、さまざまなかたちの農業をその地にはじめて導入した。他の地域では、種族による緩やかな連合体であるコンゴ王国のような王国を作り上げた地域もあった。連合体による王国の版図は、現在のブラザヴィル・コンゴ、コンゴ民主共和国、アンゴラ、ガボンに一致していた。しかしこうした社会は技術的に言えば、それほど進んだものではなかった。ヨーロッパ人にとっては、マラリアを中心とする健康問題への解決策さえ見つけることができれば、アフリカ中心地への軍事的征服はそれほど困難なものではなかった。事実、健康問題は初期の兵士や居住者を苦しめた。彼らの多くは到着後二年以内に死亡した。中部アフリカの人々は大家族を中心に置き、強い伝統的価値観や信心、伝統を有していた。コンゴ盆地内に暮らす民族間では、当時、すでにかなりの量の貿易が行われていた[1]。

長い間、ヨーロッパ人の活動は、奴隷貿易のための居留地が築かれた沿岸地域に限られていた。最初はポルトガル人が、次いでオランダ人、スペイン人、イギリス人、フランス人、さらにデンマーク人がアフリカを目指した。三世紀半を超える間に、一〇三〇万人の奴隷が生きてアメリカ大陸へと運ばれた。その三分の二の奴隷貿易航海に関する情報が、ハーヴァード大学のW・E・B・デュボイス研究所でデータベースとして蓄積され利用可能となっている。カメルーン経由で運ばれた三万一〇〇〇人の奴隷に関しては詳細な情報がある。一方、ナイジェリアを経由して運ばれた奴隷に関しては、その詳細を描き出すことは難しい。ガボンの港からは約三万五〇〇〇人の奴隷が船で積み出された。その南に位置するコンゴの海岸から積み出された奴隷の数はさらに多かった。ロアンゴから七万九〇〇〇人。マレンボから一〇万七〇〇〇人。カビンダから二七万四〇〇〇人。コンゴ川の河口からは一二万人の奴隷が積み出された。約八〇万人が、ツェゴチンパンジー生息地域に祖先を持つ奴隷としてアメリカ大陸へ渡った。(2-4)

こうした大規模な人の移動によって、アフリカの寄生虫疾患は南北アメリカ大陸の異なる地域へ持ち込まれることになった。そこでは、寄生虫が生存するために必要な生態学的条件が満たされていた。すなわち感染を維持するために必要かつ適切な媒介昆虫が存在していたということである。河川盲目症はグァテマラやメキシコ、ベネズエラ、エクアドルへ持ち込まれ、直腸の炎症と肝臓の線維化を引き起こす住血吸虫症はブラジル東部やカリブ海の島々、ベネズエラで感染環を確立した。脚や性器の腫脹を引き起こすリンパ性フィラリア症はハイチやドミニカ共和国、ガイアナ、ブラジルで風土病となった。(5-8)

ウイルス性疾患も輸出された。黄熱に罹患した奴隷は最終目的地に到着前に死亡したが、疾病を媒介する蚊は同じ船で旅をし、アメリカ大陸でウイルスの感染環を確立することに成功した。系統学的研究は、マルティニクで今日報告されるC型肝炎ウイルスの特定の株やハイチで流行しているB型肝炎ウイルスは、奴隷貿易によってアフリカから持ち込まれたことを示す。大陸間伝播が最もよく知られているウイルスは成人T細胞白血病ウイルス（HTLV-1）であろう。はじめてヒトから分離されたレトロウイルスHIV-1と同様、成人T細胞白血病ウイルスはツェゴチンパンジーを含む霊長類に起源を持つが、後天性免疫不全を引き起こすことはない。系統解析によれば、アメリカ大陸で見つかる成人T細胞白血病ウイルスのいくつかは、ヒトとともにアフリカからアメリカ大陸へ持ち込まれたことが示されている。同様の手法を用いて、研究者たちはHIV‐1やHIV‐2が奴隷貿易によってアメリカ大陸へ持ち込まれた可能性について検討した。結論は否定的だった。このことは、HIV‐1が一九世紀半ばまで中部アフリカにおいて稀だったか、あるいは存在していなかったことを推測させる。さらに言えば、それに引き続く時期の出来事がHIV‐1の出現に大きな意味を持つことを示しているのである。(9–15)

コンゴ川マレボプール

アフリカの中心地へ進出したいというヨーロッパ列強の強い希望は、一九世紀最後の二五年には誰の目にも明らかとなった。開発可能な新たな資源の発見がこれを加速した。その頃はと言えば、米国の植民地の多くは独立するか、あるいは奴隷制の廃止によって、ヨーロッパ人が米国で利益を上げることが難しくなってきていた時期であった。三五〇年以上にわたって数百万人もの奴隷貿易を行ってきた列強諸国が、今度は奴隷制の廃止を新たな植民地支配の道徳的正当性を示すための道具として利用し始めた。列強諸国によって掲げられた植民地化の目標は、文明と道徳を、まだキリスト教さえ知らない未開の社会にもたらすことだとされた。(16)

中部アフリカで、フランス人たちが最初に居住した地域は、ガボン河口であった。キリスト教の伝道本部が設立され、それは一八四九年のリーブルヴィル市の創設へと結実していった。最初の居住者には、フランス海軍によって航行を阻止された数百人の奴隷もいた。奴隷たちを故郷へ帰すことは不可能だったので、彼らはその後リーブルヴィルと呼ばれることになる町に定住することになった。リーブルヴィルは文字通りには「自由都市」だった。当時のガボンにおけるフランスの存在は控え目なものであった。

一七世紀にアフリカを旅した勇気ある何人かのカプチン会所属の司祭を除けば、それ以降、内陸にあるコンゴ川の大きな澱み（マレボプール）にまで到達したヨーロッパ人はいなかった。一方、司祭たちの目的は世俗的というよりむしろ精神的なものだったので、その成果はすぐに忘れ去られた。状況を変えたのは古代ローマの貴族の流れを汲む家系に生まれたピエール（旧名ピエトロ）・サヴォルニャン・ド・ブラザだった。ピエール・サヴォルニャン・ド・ブラザは、自らの発見と冒険への欲求を満たすためにフランス海軍の士官となった。ブラザは一八七二年に、コンゴ川のマレボプール到達を目的としてガボンにあるオゴウェ川の上流を旅した。マレボプールは、鉱物や農産物、象牙が豊富な地域への玄関口になると考えられていた。ブラザにとっては痛恨であったが、ジャーナリストのヘンリー・スタンレーが一八七七年にザンジバルを出発して、コンゴ川河口に近い町ボーマまでアフリカ大陸の横断に成功した。ボーマ到着時のスタンレーの状況は悲惨だった。スタンレーはその後すぐに、自らの利益のために広大な植民地経営を夢見たベルギー国王レオポルド二世に雇われることになった。ベルギー国自身が植民地所有に何ら関心を持つことはなかったが、これは後に変わった。

一八八〇年、ブラザは陸路コンゴ川に至り、長さ三五キロ、幅二四キロの広さを持つマレボプールに到達した。そこには約二万人のバテケ族が、川の両側で商業と漁業を生業として暮らしていた。マレボプールはコンゴ川運行の終着点となっていた。一連の急流が、その数キロ下流から始まるのである。奴隷貿易が行われている間、マレボプールは、コンゴ盆地で購入された奴隷たちが港へ送られる前に集積地となっていた。ブラザはコンゴ川北部の族長との条約に署名し、そこにフランスの旗を立てた。族長はフランス語を理解できなかったし、ある種の保護と貿易の権利と引き換えに、フランスに広大な領土を割譲したことに気づきもしなかった。一方、川の南側ではスタンレーが別の族長との契約に署名していた。[17]

ブラザはフランスという議会制民主主義のために働いていた。一方、スタンレーはレオポルド二世という個人のために働いた。レオポルド二世は、コンゴ自由国の個人所有者となった。それは歴史上、個人としては最大の不動産所有であった。スタンレーは「欲」によって動機づけられた探検家だった。彼は探検の途中何百人もの現地人を殺戮した。一方、ブラザは人道的関心を持った、一九世紀の探検家としてはあまり典型的でない人物だった。フランスは別な野心を持っていた。したがって、ブラザ自身の動機はかなり純真で無垢なものであった。こうした微妙な感覚とでも呼ぶべき感情は地元の人々のなかでも忘れられることはなかった。ブラザヴィルの街は、現在でも依然ブラザの名前を冠している。街にはブラザを記念した碑も建っている。一方、川の向こう側では、スタンレーヴィルは三五年前にキサンガニとなった。コンゴ川にあったスタンレープールは、今はマレボプールとして知られる。

フランスに戻ったブラザは、フランスが条約を批准し、中部アフリカにできた新たな植民地の開発に投資するよう政府を説得し始めた。それは困難な仕事でもあった。ゴムと象牙以外、この巨大な土地にどのような価値があるか、それを知る人間はいなかったのだ。ブラザの説得は大きな賭けだった。フランスは、近年植民地にしたばかりのインドシナの経営に手一杯であった。ブラザには、限られた資金と四〇〇人の西アフリカの傭兵が与えられたが、それもしぶしぶでの話だった。四〇〇人の西アフリカの傭兵は、小さな入植地を設営するためとしてブラザに与えられたものだった。この傭兵派遣は、一八八五年にベルリン条約が署名されたときをもって終了した。ヨーロッパ列強はアフリカの大部分を分割した。フランスは仏領コンゴと呼ばれることになる土地を獲得した。しかし条約締結における本当の勝者は、フランスやイギリス、ドイツ、ポルトガルの領土的野心の緩衝帯として大陸の中心部を所有することになった、レオポルド二世だったのかもしれない。

フランス行政部を立ち上げる仕事は、仏領コンゴの行政長官となったブラザに与えられた。他の植民地ポストも創設された。条約も署名された。法令も公布された。地図が作られ、税金が課された。多くの小競り合いが部族との間で闘われた。フランスは、その支配を徐々にブラザヴィルの北へと広げていった。一八八九年にはバンギ、一九〇〇年にはチャドへと支配権を広げた。これで、少なくとも地図の上では仏領赤道アフリカとフランス領西アフリカがつながった。列強間の条約で次々と国境が決められていった。しかし仏領コンゴがコンゴ川の河口を通して大西洋へつながることはなかった。数十年の間、仏領コンゴからの輸出は、マタディとレオポルドヴィルの間でベルギーの鉄道を利用するしかなかった。そうでなければ、荷揚人の背中で運ぶしかなかった。七〇〇〇人もの荷揚人が、徒歩で二五日の行程にあるロアンゴとブラザヴィルの間を結んでいたのである。

仏領コンゴ初期の歴史のなかで、ブラザ以外の重要な指導者としてはプロスペール・オグアールがいた。オグアールは一八五二年生まれで、聖霊修道会の任命によって、一八七七年にガボンに到着した。当時宣教師のアフリカでの余命は平均三年だったので、赴任するには相当の覚悟が必要だった。オグアールは平均より頑強だった。マラリアに対する自己治療としてキニーネを使い、中部アフリカで四四年もの時間を過ごした。機知に富んだ精力的で強い個性を持ち、植民地経営について独自の見解を持っていた。昇進し、より豊かで快適な植民地に移動したいと願う公務員たちと違い、オグアールには中部アフリカから移動する意思はなかった。その時代の宣教師として一般的ではなかったが、オグアールは定期的にヨーロッパとアフリカを往復していた。オグアールは、広報活動や政治的活動、募金活動が自らの布教にとって必須の活動であることを早くから理解していた。植民地のフランス人聖職者の多くは、オグアールを仏領コンゴにおける最古参のアドバイザーとみなした。(19-22)

一八八一年、ブラザが族長との条約に署名して数カ月が経った頃、オグアールは、カトリック伝道の準備のために、沿岸からマレボプールまでの五六〇キロの道程を歩いた。その途上オグアールは、ムフォア村周辺に一塊の土地を購入した。そこが後にブラザヴィルとなった。彼こそが本当の意味でブラザヴィルの創設者だったのである。一方で冒険者たるブラザは、掘っ立て小屋にセネガルの警備兵を残すと、そこを去ってしまっていた。オグアールはブラザヴィルに教区を作った。一方、ブラザは、当時の首都であったリーブルヴィルで大半の時間を過ごした。リーブルヴィルには、フランスやオランダ、ポルトガルの会社が貿易のための交易所を開設していた。一八九〇年、オグアールはブラザヴィルの最初の司教となったが、教区は遠くウバンギ＝シャリまで広がっていた。オグアールは小さな蒸気船で教区をくり返し回った。彼はよき設計師であり、よき建築業者でもあった。あるいは熟練した監督官、卓越した文筆家で地理学者でもあった。そんなオグアールだが、時間があるときにはカバ猟に出かけた。一八九二年、最初の内科医がブラザヴィルに配属された。二、三年の間に、二〇メートルの高さの鐘楼を持つ煉瓦作りの聖堂が建設された。塔の頂上には十字架とフランス国旗が掲げられた。学校が建設され、教師のための住居や技術講習用の建物が建設された。オグアールは愛国主義者だった。彼は弟子たちによく次のように言ったという。

「神をどのように愛するかを知ることは、フランスをどのように愛するかを知ることである」と。当時、報道記者の一人は配役に間違いがあると書いた。オグアールは行政官であるべきであり、ブラザは、もし彼が神を信じていたとすれば、理想的な人道主義者としてすばらしい司教になっていたに違いないと。一八九八年、植民地財政の悪化を理由にブラザは解任された。植民地の財政は危機に瀕していた。ブラザは確かに管理者というより夢想家であった。[19,23]

一九〇三年、エミール・ジャンティが行政長官に任命された。ブラザヴィルが仏領コンゴの首都となる一年前のことだった。仏領コンゴは一九一〇年に仏領赤道アフリカと改名された。仏領赤道アフリカは、二つの植民地連邦をモデルとして、ガボン、中央コンゴ、ウバンギ＝シャリ（現中央アフリカ共和国）、チャドの四つの植民地から構成されていた。二つの植民地連邦とは、仏領西アフリカと仏領インドシナだった。仏領赤道アフリカは「平定」が完了したとみなされていた。地域の民兵部隊は、主として西アフリカからの徴集兵と傭兵で賄われていた。彼らは、現地の兵士よりフランス軍士官の命令によくしたがった。ジャンティは仏領コンゴを四つの地域に分割し、それぞれを特許制の会社に割りあてた。会社は地域の貿易に対し独占的権利を有した。現地の人々は作物をそうした特許会社にのみ売ることが許された。人頭税が課され、社会は貨幣経済に組み込まれていった。最も大きな会社は独自の軍隊組織を有していた。そうした軍隊組織を使って、ヨーロッパ人代理人が残虐行為を行ったりもした。残虐行為の一部が、一九〇五年にフランスの報道機関によって報じられた。最もよく知られた残虐行為に、肛門に仕掛けられたダイナマイトで吹き飛ばされた哀れな男の例があった。正式な裁判もなくわずかな罪で処刑された例もあった。バンギでは四五歳の女性が、夫が十分なゴムを持ってこなかった罪で五週間勾留され、その期間中に死亡するという事件があった。こうした醜聞にフランス政府も重い腰を上げた。フランス政府は、アルジェリアで引退生活を送っていたブラザを団長とする調査団を植民地へ送った。

ブラザは、マタディからレオポルドヴィル、ブラザヴィル、そして遠くシャリまで調査の旅をした。そうした地域では、村人たちは特許会社による課税と暴力から逃れるために村を捨てており、人口が激減していた。不運なことにブラザは、赤痢に倒れフランスへ帰国途中、ダカールで死亡した。ジャンティの行政部にきわめて批判的だったブラザの報告書は、ブラザと一緒に埋葬された。ブラザの政敵だった人々も国葬に出席し彼の功績を称えた。しかしブラザの妻は納得しなかった。彼女は死ぬまでブラザが毒殺されたと信じていた。仏領赤道アフリカの特許会社制度には、一〇年間大きな変化はなかった。結局、その制度はフランス社会主義者たちによって批判され、より正常な市場経済によって置き換えられた。いくつかの特許会社はその時点ですでに倒産していた。割りあてられた地域は、予想に反してあまり豊かなものではなかった。(24-25)

フランスの役人たちには、労働を強要することに対する良心の呵責はなかった。村は軍隊によって襲撃され、首長は若い男の提供を求められた。徴発された若い男たちはその後数年間、重い荷物を背負い道路や電線を敷設する仕事に、悲惨なほど安い賃金で従事させられた。一九〇九年から一一年にかけて敷設された数千キロメートルの電線を経由して、主要な交易所の通信が可能となった。二、三〇年後になってアフリカ人たちはようやく、植民地が残した遺産からいくらかの利益を得ることができた。初等教育、感染症対策、通信網などがそれに相当する。通信網は貿易を促進し、それによって現地の人たちにその余得を与えることとなった。一九二七年、バンギからドゥアラ港まで車での走行が可能となった。ウバンギ＝シャリでは赤土でできた六〇〇〇キロメートルに及ぶ道路が完成した。一九三〇年にはバンギ空港が開港し、一九三九年には、ヨーロッパへの最初の商業航路が開かれた。仏領赤道アフリカに限ったことではなかったが、都市化やHIV-1出現の土壌を育む社会変化が、まさに勃興というべき速さで見られた時期であった。(24-26)

ドイツ領カメルーン、フランス領カメルーン、イギリス領カメルーン

一八八四年から八五年にかけてベルリン会議が開催された。それまでヨーロッパにおけるドイツの伸長に心を奪われていたビスマルク宰相は、会議の頃には、ドイツもアフリカに植民地を持つべきだと考えるようになっていた。ビスマルクの特使は申し分のない土地のいくつかを所有することに成功した。ドイツのカメルーン占有は、わずか三〇年で幕を閉じることになったが、競争相手のイギリスがナイジェリア・デルタでの協定に忙しく働いている間に、アフリカ西海岸のドイツ帝国領事であったグスタフ・ナハティガルは、この占有に道を開く条約に署名した。実際には、ドゥアラ族の首長はハンブルクから来た貿易商との協約に署名し、貿易商は翌日その権利をドイツに移譲したのだった。ナハティガルにとってそれは最高の一週間だったに違いない。数日前に、彼はトーゴにドイツ保護領を確立するための別の条約にも署名していたのだった。(27)

ドイツは、港湾や道路、橋梁、鉄道といった独領カメルーンの社会資本に多くの投資をする一方で、ビ

スマルクの甥であるフォン・プットカマー総督の下、残虐行為に手を染めた。一九一一年、ドイツはフランスとの議論の余地ある取引を通して、カメルーン植民地の面積を五〇パーセントも拡大した。ドイツはモロッコに対する権利を放棄し、引き換えにフランスはドイツに仏領赤道アフリカの一部を割譲した。しかし、このドイツのカメルーン占有は長くは続かなかった。第一次世界大戦の勃発で同国は、ナイジェリアのイギリス軍と、ベルギー領コンゴによって支援された仏領赤道アフリカのフランス軍による侵攻を受けることになった。イギリス軍とフランス軍は数でドイツ軍を圧倒した。ドイツ軍はスペイン領ギニアへ逃げ込むことになった。政治的取引が勝者の間で行われ、そのなかで、フランスはナイジェリア国境に沿った小さな帯状の土地を差し引いたカメルーンの大部分を獲得した。イギリスはタンガニーカと南西アフリカの二つの植民地を得た。どちらも前ドイツ植民地であった。第一次世界大戦後、フランスとイギリスは、国際連盟によって仏領カメルーンと英領カメルーンの統治を委任された。一方、私たちの物語は、ツェゴチンパンジーの棲む南部の雨林地帯で展開する。ここでは、仏領カメルーンを取り上げ、その後の運命を見ていくこととする。

フランスの植民地支配は、近隣の仏領赤道アフリカと比較してカメルーンではより慈悲深いものだった。フランスは毎年、国際連盟（後には国際連合）に報告書を提出することが義務づけられていた。それが基本的人権尊重に関する道徳的圧力となった。現地の人々は、国際連盟に宛てて告訴状をしたためることもできた。仏領赤道アフリカの人々と異なり、カメルーン人はフランスの植民地軍に徴兵され、汚れた仕事をするために他のアフリカ諸国へ送られるといったこともなかった。また、ヨーロッパやインドシナの戦場で死ぬということもなかった。国際連盟からの委任では、強制労働も禁じられていた。しかし、ジュネーヴに本部を置く組織にそれを強制する力はなかったので、多くのカメルーン人が公共事業のために徴用された。仏領赤道アフリカとの他の大きな違いはカメルーンの繁栄だったかもしれない。コーヒーやココア、ゴムといった現金作物が栽培され、木材用の木が植林された。ドゥアラ港の利用も容易だった。道路や鉄道の建設、保健医療制度の構築、都市の整備は、仏領赤道アフリカより順調に進んだ。それでも、一九二〇年代半ばまでに本当の意味で都市機能を具えた街と言えたのは、ドゥアラだけだった。

ベルギー領コンゴ

コンゴ自由国にまつわる醜聞に終止符を打ち国としての名誉を保つために、ベルギーは一九〇八年、コンゴを国王レオポルド二世から購入することにした。レオポルド二世が亡くなったのは、その翌年のこと、元娼婦で、長く愛人であったカロリーヌと結婚してすぐのことだった。これによって植民地の基本的人権は大きく改善した。植民地憲章が公布され、植民地省が創設され、ジュール・ランカンが最初の担当相に任命された。特許会社に与えられた貿易独占権は徐々に廃止されていった。レオポルド二世は決して訪問しなかったが、ランカンはコンゴを訪問した。その後五二年間、ベルギーによるコンゴの植民地支配は続いた。他の植民地と同様、ベルギーによるコンゴの植民地支配の道徳的正当性は人種主義に基盤を置くものだった。第一次世界大戦後、ベルギーの植民地はルワンダやブルンジといった王国にも広がっていった。それはカメルーン同様、国際連盟の委任という形式を取った。資源の乏しいルワンダとブルンジでは、伝統的な王を通じた間接統治が行われた。一方、コンゴでは、何千人ものベルギー人が各地方の公共部門および民間部門でさまざまな職位に任命された。(18)

ベルギー領コンゴは、本国にとって豊かな富を生み出す植民地となっていた。しばしば「地学的スキャンダル」と呼ばれたその土地は、ざっと数えただけでも、銅、コバルト、錫、亜鉛、マンガン、金、工業用ダイヤモンド、ウランといった鉱物が豊富で、また肥沃であった。ゴムの木が植林され、大量のコーヒーやココア、綿、ヤシ油が栽培、輸出された。ベルギー領コンゴの富の大半は、巨大な金融機関であるソシエテ・ジェネラル・ド・ベルジックが支配した。なかでも最も豊かな部門は、カタンガ州南部の鉱山を運営するユニオン・ミニエール・デュ・オ＝カタンガ（カタンガ高地鉱山共同体）であった。(28)

ソシエテ・ジェネラル・ド・ベルジックや他の部門を通じて、コンゴからベルギーへ資源と金が流れた。ベルギーは、コンゴの原材料を独占的に加工することによって、鉱業からチョコレート産業に至るまで本国の産業を発展させた。植民地から上がる利益の一部は、会社から払われる税金と関税を通じてコンゴ人を裨益することになった。それはベルギー政府のコンゴ関係予算の半分以上を占めた。植民地の社会基盤整備事業は個人の起業を促進することを目的として行われた。しかし、それによってコンゴ人も利益を得た。五〇〇〇キロに及ぶ鉄道が敷設され、道路が維持された。水力発電は多くの都市に電力を供給した。航空輸送は一九二〇年に国内輸送が始まり、一九三六年にはレオポルドヴィルとブリュッセルの間で運航が開始された。都市に住むコンゴ人の割合は一九三五年の六パーセントから、一九四五年の一五パーセント、一九五五年の二四パーセントへと増加した。(28-29)

中部アフリカ全体を通して、伝統的アフリカ社会は急激な変化を経験した。良きにつけ悪しきにつけ、多くのアフリカ人が、何十世代にもわたって彼らの生活を規定してきた習慣にもはや縛られる必要はないと感じ始めたのである。女性はある程度の自由を獲得したが、そうした変化の帰結の一部は予期しないものだった。彼らの祖先は、日々の糧をその日ごとに手に入れ、夕方には雑談にふける生活に満足していた。それに対し、植民地化とヨーロッパの事例は、現地に物質主義をもたらした。伝統とは異なる衣服、ラジオ、電灯、自転車、後にはセメントと鉄の屋根でできた家が、ヨーロッパ人に仕える労働者の長期的獲得目標となった。「良い生活」と考えるものへの憧れが、中部アフリカにおける都市の吸引力となった。ベルギー領コンゴでは都市を、適切にも「慣習がもはや支配しない場所」と呼んだ。

ヨーロッパ人によって作られ、アフリカ人によって住まわれる

中部アフリカの植民地都市はヨーロッパ人によって作られ、アフリカ人によって住まわれたと言われる。二〇世紀の前半世紀に起こったこの過程は、生活様式において、それまでの伝統的アフリカ社会と大きく異なる社会を生み出した。それはＨＩＶ－１やその前身であるチンパンジーのサル免疫不全ウイルスといった、性的接触によって感染する病原体の伝播を促すものでもあった。特定の都市について検討していく前に、まず植民地における人口について概観してみよう。植民地の国勢調査によって人口関連の数字が得られるが、とくに一九三〇年以前の数字は、そのまま鵜呑みにしてはならない。成人男性は課税や強制労働、徴兵への恐怖から、員数に数えられることを避ける傾向にあったし、一方、行政側は、予算や昇進の

機会が所管地域の人口に比例したため、人口を誇張して報告する傾向にあった。一九三〇年当時の仏領カメルーンの人口は二二〇万人と推定されていた。一方、ウバンギ＝シャリの人口は一一二六万人、中央コンゴは六六万四〇〇〇人、ガボンは三八万七〇〇〇人である（図４）。その後一〇年ほどの年ごとの大きな変化は、仏領赤道アフリカ内の境界が変化したことによる。赤道ギニアの大陸部は一〇万人の人口を持ち、アンゴラにあるカビンダ飛び地の人口はそれより少ない。二三〇万平方キロメートルの面積を有するベルギー領コンゴの人口は一九三〇年で九六〇万人、一九五八年で一三五〇万人と推定される。ここに述べたすべての植民地で、人口密度はおよそ一平方キロメートルあたり一〜四人となっている[2,28−31]。

ブラザヴィルとレオポルドヴィル。フランスとベルギーの植民地支配者によって同時に建設されたこの双子の都市の進化について見ていくことにする。そこはまさにＨＩＶ-１が分岐していったところでもある。ブラザヴィルはリーブルヴィルに代わって、一九〇四年に仏領赤道アフリカの首都となったが、そこには当時、行政府や初期の民間企業、あるいはカトリック教会の運営に必要な二五〇人のヨーロッパ人と五〇〇〇人のアフリカ人が暮らしていた。時間の経過とともに、植民地官僚制は徐々に整備された。総督の宿舎が建ち、電信や税関、兵舎、裁判所、刑務所、現地のパスツール研究所、三つの施療院などの建物が整備された。一方、レオポルドヴィルは、マタディ―レオポルドヴィル間の鉄道の開通によって都市の発展が進んだ。コンゴ川の大滝を迂回するこの鉄道の開通は一八九八年のことだった。レオポルドヴィルは、ブラザヴィルよりずっと広い範囲を植民していた。そうした広大な植民地を河口近くのボーマから管理することは合理的とは言えなかった。こうして一九二三年、レオポルドヴィルがベルギー領コンゴの首都となったのである。この行政決定が実行に移されるためには数年の年月が必要だった。遷都はさらに多くの移民をレオポルドヴィルに惹きつけた。まず、家事を行う使用人とベルギー行政府の低級役人がやってきた。一九二〇年代半ばには、何千人もの労働者が、川沿いに船渠を建設するための工事に強制的に徴用されレオポルドヴィルに移住させられた。(32)

ブラザヴィルは元来人口が少なく資源の乏しい首都で、フランス人の役人と彼らの使用人や教会関係者、兵士、商人、数少ない民間企業の勤め人などが暮らす静かな、眠ったような町だった。一方、レオポルドヴィルは豊かな植民地の商業中心地として栄えた。一九二八年、レオポルドヴィルには六〇〇もの企業が存在した。多くは家族経営の零細企業であったが、なかには、椰子油のリーバブラザーズ社や植民地交通公社（OTRACO）といった一〇〇〇人もの社員を有する大企業もあった。一九二一年、すなわちサル免疫不全ウイルスがHIV-1へ変異した頃で言えば、ブラザヴィルの住民は七〇〇人にすぎなかったが、レオポルドヴィルには一万六〇〇〇人の住民がいた。一〇年後、一万八〇〇〇人の人口を有するブラザヴィルは仏領赤道アフリカ最大の都市となった。同じ年、レオポルドヴィルの人口は四万人となっていた。在住のヨーロッパ人の数は植民地経済発展の代理指標となる。一九三一年、ブラザヴィルには八〇〇人のヨーロッパ人が、レオポルドヴィルには三〇〇〇人のヨーロッパ人が住んでいた。それ以外の町で言えば、ドゥアラの人口が二万二〇〇〇人、バンギが一万七〇〇〇人、ヤウンデとリーブルヴィルが六五〇〇人、ポワントノワールが五〇〇〇人であった。それ以外は、町というより大きな村だった。都市に居住していたのは、中部アフリカの全人口の五パーセント以下であった。これがその後、急激に増加した。二〇年後の一九五一年、ドゥアラの人口は八万一五〇〇人、ブラザヴィルは八万人、バンギが六万五〇〇〇人、ヤウンデが三万人、ポワントノワールが二万八五〇〇人、リーブルヴィルが一万八〇〇〇人、ポール

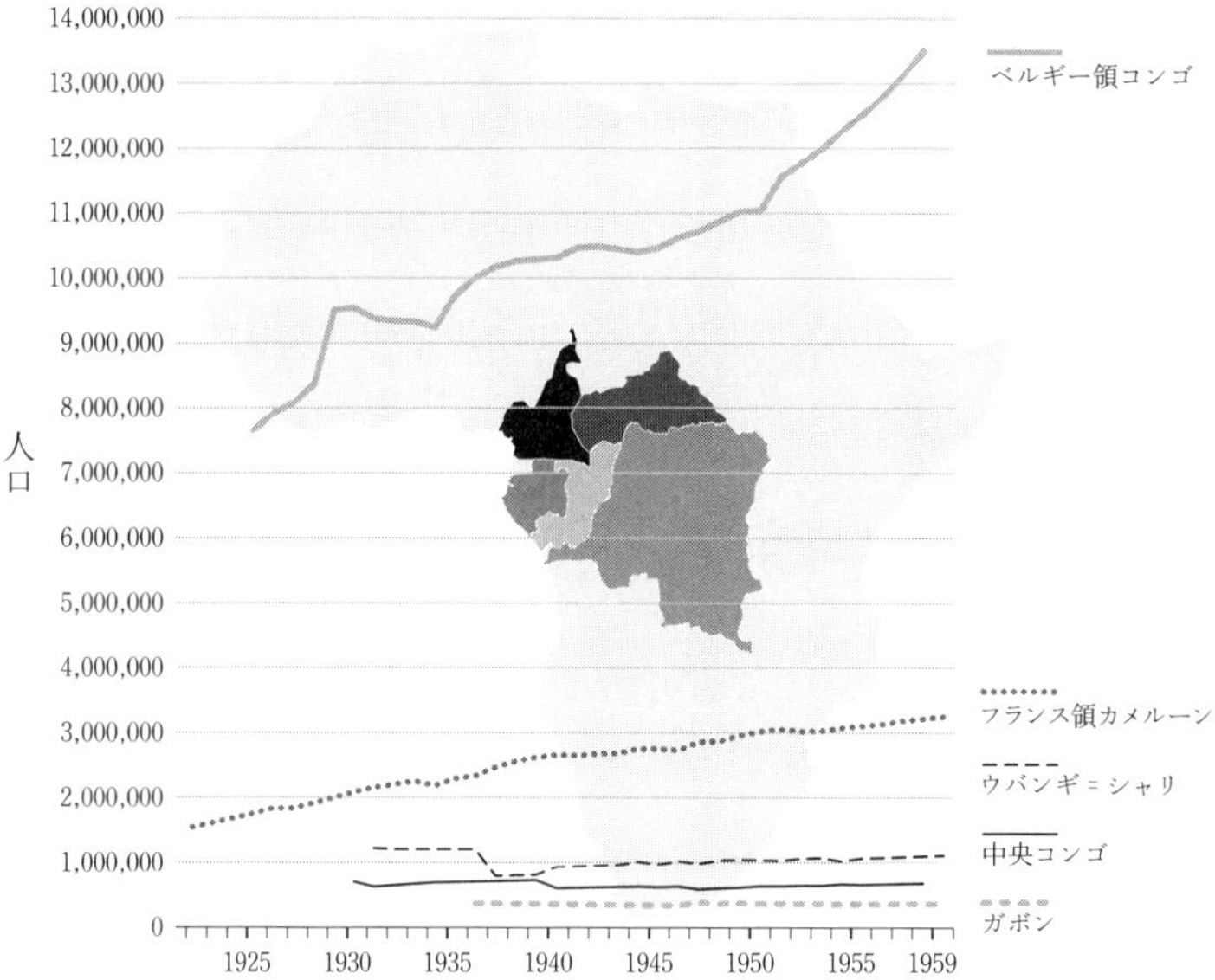

図4　中部アフリカの植民地における人口（1922-60年）

ジャンティが一万一〇〇〇人となった。レオポルドヴィルの人口は二二万二〇〇〇人であった。(23, 26, 33-35)

多すぎる男たち

特定の場所に若い女より若い男が圧倒的に多いという状況以上に売春を盛んにする状況はない。男の性的衝動は思春期以降の二五年間が最も強い。安定的な性交渉の相手がいなければ、「性」は買われるものとなる。このことは、アジアの米軍基地でも、植民地時代のナイロビでも、北ローデシアや南アフリカにある鉱山地域でもそうだった。ここで私たちは、植民地政策がいかに、ツェゴチンパンジーの生息する地域からコンゴ川の両岸に何万人もの人を誘引し、男女比の不均衡を生み出すに至ったかを検証することにする。ベルギー植民地の最初の一〇年間の植民地政策は、女性の都市への移動を制限するものであった。民間および公的部門の空席を埋めるために必要な男性のみに移住が許可された。無職の男が集まることは、それがどのようなものであれ安全上のリスクとみなされたのである。労働者たちはキャンプに住んだが、そこの設備は、家族を連れてくることを思いとどまらせるに十分なほど不備なものだった。村から五〇キロ以上旅行するときには、許可証の携行が義務づけられた。したがって、移住するにはその許可証をまず得る必要があった。次いでレオポルドヴィルの居住許可証が必要となり、雇い主からの就業証明書も必要であった。不法滞在者を見つけ出すために警察による定期的な検査があった。レオポルドヴィルに住むすべての成人の指紋が採られた。言うまでもないが、重大な犯罪はほとんど見られなかった。行政府の人事部門は、就業許可証を発行すると同時に、無職の者に職を探すといった仕事もした。失業率は低く、一九四六年で一パーセント以下だった。無職の者は町を離れなくてはならなかった。新たな移住は雇い主が労働者を必要としたときのみ許可された。[36-38]

女性の都市への移住は「道徳的」な見地から制限された。都市では売春が繁栄していたので、行政当局や宗教関係者は女性が村から都市へ出ることを阻止しようとした。彼らは、そうした政策が売春をさらに盛んにすることを理解してはいなかった。女性が移動許可を得ることは困難だった。レオポルドヴィルの人口変化が図5にある。一九二九年のレオポルドヴィルには、二万六六九三二人の成人男性と七四六〇人の成人女性が暮らしていたが、子供はわずかに二六六二人にすぎなかった。コンゴの文化について書いたイエズス会のジョゼフ・ファン・ウィン神父はレオポルドヴィルを、清潔だが楽しみが少なく、子供が少ないために陰鬱な街だと書き残した。最終的に女性の移動制限は緩和された。しかしこの経済的発展の著しい町では男女比の不均衡が長く続いた。若い未婚の男は都会での幸運を期待していたし、既婚の男は最初は一人で町へ行った。家族を呼び寄せるには、職を得た上で、適当な住まいを見つけ、金を貯めなくてはならなかった。[17,39,40]

一九三〇年代初期の経済的不況は中部アフリカにも吹き荒れた。鉱物や農作物の価格が急落した。ヨーロッパ人社員の四分の三を本国へ送り返した企業もあった。同じことはアフリカ人労働者にも起こった。ベルギー行政府は、職にあぶれた何千人もの男たち、とくに未婚の男を、植民地政府に対する批判の少ない地方へ帰すことを望んだ。一九三四年までで言えば、女性の数は変わらなかったが、男性の数は半減した。第二次世界大戦中の経済回復と生産増大によって、一九四四年のレオポルドヴィルは、成人男性三万八九四〇人、成人女性は二万二三四人、それに一万九九六七人の子供を有するに至った。レオポルドヴィルはそれでもまだ、後年そうなったような、人種、文化の坩堝ではなかった。人口の四分の三は河口あるいはアンゴラ北部からの移住者で、民族としてはバコンゴ族に属していた。植民地の東半分から来た人たちの割合は、人口の五パーセントにすぎなかった。[36,41-43]

図5はレオポルドヴィルにおける成人男女比を示す。一九二八年から二九年にかけて、レオポルドヴィルでは女性一人に対して三・九人の男性がいた。それでも一九一〇年の状況からすれば大きな改善であった。一九一〇年の男女比は一〇対一だった。一九三三年には男女比は二対一となり、その後独立まで二を下回る水準で推移した。一九四二年になってはじめて、少なくとも一人の女性が平均で一人の子供を持つようになった。一九四六年には、レオポルドヴィルの住民に占めるレオポルドヴィル生まれの者の割合は一一パーセントにすぎなかったが、一九五六年には、この割合は二六パーセントにまで上昇した。[44-46]

ブラザヴィルでも一九三〇年代に労働人口の減少が見られた。しかし多くの人は労働の機会が豊富なポワントノワールに移っただけだった。そこでは港湾の建設が行われていた。仏領赤道アフリカの首都ブラザヴィルの男女比は一九五〇年に一・九〔単一の数字で示される場合は、女性一人に対する男性の数。以下同様〕と、レオポルドヴィルと同程度だったが、未婚女性を含む女性の移動に当局がより寛容になった一九五五年には一・四に低下した。一九五二年のバンギの男女比は一・二五、リーブルヴィルとポールジャンティで一・四、ポワントノワールで一・七だった。[34,47,48]

かなりの程度強制的な方法に依ったものではあったが、第二次世界大戦中ベルギー領コンゴは、連合国側として戦争努力にきわめて大きな貢献をした。とくに、日本のアジア占領が連合国へのゴムや錫の供給を遮断した後のコンゴの貢献は大きなものであった。この時期の天然ゴムの採取は、コンゴ自由国時代を大幅に上回るものであった。コンゴ人は年間一二〇日、植民地のために働くことが強制された。銅や錫、亜鉛、マンガンの生産は倍増し、ウランの生産は一〇倍に増加した。ウランはすべてイギリスとアメリカへ輸出された。これによってベルギーは、他の戦勝国と異なり、債務を負うことなく終戦を迎えた。[49,50]

ヨーロッパから切り離された植民地は、それまで輸入に頼っていた物品の現地生産を迫られることになった。これが経済成長と軽工業の発展をもたらした。こうした過程がレオポルドヴィルの人口増加を加速させた。一九四〇年に四万七〇〇〇人だったレオポルドヴィルの人口は、一九四五年に九万六〇〇〇人、一九五〇年に一九万一〇〇〇人と増加した。男たちの都市部への移住は、そこで謳歌できる相対的自由を得たいといった側面によって促された部分もあったが、地方の人口に課せられた穀物の強制収用という政策によっても加速された。ベルギーの戦争努力の大半は、アフリカの貧しい地方の女性によって支えられ

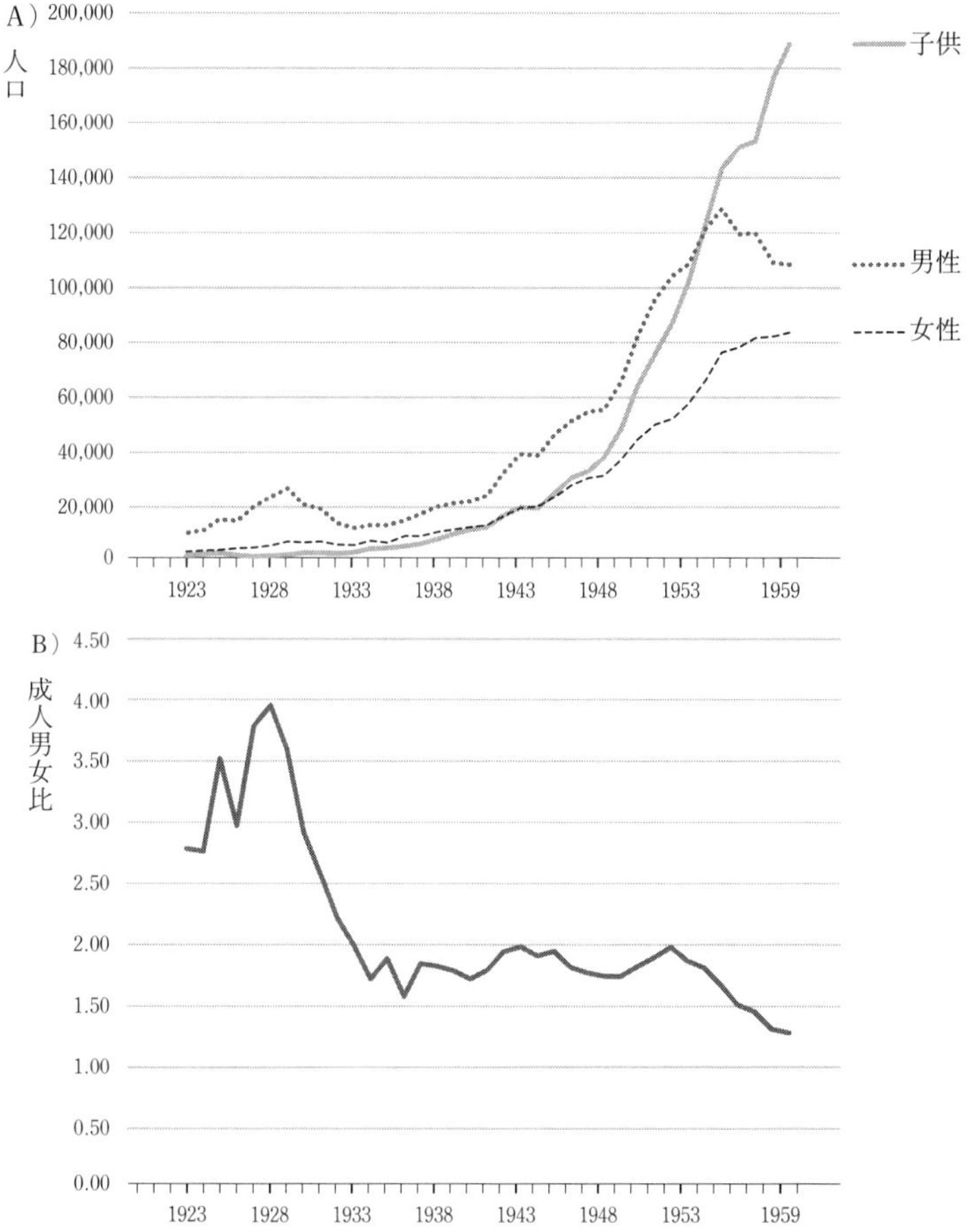

図5　レオポルドヴィルの人口 (A) と 女性一人あたりの男性の数 (B)

ていた。移住者の多くはレオポルドヴィルへの滞在を一時的なものと考えていたが、結局はそこに定住することになった。田舎での生活は退屈で単色なものに見えたのである。都市で見られた乱交的性活動は伝統的道徳価値に破壊的影響を与えた、と教会関係者は記した。四人用に建てられた家で平均一二人が暮らし、男と女の厳格な意味での居住分離は消えた(45, 51, 52)。

一方、奴隷の孫で、ガイアナ出身の黒人総督フェリックス・エブエの下、仏領赤道アフリカは一九四〇年にドゴールの自由フランスに集結することになった。ブラザヴィルの人口は二万二〇〇〇人から三万三五〇〇人に増加した。イギリスやアメリカから独立していることを象徴的に示すために、ドゴールはブラザヴィルを二年間、自由フランスの首都とした。リビアにあるイタリアの基地を攻撃するため、ルクレール将軍の指揮下、サハラ砂漠を渡った自由フランス軍兵士の八五パーセント以上は仏領赤道アフリカ出身のアフリカ人だった〔自由フランス軍は、第二次世界大戦中、パリ陥落後もドイツ軍に対し抵抗を続けた自由フランスの軍事組織。自由フランスは、ナチスドイツによるフランス占領に反対して成立した亡命政権〕。継子扱いの植民地がフランスの名誉を救ったのである。それはフランスに精神的負債を負わせた。一九四四年のブラザヴィルでの会議でドゴールは、アフリカ人により大きな権限を与える約束をした。戦後、フランス政府はこの約束を尊重する他なかった。一九四六年に強制労働は廃止された。投資の多くは、新空港の建設や港湾の近代化、水力発電、浄水場、競技場、行政府の建設といったブラザヴィルの社会資本を整備するために使われた。一方、問題は教育制度にあった。それはベルギー領コンゴでも同様であった。一九五二年から五三年にかけて仏領赤道アフリカには、初等教育を受けている生徒が一二万二九五一人いたが、中等学校生徒は一八九五人しかいなかった。フランス政府は、少数だが、フランスで中等教育を終え大学に進学するアフリカ人生徒のために、奨学金を貸与し始めた。植民地が独立した後、こうした留学生たちが、新たな国の数少ない知的エリートとなった。[48, 53]

振り返ってみると、第二次世界大戦の影響は、その大半が精神的なものだった。アフリカ人たちは、彼らの主人であるフランス人やベルギー人が完璧でないこと、ヨーロッパ人が、自らが賞賛する理想の文明的な方法とは全く異なる振る舞いをすること、そして何よりヨーロッパ社会が一枚岩でないことを知った。また、戦後のインドの独立は、植民地支配が永遠に続くものではないという強いメッセージを植民地の人々に与えた。植民地主義の下に横たわる人種主義に対する怒りは大きなものとなっていった。亡命中の両政府は、母国を解放するためにアフリカ軍を使うことを完全に拒否した。もし彼らを使えば、植民地支配の存続に欠かせないアフリカ人の劣等感を維持できなくなることを、両政府は十分に理解していたのである。

コンゴ川のベルギー領側では、いかなる政治的自立性を与えることにも消極的であったが、しかし一方で、ベルギー政府は植民地制度の使命の一つがコンゴ人たちの日常生活を容易にし、生活を改善することだったと考え始めてもいた。戦争努力への協力を指導した総督のピエール・リクマンは、コンゴ人の忍耐が限界に達していること、もっと善意を示す必要があることを理解していた。第二次世界大戦中の小規模な暴動や反乱、労働争議は、変化の風が吹き始めたことを示していた。強制労働は廃止され、アフリカ人による労働組合が許可され、最低賃金が決められた。学校や母子病院、施薬所が各地に建設された。産業界に必要な人材は、単純労働者から専門的で熟練した労働者へと少しずつ変化し始めていた。そのために大企業の経営者たちは、家族の再結合を通した労働環境の安定が必要であると考え始めたのである。[49-50]

一定の水準を満たす住居の数は大規模な建設努力によって増加した。家を買うためのローンも利用可能になった。一九四五年からは、ヨーロッパ人のために確保されていた電力が、レオポルドヴィルのアフリカ人居住区へも供給されるようになった。一九五三年には家族手当が支給されるようになり、労働者は家族を町へ呼び寄せることができるようになった。当時、レオポルドヴィルの成人男性の八〇パーセントは賃金労働者だった。したがって、家族と暮らしていればこの手当をもらうことができたのである。一方、都市化は婚資の極度のインフレを引き起こした。それが結婚年齢を引き上げた。従業員のために婚資融資制度を設けた企業もあった。こうした対策にもかかわらず、多くの男が移住してきたため、レオポルドヴィルにおける男女比の不均衡は依然として続いていた。レオポルドヴィルの人口は毎年二万五〇〇〇人の新規移住者を迎え、一九六〇年には四七万七〇〇〇人に達した。ブラザヴィルの年間の新規移住者数は三五〇〇〇人で、一九六〇年の人口は一二万人となった。同年のヤウンデの人口は八万人だった。ベルギー領コンゴのヨーロッパ人人口もまた少なからぬ増加を示し、一九五八年には一一万三〇〇〇人に達した。三分の一がレオポルドヴィル、三分の一がカタンガ州、残りの三分の一がそれ以外の地域に住んでいた。[39,48,50,54]

戦後、レオポルドヴィルやブラザヴィルでは、ルンバ音楽に代表される都市大衆文化が花開いた。そうした都市文化の形成は、あらゆる種類の「酒場」の増加によって促進された。ブラザヴィルには六五一人の成人に一つの酒場が、レオポルドヴィルには九四七人の成人に一つの酒場が存在した。酒場興隆の理由の一つに、一九三〇年代に存在していた現地アフリカ人へのアルコール販売の制限撤廃があった。一九四六年、レオポルドヴィルの地方公務員であったエマニュエル・カペルは、現地人の収入の二五パーセントがビールに使われていると推計した。一九五四年にレオポルドヴィルで営業している酒場の数は三一五軒を超えた。一〇年前にはおよそ一〇〇軒しかなかったことからすれば、三倍の増加である。音楽と酒とダンスがレオポルドヴィルの賑わいを支えた。そのなかで、パパ・ウェンド、ジョゼフ・カバセレのアフリカン・ジャズ、フランコのバンド「ＯＫジャズ」といったミュージシャンやバンドとともに主役を演じたのが「自由女性」であった。こうした自由女性やミュージシャンは、すべての住民がまっとうな職業を持たなくてはならないという植民地秩序の外にあった(36)。

成功した自由女性は酒場の所有者となり、体を売る代わりにビールを売った。酒場は植民地主義に反対する人々の活動拠点ともなった。そこでは、ヨーロッパ人を気にすることなくリンガラ語で議論を行うことができた。後に首相になるパトリス・ルムンバは、レオポルドヴィルやスタンレーヴィルにある酒場で、支持を拡大するために多くの時間を使った。一九五〇年代初頭にレオポルドヴィルの賃金労働者の収入は急激に上昇し、仏領赤道アフリカやイギリス植民地の賃金と同等になった。ベルギー領コンゴの国民総生産は一九五〇年から五四年の間に五七パーセントも増加した(54–59)。

女の数を男が上回るレオポルドヴィルの特異な状況――それが売春の強い原動力にもなった――は、一九五五年に行われた国勢調査の結果からも明らかだった。国勢調査は地方人口の一〇パーセント、都市人口の一五パーセントを抽出して実施された。人口二七万二九五四人のレオポルドヴィルでの男女比は一・七二だった。他の都市では、人口一四万一〇四人のエリザベートヴィルで一・二四、人口七万二二三七人のスタンレーヴィルで一・二五、人口六万四九三七人のジャドヴィルで一・一六、人口五万四八四〇人のマタディで一・六〇、人口四万三三四一人のルルアブールで一・三二、人口三万五四二人のコキラヴィルで一・二六、人口三万二九六人のブカヴで一・二七、人口二万四九〇六人のボーマで一・二四だった。そのなかでボーマは唯一、HIV-1の起源となったツェゴチンパンジーの生息地近くに位置していた。地方では状況は反対だった。女が男に比して多かった。図6は、一九五五年のレオポルドヴィルの人口の性と年齢分布を示している。[60,61]

レオポルドヴィルの未婚男性の状況はその他の地域とは大きく異なっていた。ベルギー領コンゴ全体では、一六歳以上の男性の未婚割合は二四パーセントだった。また一六歳以上の男性の三パーセントが配偶者と死別しており、三パーセントが離婚していた。しかし、レオポルドヴィルでは、未婚男性の割合が四二パーセントとなっており、死別した者が一パーセント、離婚した者が二パーセントとなっていた。未婚の男女、離婚した男女が売春の主役だった。既婚者を除くと、男女比の不均衡はさらに大きくなった。レオポルドヴィルにおける未婚者と離婚者の合計は、男性が五万六五九人、女性が九三四四人で、男女比は五・四対一となっていた。ベルギー領コンゴ第二の都市エリザベートヴィルでは、未婚あるいは離婚した男性は九五三七人、女性は二八七五人で、男女比は三・三対一である。一九五〇年代初期のレオポルドヴィルは、配偶者と暮らしていない男の割合が中部アフリカで最も高い都市だったのである。それはウスンブラの二倍、エリザベートヴィルの三倍にも達した。レオポルドヴィルでは町の人口が五年で二倍になった。一九五〇年代のレオポルドヴィルの男女比は、流入する人口によってその不均衡が覆い隠された。しかしこの間、独身男性の絶対数は劇的な増加を示した。これが売春の増加につながった。[60,62,63]

さらに言えば、当時、男が自分の出身部族以外の女と結婚することは分別のないことだと考えられていた。女性の不足は、バスク族やバヤカ族ではより深刻だった。二つの部族出身の人々は、レオポルドヴィルまでの長い旅路を歩いて来た。旅路は二週間から三週間の時間を必要とした。彼らは六カ月から九カ月

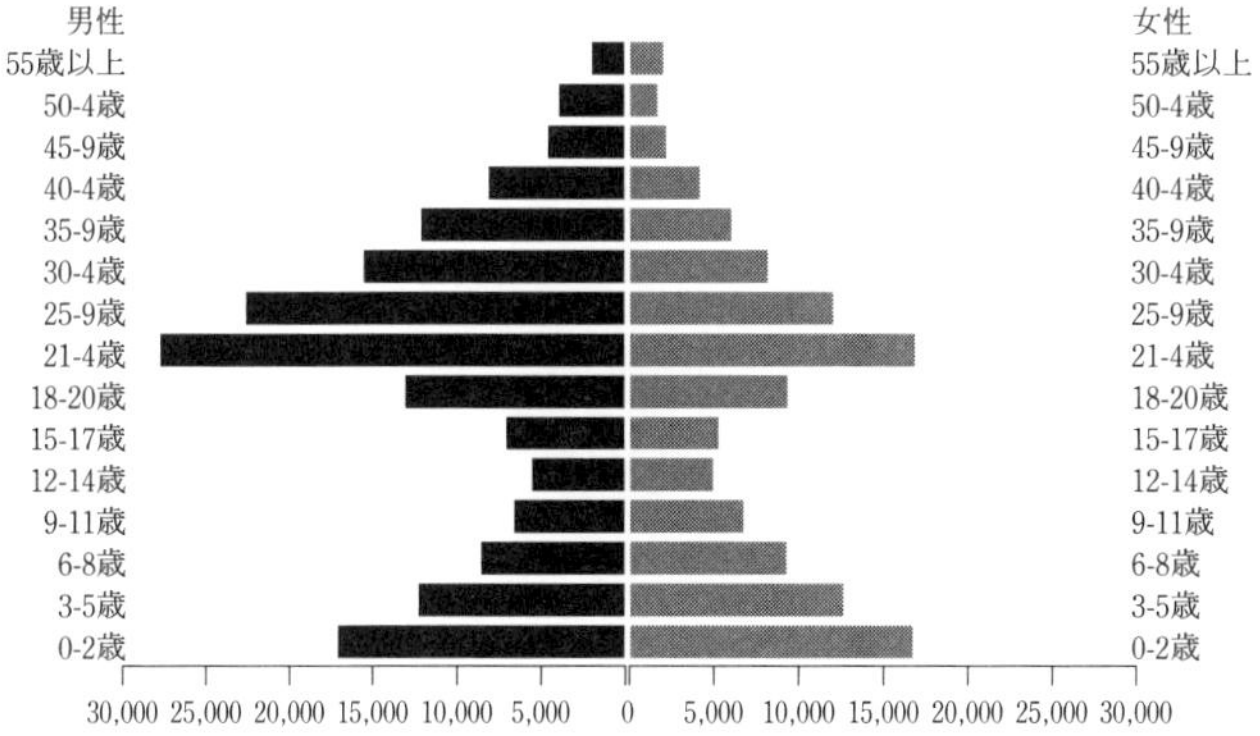

図6　1955年のレオポルドヴィルの人口ピラミッド

間を首都で過ごすと、また二、三週間をかけて歩いて村へ帰った。村では女たちが待っていた。一九五五年、レオポルドヴィルでは、バスクの男性九・四人、バヤカの男性一六人に対して、同じ部族の女性は一人しかいなかった。逆にバルバやバポト、バクラ、バテテラ、バゾンジュでは、予想に反して女性の方が多数を占めていた。そうした部族出身の女性は、自由女性の間でも本来の割合以上の割合を占めていた。部族による違いは結婚していない者だけを見るとさらに際立つ。バポト、バゾンジュ、バテテラでは、未婚の女性一人に対する男の数は、それぞれ二・五人、一・九人、一・二人。バルバとバクラでは状況は少し複雑だった。未婚者では男の割合が高かったが、離婚経験者や死別ということで言えば、一人の男性に対し三から五人の女性がいた。別の対極にバヤカ族があった。一人の未婚女性に対し四七人の未婚男性がいたのである。バスク族に関しては、この数字はほとんど無限大であった。レオポルドヴィルには三〇七〇人のバスク族の未婚の男性がいたが、未婚の女性は一人もいなかった。性産業に関連する男や女にも、部族分布に応じた不均等分布が見られた。[64]

性感染症の累積発生率の代理指標の一つに、不妊がある（性感染症はしばしば不妊を引き起こす）。一九五五年時点で、レオポルドヴィルに住む四五歳以上の女性の三五パーセントに子供がいなかった。国全体では、同じ年齢層で子供のいない女性の割合は二〇パーセントであった。不妊女性の割合が若い女性で低いことは注目すべきことであった。二五歳から三四歳の女性で、不妊であった者の割合は一六パーセント。これは過去の性感染症の罹患率を反映しているのかもしれなかった。あるいは子供ができないので夫に離婚された女性が、もっぱらレオポルドヴィルに移住していた可能性もある。とすれば、売春が不妊をもたらし、もたらされた不妊が売春を広げたということになる。[60]

独立の頃までには、レオポルドヴィルでは無職の男性の数が大幅に増加した。一九五五年に六パーセントだった失業率は、独立への熱狂のなかでベルギー政府が首都への移動制限を緩和したこともあって、独立前の一九五八年には一九パーセント、一九五九年末には二九パーセントに増加した。不況も追い討ちをかけた。ベルギー政府は余剰労働者の故郷帰還政策を進めた。とくに一九五九年一月の反政府暴動後はその政策を強く推進した。故郷帰還を選んだ失業者には現金が支給された。しかしこうした対策は効果の乏しいものだった。独立に向けた政治運動は誰が予想したよりも速い速度で進んでいった。一九六〇年六月三〇日には独立が宣言された。五日後、兵士たちの間で反乱が起きた。それは燎原の火のように広がった。混乱は続いた。首都への大量の避難民の流入に続いて企業が閉鎖された。多くのヨーロッパ人がコンゴを去った。一九六〇年末には失業率は四九パーセントに達した。[45,60,62,65]

独立後の混乱のなかで、レオポルドヴィルはむしろ平和と安全を維持した。その周辺部の人口は、一九五九年に三万一四五八人だったものが一九六一年に三五万八三〇八人と、二年間で一一倍に増加した。大半が、レオポルドヴィルの東にあるクウィル＝クワンゴ地方からの移住者だった。そこは暴動によって政治的に不安定になった地域だった。何十年も前に政府や民間企業によって収奪された土地には伝統的な土地の所有者がいた。そうした所有者に名目上の支払を行った後、移住者は、最近ヌジリ国際空港として開港したばかりの広大な土地を、キセンソ、マカラ、セレンバオ地区同様占拠した。部族による土地の再所有の方法として、新興の政治政党からは不法占拠が奨励された。何万人ものコンゴ人にとってこれは生涯たった一度の機会を提供した。それに成功した者は、無償かほとんど無償で首都に自らの土地を手にすることができたのである。[45,65,66]

レオポルドヴィルはかつて、多くの者が企業で働き賃金を得る町だった。そのような町からレオポルドヴィルは、やむなくインフォーマル部門で生活費を稼ぐ失業者の町、あるいは定期的な収入がある親戚へ寄生する者たちの町へと変貌していった。あらゆる種類の消費財は少量で取引された。小さな商いから上がるわずかな利益が、富の再配分機能を果たした。一九六三年には、教師の収入の七〇パーセントが食費に消えた。この割合は定期的収入のない者の間ではさらに高くなった。レオポルドヴィルは一九六六年、植民地になる以前の村の名前をとってキンシャサへと改名した。人口は三倍に増加し一九七〇年に一三〇万人となった。失業率は七〇パーセントに達した。人口は一九八四年までにさらに倍増し二七〇万人になった。そして現在は八〇〇万人から九〇〇万人の人口を抱える。[67-69]

男女比の不均衡は、独立後、徐々に消えていった。一九六七年末の国勢調査では、キンシャサの三〇歳以下の男女比はほぼ一になっていた。三〇歳以上では、この割合は一・四五であった。男女比正常化の過程には二つの要因が寄与した。第一に、キンシャサの住民の多くがキンシャサ生まれになってきたこと。それが男性を優先した移住政策の影響を薄める結果になった。第二に、近年到着した移住者の多くが、内戦のために故郷へ逃げ出したこと。そうしたなかで男女比の違いがより小さくなった。こうした要因の存在によって、キンシャサの全人口の男女比は最終的に一に近づくことが予想されたし、事実そうなった。ブラザヴィルでは、一九七四年に男女比が一になり、それ以降、同じ比率が続いた。[46, 70–72]

図7は、一九六七年の国勢調査にもとづいて、キンシャサへの移住者とキンシャサで生まれた人の数の推移を示している。すでに居住していない者、死亡した者は含まない。したがって、初期の移住者は過小評価されている。しかし図からは、第二次世界大戦後の大量移住や一九五〇年代後半の不況時の一時的な減少、独立直後の急増が見て取れる。一方、キンシャサでの出産数は着実に増加し、一九五〇年代半ばまでには移住者の数とほぼ等しくなった。

レオポルドヴィルとブラザヴィル

レオポルドヴィルとブラザヴィルの二つの都市は、長期間にわたって強いつながりを持っていた。それはまるで一つの都市圏を構成する双子のようなものであった。そしてこのことは、本書で最後のパズルを組み立てるときに考慮されるべき要素となる。二つの都市の地理的な近さは、衛星写真（図8）からもわかる。この地点でのコンゴ川の川幅は六キロメートルである。都市間の交通は、二人のイタリア人経営者の名前から取ったＦＩＭＡと呼ばれる会社によって担われた。ＦＩＭＡは、異なる大きさの十数隻の船舶を運航していた。最も大きな船はレオポルドヴィルで建造され、自動車を運ぶこともできた。通常運賃は

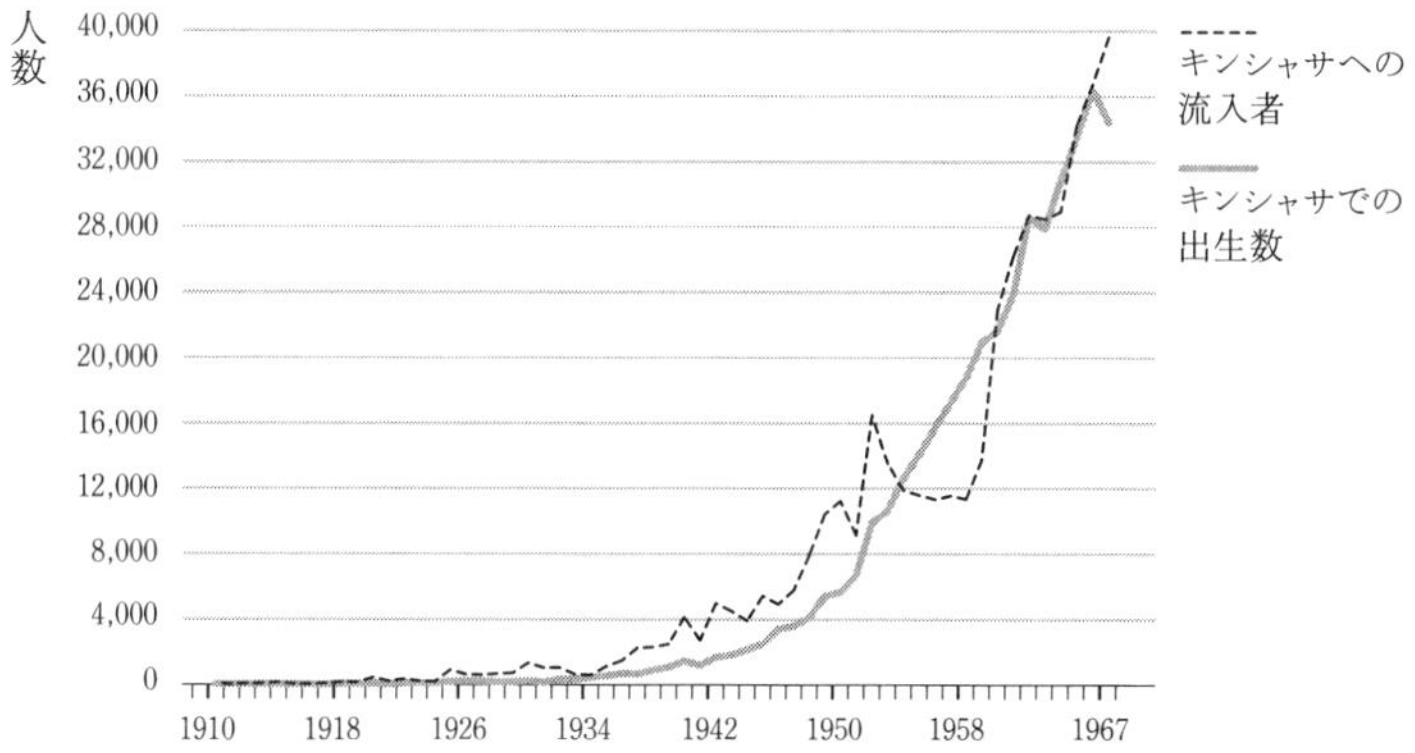

図7　キンシャサ（レオポルドヴィル）への流入者と出生数

二五フランだった。切符売り場には、朝早くから午後遅くまで長い列ができた。船は、二〇分から三〇分間隔で運航された。コンゴ川の渡航にはカヌーも使えた。親戚を訪れたり、商品を運んだり、税金や徴兵を逃れたり、しばらくの間ほとぼりが冷めるのを待つためなどに都市間のカヌー移動が行われた。漁師を一時間ほど雇えば川を渡ることができたのである。[73,74]

戦後、成功したミュージシャンは、定期的に川の両側で公演した。植民地支配の外にあった音楽は、二つの都市が一体化するための道具ともなった。一九四九年に始まったレオポルドヴィルとブラザヴィルのサッカーの試合も定期的に開催されていた。応援者たちは、自らのチームを応援するために川を越えた。さまざまな考えや意見が交換され、ブラザヴィルにおける相対的な自由や少しばかりましな人種主義は、レオポルドヴィルからの訪問者に、彼らの状況はもはや受容できるものではないとの認識を抱かせるものとなった。移動の幾分かはより恒久的だった。戦後数年の間にレオポルドヴィルは、ブラザヴィルに続いて二番目に多く、中央コンゴ人人口を有していた。人々の移動は危機のときに増加した。一九六四年八月、ブラザヴィル・コンゴの左派政府と争いが起こったときには、レオポルドヴィル・コンゴのチョンベ政権は首都レオポルドヴィルからブラザヴィル・コンゴの国民を強制的に追い出した。わずか数日で一〇万人がブラザヴィルの安全地帯へ向けて川を渡った。後にモブツ政権下の腐敗と無能な独裁主義の下でザイールの経済状況が悪化したときには、別の人口の大移動が起こった。一九八〇年代末時点で、三〇万人のザイール人がブラザヴィルに暮らしていた。[73]

一方、カメルーンでは

仏領カメルーンで最も大きな都市は港湾都市のドゥアラだった。同国は委任統治領だったので、女性の都市への移動を制限する規則はほとんどなかった。ドゥアラの人口爆発は、第二次世界大戦直後から起こった。それはヤウンデと比較すると、少し早い時期のことであった。一九三六年から四六年にかけてドゥアラの人口は約四万人で安定していた。それが一九五〇年代初期には一〇万人、一九五七年には一二万人となった。男女比は第二次世界大戦中に一・二から一・三五の間を行き来していたが、戦後ドゥアラが多くの男性移住者を惹きつけたことによって一・七に上昇した。しかし一九五八年には一・二に低下した。[75]

ヤウンデは一八八九年に、ドイツ人によって貿易拠点として建設された。一九一六年には、ドイツからカメルーンを奪取するために侵攻してきたイギリス軍とフランス軍の合流地点となった。五年後、ドゥアラではなくヤウンデが、仏領カメルーンの首都に選ばれた。より中央に位置し、気候が涼しく、ヨーロッパ人にとって快適であったことが主な理由だった。同時に、ドイツが万が一カメルーンを奪還しようとし

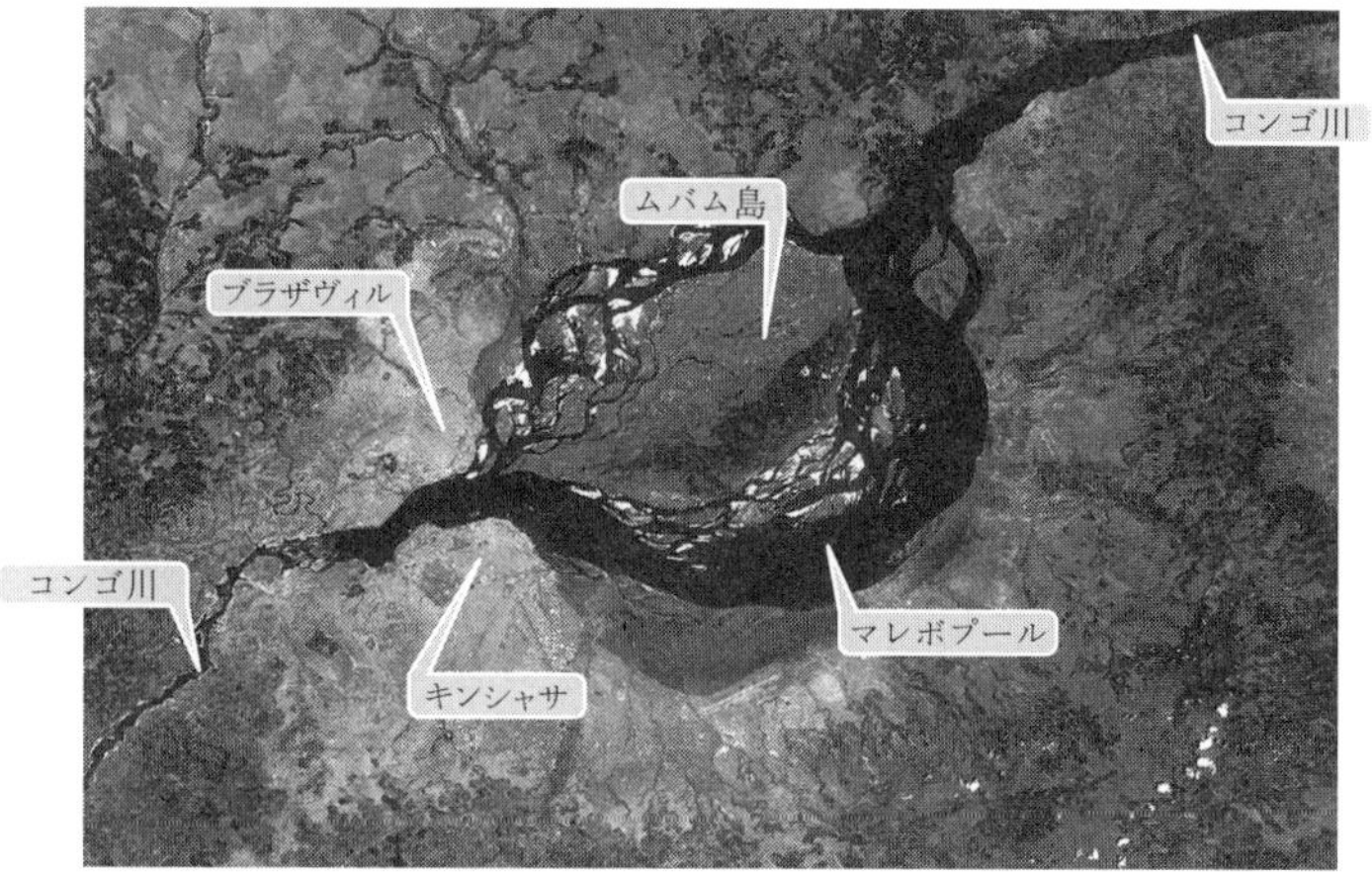

図8　21世紀初頭のキンシャサ（レオポルドヴィル）とブラザヴィルの衛星写真．NASA Visible Earth より (http://visibleearth.nasa.gov).

ても、より安全だという地政学上の理由もあった。ドゥアラは依然経済の中心であったのに対し、ヤウンデは静かな官公庁街となった。一九三三年時点で、ヤウンデの人口は六五〇〇人だったが、一九五二年には二万九〇〇〇人に、さらに戦後の好景気によって人口は急増し五年後には五万四〇〇〇人となった。男たちの大規模な流入が起こった。女性の流入は数年遅れた。男女比は一九五五年に三・一に上昇したが、一九五七年には一・三にまで低下した。カメルーン独立後のヤウンデの人口は一九六〇年に七万人、二五年後の一九八五年には三〇万人に増加した。しかし男女比はおよそ一・二のままだった[75,76]。

このように、ツェゴチンパンジーの生息地近くに位置するすべての都市で、男女比の不均衡が見られた。それは植民地政府の人口政策と、よりよい生活を求める男たちを惹きつける好景気によってもたらされた。男性過剰は、レオポルドヴィルにおいて長い間、より厳しいものであった。次章では、さまざまな種類の売春がこうした男たちの性的欲求を満たすために、どのように生まれてきたかを見ていくことにする。それはＨＩＶ-１に申し分のない流行の土壌を提供することになった。

第６章　最古の商売

　売春は性感染症の病原体拡大に寄与する。中部アフリカでの流行初期の何十年かを含めて、売春が、世界各地でＨＩＶ‐１の伝播に決定的な役割を演じたことは疑いない。本章では、SIV_{cpz}／ＨＩＶ‐１の源であるツェゴチンパンジーの自然生息地に位置し、拡大を続ける都市での売春あるいは性産業の発展について、これまでにわかったことをまとめてみる。それは、私たちがこれまでに検証してきた都市化と密接に関係するものだった。

ＨＩＶ流行の核心的集団

　一九八〇年代半ばになると、アフリカ各地でＨＩＶの流行が確認され始めた。その直後から多くの国で、売春婦とその客たちは流行の核心にいる集団として知られることとなった。買春に関与する集団では、流行初期にウイルスの幾何級数的伝播が見られた。こうした核心的集団における爆発的な感染伝播は、売春婦における既存の性感染症の高い罹患率によって助長された。他の性感染症が存在した場合、性的接触によるＨＩＶの感染確率は上昇する。結果として客は、売春と無関係な次の女にウイルスを感染させることになった。それによってウイルスは流行の核心的集団からその外へ出て行き、一般集団へ持ち込まれることになった。集中的流行から一般的流行への移行である。

こうした売春がアフリカの大都市において、ＨＩＶ伝播の駆動力としてどれほどの貢献をしたのだろうか。それが定量可能になったのは、売春に関与した客の検体から抗ＨＩＶ抗体価の測定が可能になった最近のことなのである。アクラ〔ガーナの首都〕やコトヌー〔ベナンの最大都市〕で行われた調査では、男性における全ＨＩＶ感染のおよそ四分の三が、売春が原因によるものだったということが明らかになった。西アフリカでは、成人男性のＨＩＶ感染率は三パーセント以下と低かったが、売春の顧客であった男たちの間では、感染率は五から一五パーセントと高く、さらに売春婦自身では二〇から七五パーセントときわめて高率になっていた。南部アフリカのいくつかの国のように、成人女性のＨＩＶ感染率が三五パーセントと高くなれば、売春が原因で感染する男性の割合は低下する。というのも、そうした状況では、どのような性的活動も一様に感染の危険に晒されることになるからである。(1-2)

セックスワーカーにおけるＨＩＶの尋常でない速度の流行が、ナイロビで偶然に記録された。ナイロビでは一九八〇年以降、軟性下疳研究のために数百人の患者が追跡調査されていた。軟性下疳とは性感染症の一種で、性器に大きく痛みのある潰瘍を形成する病気である。凍結保存されていた血液標本が検査された。結果として、一九八一年当時のナイロビの売春婦の四パーセントがＨＩＶに感染していたことがわかった。それが二年後の一九八三年には、三分の二以上の売春婦に広がっていた。性感染症クリニックを受診した男性では、一九八〇年にはHIV感染者は一人もいなかったが、一九八二年には感染率が六パーセント、一九八五年には一五パーセントと増加した。性感染症クリニックを受診した男性の多くは売春の客であった。[3]

何が起こったのか。ナイロビの売春婦たちは平均で年間一四〇〇回の金銭を介したセックスを行っていた。そのなかでコンドームが使用されることはほとんどなかった。最初の売春婦が感染すると、感染した女性は数週間続くウイルス血症を発症する。現在で言うところの、初期HIV感染症である。この期間中、女性は大量のウイルスを膣分泌物のなかへ放出する。それによって客の何人かが感染する。感染した客も初期感染症の症状を示し、同時に高ウイルス血症を発症する。客が売春婦にウイルスを感染させ、売春婦が次の客へ感染させる。こうして、きわめて効率の良い感染の悪循環ができあがる。

こうした発見によって、売春は、一九八一年以前の中部アフリカにおいても、HIV出現の鍵だと長く考えられてきた。植民地主義によってもたらされた都市化や伝統社会との断絶が都市売春をもたらし、そこに初期の感染者がウイルスを持ち込む。それが性を介して増殖したという筋書きである。

それが本当に起こったことだろうか。それを検証する前に、売春にはさまざまな種類があるという点に言及しておきたい。広義には、金あるいは物と性を交換することと定義されるが、先述したナイロビの売春婦や、キンシャサからキガリ、アビジャン、アクラといったアフリカの多くの都市の売春婦は、多様性の一つの極にあり、リスクの高い集団を形成していた。彼女たちに売春以外の収入はなかった。年を取り魅力が薄れていくと、生活のために一日に何人もの客を取らなくてはならなくなった。生活はその日暮らしで、蓄えを持つことは不可能だった。一回の性交あたりに客が支払う金は五〇セントから一ドルにすぎず、行為自体は三〇分か、あるいはそれ以下で終わったが、女たちに客を拒否する経済的余裕はなかった。女たちは自らを売春婦として受容し、自分たち以外の社会が自分たちをどのように見ようが、そうしたことには構わなかった。貧困を別とすれば、この構造は、アムステルダムや他のヨーロッパの町の赤線地帯で長く存在した売春と同じ構造であった。

対極にあるリスクの高くない集団として、学費の足しにするために毎月二人の年上の男に性を提供するような大学生たちがいた。男たちは長期間にわたって、月に一、二度、同じ少女とくり返し性交した。それは、「付随的パートナーシップ」と軽い売春の中間に位置するものだった。少女たちがそうした年長の男（シュガー・ダディ）たちからHIVに感染する危険性は高くはなかった。一九八〇年代半ばのキンシャサのように男性のHIV感染率が五から七パーセントであったとしても、二人の男がともにHIVに感染していない確率の方がはるかに高い。少女が他の男と性交しない限り、HIV感染の危険性はゼロに近いものであったはずである。

こうしたリスクの低い集団のなかに、一九三〇年代から五〇年代にかけて、中部アフリカの都市で見られた「自由女性」がいた。自由女性は、一回の訪問で数時間を一緒に過ごし性を提供するだけでなく、話をしたり、衣服を洗ったり、料理をしたりして過ごす、二、三人の後援者のような男性を持っていた。以下のような計算も成り立つ。植民地時代のレオポルドヴィルで自由女性の客のHIV感染率が〇・一パーセントで、それぞれの自由女性が平均で三人の後援者を持っていたと仮定する。そうすると、彼女たちは九九・七パーセントの確率で感染を免れることになる。チンパンジーのサル免疫不全ウイルスに感染した男性が、定期的な関係にある自由女性にウイルスを感染させ、その自由女性が、付随的パートナーである別の男にウイルスを感染させる。一方、ウイルスがこの閉じた関係の外に広がるためには、ウイルスに感染した男性が別の自由女性と関係を持つか、ウイルスに感染した自由女性が新たな客を獲得するかのどちらかが必要となる。性交によって伝播するウイルスが流行する可能性は否定できないが、悪循環が成立するには長い時間が必要となる。あるいは悪循環自体が全く成立しない可能性もあった。

こうした両極端の間に、さまざまな形態の売春を行う集団が存在した。そうした集団のHIV感染リスクは、自由女性よりは高いが、ナイロビのスラムに暮らす年老いた売春婦よりは低いということになる。そうした集団には、たとえば一週間に一人か二人の客を取り、その客と一晩過ごすといった高級売春婦や、バーテンダーなど他に常勤の仕事を持つが、乏しい収入を補うために何人かの客に売春をするといった女たちも含まれていた。

「性的なもてなし」と家事

二〇世紀前半の中部アフリカにおける売春は、それを広く定義したとして、どれほどの規模だったのだろうか。仏領赤道アフリカや仏領カメルーン、ベルギー領コンゴにおける売春についての情報は、売春について書かれた何冊かの本や記事、あるいは医療保健制度に関する年次報告書から得ることができる。また仏領カメルーンに関して言えば、情報源として国際連盟や後に国際連合に送られた年次報告書もあった。情報の質はさまざまであった。そうしたなかに、売春に関する規制や法律を見つけることは難しくない。

しかし規制がどのように実施されたかといった情報を得ることはそれほど容易ではなかった。フランス植民地の医療保健制度に関する報告書には、梅毒や淋病といった性感染症を含む「社会的病気」に関する項目がある。報告書はときどき売春についても述べている。ただし、第二次世界大戦前の報告書ということで、記述には人種差別的傾向があり、報告書を読む際には注意が必要である。

植民地以前から売春は存在したのだろうか。民族や文化の多様性から予想されるように、この地域における性に関する文化も多様であった。カメルーンやガボンについて書かれた本には、女性の地位は惨めなものだと記されている。売春婦になるということは、初期には、それまで得られなかったある種の自由を手に入れることでもあった。このことは理解可能である。女を所有物だと考える部族があったことはよく知られている。結婚の際、女の側の家に婚資を支払うのは、そうした慣習の名残だと言えなくもない。夫は、とくに一夫多妻の場合、所有物である女の処遇を自由に決めることができた。夫の友人や親戚、あるいは訪問者と性交するように言われた妻たちもいた。それはしばしば、夫への金や現物と引き換えの行為であったが、ときに無償のこともあった。それは売春というより、「性的なもてなし」と考えられていたのである。(4-7)

ベルギー領コンゴでは社会学者たちが、カサイ地方のバルバ族で見られた売春の伝統的な形態について記述を残している。レオポルドヴィルの東に位置するクワンゴ州のバブンダやバペンデでは、一五人から二〇人の若い男が一緒になってモバンダと呼ばれる少女を二カ月ほど雇う習慣があった。支払いは少女の母親に、塩の塊といったかたちで行われる。若い女性は人生で一度だけこれに参加する。それは不名誉とも思われなかったし、また、少女の結婚の機会を減じるものでもなかった。他の地域では、一夫多妻の夫が妻の一人を、決められた期間有料で「貸し出す」こともあった。タンガニーカ湖西岸のバホロホロには、売春に特化した村もあった。こうした例は極端だが、自由な恋愛というものが例外的であったことは確かである。そのようななかで、教会から派遣された人々は、キリスト教的家族の成立を布教の最重要課題の一つとした(8-9)。

白人の到来とともに異なる種類の売春が現れた。ブラザが二回目のマレボプールへの探検へ出かけた頃、すなわち一八八四年から八五年にかけてだが、ブラザの兄弟のジャコモともう一人のイタリア人男性は、目的地へ到着後数日以内に早くも「妻」を見つけ、月に五フランを現地の日用品で払うことで合意した。植民地支配の最初の数十年間を見れば、中部アフリカに暮らすヨーロッパ人の九五パーセントが男だった。男たちは、女あるいはその関係者への金銭や他の商品の授与と引き換えに、容易に愛人を見つけることができた。初期のベルギー領コンゴのよく知られた婉曲表現で、料理や洗濯に加えて性を提供する者は「家政婦」と呼ばれた。ブラザヴィルでは、多くのヨーロッパ人が家政婦に慰安を求めた。家政婦の多くはガボン人だった。彼女たちは内陸に暮らす人々よりヨーロッパ人との付き合いが長く、少しだがフランス語を話すことができた(4,10-13)。

イエズス会のアルチュール・フェルメールス神父は、こうした家政婦を月に二五フラン、あるいは事前に決められた金額で雇用された違法な伴侶だと述べている。職を去るヨーロッパ人は新たに着任する人に、家や家具とともに家政婦を譲り渡した。一方、金を受け取った村長によって、家政婦として町へ送られた女性たちもいた。こうした取引が成立すると、女性は白人の男性から現金あるいは現物を受け取ることになった。これによって、女性は相対的な経済力を持つことになる。フェルメールスの観察によれば、盲目者の王国で隻眼の男が王であったように、黒人女性の国ではこうした女性は女王だった。現地の習慣にしたがって、複数の家政婦を持つヨーロッパ人もいた。もちろん、教会関係者にはそうした振る舞いは許されていなかった。複数の家政婦を持つヨーロッパ人もいた。もちろん、教会関係者にはそうした振る舞いは許されていなかった。フェルメールスは、レオポルド王の敷いた制度を勇敢にも公に批判した数少ないカトリック教徒の一人だった。その彼はこうしたかたちの売春を、もっと大きな過程の一部とみなした。そうした過程においてヨーロッパからの入植者たちは、彼らが育った社会における社会的・道徳的くびきから突如として解放されたのであり、それはコンゴ自由国における残虐行為を引き起こした。彼のこの洞察はおそらく正しい(14)。

ヨーロッパからの入植者は、現在の家政婦が気に入らなければ、容易に次の家政婦を見つけることができた。ある家政婦は何年にもわたって、何人かのヨーロッパ人と継続的な関係を持った。ヨーロッパ人は任期が終了すると本国へ帰った。白人男性を探す女性は一時的に、アントワープからの船が到着するボーマやマタディに移動した。白人と同時にアフリカの男性と並行して性交渉を持つことは、家政婦の利益に反した。黒い赤ん坊を産むことは、彼女たちにとって、現在の富をもたらす関係の終焉を意味した。

中部アフリカにおけるこの時期の売春は、おそらくHIV-1の出現に直接的な役割を演じることはなかった。ヨーロッパ人の誰かが、チンパンジーを狩猟したり屠殺したりする過程でサル免疫不全ウイルスに感染し、感染の連鎖が開始したとは考え難い。チンパンジーの肉を料理した家政婦の一人がウイルスを持ち込んだとしても、パートナーの交換頻度は、この感染症が流行するには低すぎた。しかし売春は、女たちに具体的な例を与えた。多くのアフリカ人女性にとって、生まれた土地で、親戚や友人と取引をする好きでもない夫と金ももらえないセックスをするよりも、新しい都市へ移り、女が服従するという伝統的な慣習から抜け出す方がよいと考えるのは当然のことだった。好きでもない男とセックスをするということに変わりはなかったが、少なくともそれによっていくばくかの収入を得ることができた。また、相手がヨーロッパへ帰れば自由に暮らすことも可能だった。カトリックやプロテスタントの宣教師たちの精力的な活動にもかかわらず、多くの白人入植者がそうした関係を楽しんだ。宣教師たちはそうした売春を止めることはできなかった。

何千人もの混血児が生まれた。彼らの運命は父親の認知の有無に依存した。生まれた子供の約一〇パーセントは認知された。そうした場合、父親は帰国時に子供をベルギーに連れ帰った。その後子供たちが母親を見ることはなかった。それ以外の場合、子供は母親と暮らすことになった。母親は父親の帰国に際し、いくらかの金銭を与えられた。最も貧しい者は、カトリック教会によって設立された特別な孤児院で育てられた。混血児は、植民地の隔離主義のもとではアフリカ人として扱われ、コンゴ人からは外国人として拒否された。(15-17)

アフリカ人の男性の数が女性より多い小さな街ができ、そうした街でアフリカ人の男性が金銭や物と交換にアフリカ人の女性とセックスをする。そのような売春が現れたのは一九一〇年頃のことだった。女は通常未婚か離婚するかしていた。女たちの一部にとって、売春婦になることはある種の解放であり、家族や社会的制約、伝統的価値観から離れて街へ移動すれば、そこでは、女たちは自由に振る舞うことができた。今日でもンドゥンバ ndumba というリンガラ語は、売春婦、あるいは離婚して親族から独立した女性を指す。そのことは特記に値する。コンゴで使われるフランス語では、それは「自由女性」となる。女たちは、それが夫であれ親族であれ、保護者の支配から離れ、自身の生活を自らの知性と資源によって生きることになった。

自由女性になった女たちは、女性の移動が厳しく制限されていたなかで、どのように都市へ移動することができたのだろうか。男を説得して結婚した後、許可証を得るや否や早々に関係を絶つ者もいた。他の場合では、偽装結婚で十分だった。女が地方の事務所に現れ、婚資がすでに払われたという偽の書類を作成する。そうすれば、夫がその場にいなくても結婚することは可能だった。

初期の頃から、中部アフリカにおける売春はヨーロッパの売春とは異なっていた。夫が妻の一人の性を売ることによって利益を得た場合——夫が白人男性のもとに現れ、怒っているふりをし、スキャンダルを避けるために金銭を要求するといったこと——を除けば、女たちは、一九二〇年代から植民地時代さらにポスト植民地時代を通して、売春を斡旋する仲介人を持たなかった。一九六〇年まで、売春宿もなければ街頭で客を拾うということもなかった。男の客は売春婦が住んでいる場所を訪れ、女は性的サービス以上のものを提供した。これはすでに書いたように感染リスクの低い売春であり、本によってはこれを「半売春」と呼んだ。

性感染症

性感染症は長らく、商取引としてのセックスと関連し、乱交的性関係の指標と考えられてきた。随分と後になってのことになるが、こうした性感染症の存在は、異性間性交渉を介したＨＩＶ感染の感染確率を上げることがわかってきたし、売春婦やその客たちが、伝統的な性感染症と新たな性感染症であるHIV／エイズの感染力学の中心にいることもわかってきた。HIV-1が中部アフリカで出現した頃、売春と性感染症は複雑に関係していた。ここでは、そのことを見ていくことにする。初期植民地の医療保健制度においては、性感染症は眠り病に続く、第二番目の優先課題だった。梅毒の治療が十分効果的でないこともあって、性感染症はヨーロッパ人にとって深刻な健康危機問題だった。また、植民地の人口安定に対する脅威とも考えられていた。未治療の淋病やクラミジアは卵管の閉塞をもたらし、それが不妊を引き起こした。妊婦の梅毒は流産や早産、死産の原因となった。植民地経営者たちは、公共事業や民間会社にアフリカ人の労働力を必要としていた。また、彼らはガボンやベルギー領コンゴの一部地域における人口減少を心配していた。効果的ではなかったが、初期の頃から性感染症を制御する努力は続けられていたのである。

レオポルドヴィルでは職工、パン屋や肉屋の主人、その他小さな商いを営んでいたヨーロッパ人は「プチブラン（小さな白人）」と呼ばれ、初期の売春の繁栄に貢献した。早くも一九〇九年五月、さらには一九一三年一一月に、ヨーロッパ人の保護を目的として売春を規制するための法令が発出された。売春婦の登録制度、定期検査、性感染症に感染した売春婦の強制的入院措置などが定められた。これはベルギーで採用されている方法を植民地に移植しようというものであったが、意味のある規模で実施されるには至らなかった。ボーマでは、一九〇九年の病院の報告書に、一三人の売春婦が週に二度、性感染症の検査のために来院したと書かれている。しかし後の報告書には、この規制を強制することは難しく、ごく少数の売春婦のみが定期的に検査に来るだけだったと書かれた。一九〇九年、レオポルドヴィルのオピタル・デ・ブランの医官は、レオポルドヴィルにいる九〇人のヨーロッパ人公務員のうち、半数以上が最近梅毒の治療を受けたと記し、その嘆かわしい道徳的状況について不満を述べた。一九二一年、性感染症治療は強制的に行うという法令が出され、その結果、患者は治療が完了するまで入院しなくてはならなくなった。この法令は一〇年後に強化された。新たな法令は性感染症を含む感染症の数の報告を強制するとともに治療を無料化するというものであった(4, 12, 19–23)。

仏領カメルーンでは、遅くとも一九二一年には、売春が性感染症伝播の背後にある主要要因であることが認識されていた。ヨーロッパ型の売春は港湾都市であるドゥアラにのみ存在すると考えられていた。おそらくより現実的だが、次の年には売春が他の都市にも同様に存在することが認知された。売春婦のなかには、夫に婚資を返した上で自由になり、独立した者も含まれていた。一九二三年、行政長官は売春を制限する命令を出した。売春婦は現地の警察に登録し、どこで営業しているかについて情報を提供しなくてはならなくなった。衛生許可証が要求され、検査は毎週土曜日の一四時に決められた医務室で行われるようになった。売春宿も、行政によって認可される必要があった。それは合法的売春に似てなくもなかった。違反者には一～五〇フランの罰金、あるいは一～五日の拘留が科された。しかし、二、三年後に仏領カメルーンの性感染症の危険性について書かれた小さな本のなかで、公衆衛生担当者は、多数の売春婦がいることを考えると、売春に対する規制は愚かで効果の薄いものであると述べている。一九四七年に提出された戦後初の国連への報告書で、フランスは公式に二〇〇以上の質問に回答している。そのなかの一つに、売春に関するものがあった。報告書のなかでは、一九二三年の法律で定められた毎週の定期検査について述べられているが、それが実際に実施されたか否かについての情報はない。当時、カメルーンには一つの売春宿もないことになっていたのである[5, 24-27]。

一九〇九年、ブラザヴィルでは売春婦に対する検査が強制となった。一九一二年には約五〇人の売春婦が毎週検査に現れた。一九二七年のフランス海外領土に関する報告書では、ブラザヴィルでは、売春婦は毎週定期検査を受けなくてはならないこと、性感染症に罹患している売春婦は感染を広げないために治療期間中は入院することになっていた。興味深いことに、この規制は少なくとも部分的には実施された。一九三一年に行われた血清学的調査は、売春婦の五二パーセントが梅毒陽性であるとしている。後で説明されるように、陽性だった何人か、あるいは多くは、梅毒ではなくフランベジアなど性感染しない他の病気だった可能性が高い。一九三三年には、ブラザヴィルの病院のなかに性感染症クリニックが開設された。患者の多くは性産業に従事している者であった。一九五四年までに保健担当者たちは、より悲観的、あるいは別の言葉で言えば、現実的になっていた。売春は都市で繁盛しているので、どのような種類の規制であれ無駄だろうと言われた[28-33]。

一九三二年から三三年にかけて、ガボンのアドゥマ地区では、人口千人あたりの出生数は一六、死亡数は四一だった。この数字で言えば、人口は毎年二・五パーセントずつ減少していたことになる。同様の減少は隣のミモンゴ地区でも見られた。こうした減少は、性感染症の高い感染率が原因だったと考えられる。梅毒の薬代は、ガボンの国家薬剤予算の半分以上を占めた。医官によって行動学的調査が行われた。伝統的な売春とは異なる種類の売春が現れてきたことが記されている。理由は、婚資が増加し、年配の男しか結婚できなくなったことにあった。その結果、若い男が商業的性に走ることになった。人頭税を払うために現金が必要とされたことも、そうした動きに拍車をかけた[34-35]。

一九二八年には梅毒と淋病の高い感染率の説明として、ウバンギ＝シャリの保健担当者は、バンギや他の都市で売春が非常に多く見られることを報告し、売春は登録制にして毎週の検査を行うべきであるとした。一九四五年の報告書は、売春婦が、季節性の需要にしたがって町から町へと移動していること、しかしこうした売春は村々では許されなかったことなどが記されている。結果として、性感染症は村では少なかった。都市や駐屯地の兵士が、性産業の定期的な顧客であった(36-37)。

コンゴ・オセアン鉄道の建設は、仏領赤道アフリカにおける売春を広げる役割を果たした。ウバンギ＝シャリでは、一九二五年から三二年の間に四万一七八〇人の労働者が雇用され、バンギまでの道のりを歩いた後にボートでブラザヴィルへ送られた。ボートの上で妻をともなっていたのは、男のうちのわずか一二パーセントにすぎなかった。鉄道労働者の労働キャンプでの男女比は、女一人に男一一人という比率だった。結果は予想できた。キャンプの内と外で売春が栄え、性感染症が流行した。給料日には給与の大半が、前の週に出会った売春婦への支払いに消えた(38-41)。

レオポルドヴィルにおける売春

次に、ＨＩＶ-１が広がり、多様化していくという問題の核心を見ていくことにしよう。男女比の不均衡から想像すると、大規模な売春は、レオポルドヴィルの歴史の早期から存在していたに違いない。一九二五年には、植民地の役人やカトリックの宣教師たちによって、売春は主要な問題であると記された。一九二八年に六〇〇〇人いたレオポルドヴィルの成人女性のうち、夫と暮らしていたのはわずか三五八人だった。一九三〇年から、ベルギー政府は一人暮らしの健康な女性に税金を課すことにした。それは、売春に関する最も実践的な行動の一つだった。一九四六年には、レオポルドヴィルの二万八〇〇〇人の成人女性のうち、子供を二人以上持つ女性は配偶者や親族と暮らす成人女性はこの税金を免れた。子供を二人以上持つ女性も同じだった。一九四六年には、レオポルドヴィルの二万八〇〇〇人の成人女性のうち、五〇〇〇人（一八パーセント）が五〇フランの税金を払ったという。それは翌年、一五〇フラン（三ドル）となった。平均的な労働者の一〇日分の賃金に相当した。一九四五年のスタンレーヴィルでは、三〇パーセント以上の成人女性がこの税金を支払った。それは市の歳入の二〇パーセントを占めた。[4, 11, 42-47]

男に財政的に依存しない自由女性の財源は雑多で、真正の売春から半売春、愛人、フォーマル産業部門で生計を立てる小商い、あるいはその中間を含んでいた。半売春婦は、ときどき変わる「愛人」あるいは「客」の小さな集まりのようなものを持っており、彼らは一回の性交渉と引き換えに現金を支払うというよりむしろ、ある期間の性的奉仕に対し「贈り物」を渡すというかたちを取った。そうした関係は排他的なものではなく、当事者たちは別々の場所に別れて暮らしており、お互いに子供を持つ意思はないものと理解されていた。[45]

植民地行政府は売春に関して寛容だった。というのも、売春は彼らの職務遂行を助けたからである。多くの男たちが労働者として街に連れてこられたが、それは限られた期間のためであった。彼らが独身で、性的欲求を自由女性との間で満たしているとすれば、そうした男は、街で結婚し子供を持っている男より、一年あるいは二年で村に送り返すことが容易であった。前章で述べた男女比の不均衡に引き続く都市での売春は、労働力の高い流動性を担保するための制度の一部だったのである。同様の流動性は、更新可能な三年の任期で雇用されたヨーロッパ人にも求められた。

一九四〇年代半ば、レオポルドヴィルの地方公務員エマニュエル・カペルは、植民地の道徳的状況を救いようのないものと記した。男の供給過多を考慮すれば、性の商業的市場では女が求められ、それは女の売り手市場を形成した。一九四五年にレオポルドヴィルの女性について行われた調査で、ベルギー人と結婚したハイチ人人類学者であるシュザンヌ・コメール＝シルヴァンは、売春は独身の女に限らないことを記した。既婚女性や両親と暮らしている一〇代の少女たちが、パートタイムの仕事として性を売り、家計の収入を補塡していたのである。エリザベートヴィルでも売春は流行していた。母や姉、あるいは祖母が斡旋業者に娘や妹、孫娘を紹介し、それによって利益を得ていたのである。(44, 48, 49)

公安軍の下士官として医療部門で働き、第二次世界大戦中には遠くビルマにまで行ったアンリ・ボンゴロは、レオポルドヴィルにおける最初のコンゴ人行政官の一人だった。一九四七年にボンゴロは、レオポルドヴィルで物事がどのように行われるかは、支払われる対価によると述べている。そこには利害の埒外にあるものや感傷といったものはなく、すべてが商売がらみであった。同時に、イエズス会の学者であるファン・ウィン神父は、金を生み出し稼ぐことは、都市においても田舎においても主要な動機づけとなっていると述べた。精神的なものに与えられる重要性は、経済的利益への偏重が増すにつれて減少していった。これは新たな発見だった。私は三〇年もの長い間、キンシャサで広がっている拝金主義は、モブツ政権下の物質主義の副産物だと考えていたのである。しかしそれはどうやら間違いだった。(50, 51)

元来、婚資は本質的なところで男と女の間の結びつきを保証する二つの家族間の協定だった。ボンゴロは、そうした伝統的な婚資が純粋な商取引の対象になるまでに崩壊したと述べた。一万フラン（二〇〇ドル）の婚資を現金で支払うよう要求した家族もあった。それは、最も幸運な男にとっても、数年分の賃金に相当した。その家族は、月に六〇〇フランの実質的収入を、娘がヨーロッパ人を含む裕福な男たちに性を売ることで得ていた。娘の家族は、結婚によってこうした収入が途絶えることに対する保障を要求したにすぎなかった。娘が性を売ることを恥じるというよりむしろ、多くの親にとってそれは、家族全体の生活水準を向上させるための一つの方法として、達成すべき目標となっていた。女は伝統的な慣習から解放されたいと考えていた。しかしそれ以外にボンゴロは、こうした状況を、レオポルドヴィルにおける男性の圧倒的過剰が女性に選択権を与えた結果だと考えた。売春婦を取り巻く状況は魅力的だった。それで、既婚女性もしばしば自由女性となった。

レオポルドヴィルにおける売春は、首都の自由女性と内陸部にいる親族というネットワークのなかで部族ごとに発展した。バルバ族の女性には、とくにそれが顕著だった。一九五八年、レオポルドヴィルのバルバ族の女性の四分の一は未婚だった。国のもう一方の端に位置するエリザベートヴィルでは、バルバ族は人口の二六パーセントにすぎなかったが、自由女性のうちに占める割合は四三パーセントに達していた。三〇年後も、この街の学生は売春婦のことをバルバ族の出身地からとって、「カサイのおばさん」と呼んでいた。[52,53]

植民地時代に売春を定量化しようと試みた唯一の文書のなかで、公衆衛生医らはレオポルドヴィルの性感染症対策について以下のように述べている。商取引としてのセックスに対する需要は男女比の不均衡によって生み出され、慣習である出産後の長期間にわたる禁欲——伝統的な家族計画の方法である——によって拍車がかかった。売春婦の収入は通常他の女性に比較して二、三倍も高かった。供給は、それによって生み出された。診療所は性感染症に対し、診断と治療を提供した。定期的な診断は、カードに押されたスタンプで証明されることになった。診療所はレオポルドヴィル東部地域のバルンブに位置していたので、そのカードは、「バルンブのカード」として知られた。(54-55)

こうした登録と診断といった制度を通して、医務官たちは、レオポルドヴィルには売春を唯一の収入手段としている女性が五〇〇〇から六〇〇〇人いると推計した。それに主婦や学生といったパートタイムの売春婦が、数ははっきりとしないが相当数いると考えたのである。一九五八年の最初の九カ月で、二つの性感染症クリニックには四三二一人の、おそらく売春婦と推測される自由女性が登録された。医務官が推測した五〇〇〇から六〇〇〇人という数字は妥当なものに思える。別の言葉で言えば、レオポルドヴィルに住む六万人の成人女性のうち約一〇パーセントが性産業にかかわっており、その数は成人男性一〇〇〇人に対して五〇人を数えたということになる。比較のために挙げれば、一九九〇年代初頭のコトヌーやヤウンデ、ケニアのキスムやザンビアのンドラなどには、一〇〇〇人の成人男性に対し一〇人から二〇人の売春婦がいた。つまり一九五〇年代のレオポルドヴィルには、人口あたり、現代アフリカの都市の五倍近くの売春婦がいたという計算になる。(56,57)

コンゴの声

一九四五年に月刊『コンゴ人の声』が発行された。コンゴ人によるコンゴ人のための最初の刊行物だった。『コンゴ人の声』は植民地政府によって出版助成され、多くの人によれば、植民地権力に対して追従的であったという。そこに発表された意見は、雑誌を定期購読している進歩人のものであり、一般のコンゴ人の意見を代表していたわけではなかった。ここで言う進歩人とは、教育や同化を通してヨーロッパ人の価値観や行動様式を受容した人たちであり、フランス語を話し、事務系の仕事に就く都会人だった。売春に関して多くの記事が掲載された。記者はすべて男であったが、彼らは売春を忌避した。道徳的でないということは別として、売春の最も有害な影響は出生率の低下だった。それは植民地支配者ばかりでなく、現地の人々の心配でもあった。伝統的な生活は、個人というよりむしろ部族の生き残りと繁栄を価値の中心に置いていた。売春のために不妊症になった女性は、もはやこの重要な価値に貢献することはできないと考えられた。[18, 58-62]

『コンゴ人の声』の記者は売春を、生活が血縁集団によって支配され、劣った人間として扱われてきた女性の解放運動――キリスト教への改宗によって刺激されたプロセスでもあったが――としてとらえようとした。売春をもたらす多様で、相互に関連した要因として、記者は次のようなものを挙げた。第一に、それ以前はすべての女性は若くして血縁集団の誰かと結婚させられたということ。それは、ときとして思春期以前のことでさえあった。したがって逸脱した行為は、売春というより、定義としては不貞として扱われたということ。第二に、都市への移住に続いて、古くからの慣習に対する尊敬の念に崩壊が起こったということ。自由女性たちは、ヨーロッパ人男性の振る舞いや海外駐在者との生活が、伝統的な生活よりも良いことを発見した。第三には、物質主義と貪欲を挙げることができるかもしれない。若い女性とその親たちは金を持つことの歓びを発見した。婚資の高騰は、若い男性が結婚することを困難にした。それはまた、若い女性が夫なしで残されることを意味した。第四に、あらゆる種類の酒場が存在したこと。第五に、識字能力とも関係した女性の雇用機会の不足があった。こうした要因が総合して、自由女性は、二人から三人の男性と排他的な関係を持つことになった。男のなかには結婚している者もいた。女たちは離婚を求め、男からより定期的な収入を得ることを望んだ。そのため、しばしば法律上の妻と対立した。多くの男と拙速な交渉を持つことは、決して女たちの希望ではなかったのである。

提案された対策は、未婚女性への税金を上げるというものから、未婚女性を根絶するというものまでさまざまだった。移住パスポートの取得をより困難にするといったもの、あるいは反対に容易にしてすべての女性に都市への移住を認めるといったものまであった。その結果、男女比の不均衡が是正されるとすれば、こちらの方が賢明な策かもしれなかった。その他には娘に売春を奨励した親に罰金を科す。酒場の活動を制限し、年少者の立ち入りを禁止する。仕事や他の収入源を見つけやすくする。そのために教育を行う。婚資の金額を規制するといったもの。また、未婚の女性すべてを都市から追放し、農業に従事させ、田舎からの逃亡を完全に規制するといった提案のように、提案自体が現実的でないものもあった。そうした提案は決して実施されなかった。

ブラザヴィルにおける売春

売春は、ブラザヴィルでも都市発展の初期段階から発達した。一九一四年、ブラザヴィルには数百人の売春婦がいた。スウェーデンの宣教師によれば、その大半はコンゴ北部の出身だったという。この推計が道徳問題に関心を持つ観察者によって誇張されたものでないとすれば、当時約六〇〇〇人と考えられていたブラザヴィルの人口のなかで売春婦は一定の割合を占めていたことになる。ブラザヴィルに在住していた有力なカトリックの司教であるオグアールは、混血の少女――彼女たち自身売春によって生まれたのだが――が、結局、母親と同じ商売に身をやつしていることに不安を表明している。オグアールは、多くの植民地行政官が酒色にふけり、それがカトリックへ改宗させようとしているアフリカ人に悪例を与えることになったと述べている。[12,63]

奇妙な矛盾によって、オグアールと彼の同僚の仕事は、想定外の結果をもたらすことになった。宣教師たちは植民地における家庭内奴隷廃止のために闘った。彼らには、既婚女性の運命が良好なものとは思えなかったのである。女たちはある種の日用品のようなものだった。そうした状況下では、子供たちを本当の意味でカトリック的な家庭環境で育てることはできなかった。宣教師たちは、直接的にあるいは植民地の行政当局を通して強力に、女性の解放と一夫多妻制の廃止を進めた。一方、修道女たちは、女性の地位向上を目的とした活動を進めた。多くの伝統的で女性に抑圧的な慣習は違法となった。しかしこうして作り出された自由が、オグアールたちが不道徳であると考えた行為を促すことになったのだった。親族が選んだ男と性的関係を強要されることのなくなった女性たちは、しかし愛と十戒に基礎を置いた理想的な一夫一妻制より、容易に獲得できる自由を選んだ。それが売春だった。[63-64]

コンゴ・オセアン鉄道の建設は、仏領赤道アフリカの首都における売春に火をつけた。一方、一九三〇年代の経済不況は、商取引としてのセックスで得たお金で家族の収入を補う、あるいは人頭税を支払おうとする女性の増加をもたらした。男の数は、バコンゴ（男女比一・一三）よりポト＝ポト（男女比一・六八）で過剰だった。ブラザヴィル内のこうしたアフリカ人居住区では、レオポルドヴィルと同様、女性が優位であると考えられた。移住者たちの居住地区であったポト＝ポトでは一九四〇年代後半を通して、一八歳から四〇歳の男性の六〇パーセントが未婚であった。その割合は同時代のレオポルドヴィルとほぼ同じだった。一方女性を見れば、たった四パーセントの女性だけが一人で、あるいは他の女性と暮らしていた。レオポルドヴィルにおけるその割合は一二パーセントだった。ブラザヴィルでは、売春が不妊の大きな原因であり結果であると考えられており、対人口比率からすれば、ブラザヴィルの売春婦の数は、レオポルドヴィルより少なかった。[65,66]

ブラザヴィルにおける売春組織はレオポルドヴィルと大差なかった。実際、何人かの売春婦たちは、より大きな利益を求めて二つの街を行き来した。性交渉を介して感染する病原体は何であれ、川の一方に導入されたものは、他方にも到達することになった。高級売春婦は相互扶助組織を作り、酒場の経営者と交渉したりした。そうした組織は、「ロリータ」「ドラー〔ドル〕」「エレガンス」「ディアマン〔ダイヤモンド〕」といった固有の名前で知られた。レオポルドヴィルにも、「ラ・ボテ〔美〕」や「レ・ディアマン」といった同じような名前の、同じような組織が存在した。自由女性は、どれだけたくさんの富や衣服、宝石を、自身の商売で稼いだかお互い見せあい自慢した。何人かの女にとって、売春は実入りの多い商売であった。月に五〇〇〇フラン（一〇〇ドル）を両親の元に持ち帰る者もいた。当時にしてみれば大金だった。父親たちは、そうした神からの贈り物、すなわち金の出所を深く詮索することはなかった。[12]

売春に対する公の政策は時代によっても変化した。一九四〇年には売春は登録制となっただけでなく、売春婦には写真と指紋の採取、強制的な健康診断が課されるという法律が施行された。法律に違反した者は三カ月以内の懲役となった。数年後、第二次世界大戦の最中に、前線——この場合はリビア——に送られる兵士のために、公に認可された売春宿が開設された。最も有名な売春宿は、カビンダ出身のマダム・ローズによって経営された「ラ・ヴィジット」だった。戦後、売春宿はふたたび違法となり、売春はインフォーマル部門となった。しかし酒場やダンスホールの興隆は、性産業の繁栄に新たな道を開くことになった。(12,65-67)

一九五五年、カトリック教会の新聞『週刊仏領赤道アフリカ』に、ブラザヴィルの売春に関する記事が出た。原因も提案された解決策も、レオポルドヴィルと同様だったが、それは、小さな売春宿を経営したり、客寄せの広告を置いたりするために特定の酒場と密接な関係を持つ自由女性の組合について、より詳細な記事を載せていた。記者は、そうした組合の解散を提案した。また、レオポルドヴィルから川を渡る女性に対する厳しい規制も提案された。(68)

誰のための独立か

一九六〇年のベルギー領コンゴ独立の直後にレオポルドヴィルの人口は急速に増加した。そのことを私たちは前章で見てきた。移住に関する行政側の規制が放棄され、首都には、内戦を逃れて来た大量の国内避難民が流入した。さらに、アンゴラでポルトガル政府と解放軍の間で戦闘が開始されると、多数のバコンゴ族がレオポルドヴィルに保護を求めて避難した。

一九六二年から六三年にかけて行われたレオポルドヴィルの売春婦に関する調査で、ジャン・ラフォンテーヌは、大多数の女性は独立前に行っていた商売をそのまま続けていると記している。すなわち、三人から四人の男と長期間の関係を継続し、自由女性は妻が行うと期待されたサービスを提供した。それに対して男たちは一回の性交渉に対してあらかじめ決められた金額を支払うというより、もっと一般的で定期的な経済支援を提供した。自由女性にとって最も重要な技術は、二人の男が同時に彼女たちの家で鉢合わせしないようにすることだった。自由女性は既婚女性よりはるかに裕福だった。一方でラフォンテーヌは、売春婦の多様性についても記している。一方の極には、「ヴデット〔スター〕」や「バジ・ヤ・キロ」と呼ばれる裕福な売春婦がいた。バジ・ヤ・キロとは、高価な商品をキロ単位で買う人を意味した。裕福な自由女性は売春で得た収入を、売春以外の商売に投資した。もう一方の極には「シャンブル・ドテル〔ホテルの部屋〕」と呼ばれる売春婦がいた。女たちは、交される会話もない三〇分間の性交渉をこなした。彼女たちにとってセックスは、純粋に商売上の行為でしかなかった。これはリスクの高い売春の最初の例となった。一九六〇年の独立の前後にレオポルドヴィルで働いたアナトール・ロマニウクは、政治的不安定によって引き起こされた売春の量と質の変化について述べている。また、レオポルドヴィルの工場で働く女性について研究した社会学者のアルフ・シュヴァルツも述べているように、女子工員の多くは過去に売春を行った経験があった(11,52,69)。

レオポルドヴィル郊外の不法滞在者居住地域の生活を観察してきたポール・レイメイカーズも、買春の量と質の変化について記している。彼はその原因を社会変化と高い失業率に帰したが、より詳細な解析も行っている。それによると一九六〇年から六一年にかけてレオポルドヴィルでは、フラミンゴと呼ばれる施設の周辺で新たなタイプの売春が現れた。フラミンゴというのは、そうした新しいタイプの売春を始めた最初の酒場の名前だった。当初フラミンゴは、営業時間外にもアルコールが買える秘密の酒場だったが、すぐにその活動は、売春を含むものに広がった。そのために別館が建て増しされた。マテテ地区では、列挙された七〇八軒の酒場のうち、フラミンゴが二七軒を下らなかった。フラミンゴの大量発生はンギリ＝ンギリやバルンブ、マカラ結核療養所の前など、レオポルドヴィルの他の地域でも見られるようになった。ロンドンと呼ばれた大衆向けの安い売春宿は、しばしば露店の近くの空いた土地に建てられた一部屋か二部屋の掘っ立て小屋だった。外では、男たちが二〇分の快楽のために我慢強く列をなした。もう一方の極に、コンゴ人エリートや国連軍兵士で満員のフラミンゴがあった。ここにも需要と供給の法則があった。客が失業者であれば単価は安くなり、給与日の後や、国連軍兵士が先進国から到着した日の後は高くなった。調査した数には限りがあるが、インタビューした二〇人の男すべてが最低五つのフラミンゴを知っており、一三人は実際にそこで買春した経験があった。こうした新しい現象を反映して、「ロンドン人」「時間潰し」「ゴムバンド」「哀しみ清掃者」「お手伝い」といった意味のリンガラ語やキコンゴ語や、「グッドイヤー〔ゴム製品の会社名〕」「キャタピラー〔無限軌道式トラクターの商標〕」といった語が、売春婦を表す呼称として使われるようになった。

一九六五年に行われた調査で、シュザンヌ・コメール＝シルヴァンは、フラミンゴの異常な増殖について記している。マテテ地区だけでも、酒が売られている約一〇〇軒の酒場のうち、八〇軒で性を買うことができた。バンダルングワ地区には、少なくとも二〇軒のダンスホールや売春宿があった。そうしたダンスホールや売春宿は、一般的に道路が交差する場所や青空市場あるいはガソリンスタンドの近くにあった。居住地にあるものもあったが、近隣住民にとっては迷惑な存在であった。コメール＝シルヴァンは、売春の形態の多様性についても、それを四つに分類して記述している。第一の形態はフルタイムの売春婦。未婚や離婚した女性が大半を占めた。女たちはフラミンゴや酒場、あるいは街頭で客をつかまえることに一日の大半を使った。コメール＝シルヴァンが一日あるいは一週間の平均の客数を推計することはなかったが、かなりの数の客があったと思われる。彼女たちはリスクの高い集団でもあった。第二はパートタイムの売春婦で、未婚や離婚した女性で他にも職業を持つが、収入を補うために、たまに性を売る女性たちであった。第三は隠れ売春婦。一〇代や既婚の女性が両親や夫に知られることなく行っていた売春である。第二と第三の売春の形態は、客の数こそ少ないが、そのつど異なる客と出会うという意味でリスクをともなった。第四は最も感染リスクが低い自由女性で、これら高級な半売春婦は数人の客を持つにすぎなかったし、その客にしても、女たちに選択権があった。客は女との定期的な同伴を楽しみにしていたのである。(73)

このように一九六〇年代初期のレオポルドヴィルには、一年に三、四人の異なる客ではなくて、一日に三、四人の客を取る売春婦がはじめて現れた。それは二〇年後にＨＩＶ－１が幾何級数的に流行し拡大したナイロビの売春形態と同様の形態であった。リスクの高い売春婦がひとたびＨＩＶに感染すれば、翌月には、女は数人の客にウイルスを感染させる機会を持つことになり、感染した客がさらに何人かの売春婦に感染させる。つまり、性を介したウイルスの増殖の土壌が整ったことを意味した。これは、レオポルドヴィルにおけるＨＩＶ－１流行のまさに転機となった。

こうしたことは、一九六〇年以降に起こった大量の移民の首都への流入と失業率の上昇をともなう甚大な社会変化の結果であった。その結果生み出された貧困は性産業にも重大な影響を与えた。男たちはときどき訪ねていく自由女性に、贈り物や定期的な支援を行う経済的余裕を失くしていった。かろうじて、短い酒宴のための数セントを持っているだけということもあった。一方、若い女たちの間でも貧困は広がっていた。彼女たちも、その数セントを受け取る以外の選択はなかったのである。一日に取る客数に数セントを掛けた金額が、基本的な需要を満たすために女たちに許された金額となった。自由女性と異なり、こうした低価格で多数の客を取る売春婦には、嫌いな客を拒否するという選択肢はなかったのである。

一九六八年七月にキンシャサ・コンゴの司法大臣は、すべての売春宿を閉鎖するという命令を出した。しかし、売春宿の経営者は単に建物の構造を変えただけで、命令が売春の「量」に影響を与えることはなかった。建物には酒場とダンスホールが加えられた。そこで客はビールを飲みながら女を選んだ。あるいは、経営者は小さなホテルを経営しているふりをした。そこでは部屋が時間単位で貸し出された。それでも、売春を斡旋する者はいなかった。経営者はビールの売り上げと部屋代で利益を得た。売春婦は客が支払った金額を自らの収入とすることができたのである。一九六〇年代末まで、売春婦に対する健診制度も機能していた。理論的には、毎月の受診と年に二回の梅毒検査が行われることになっていた。女たちは、中央病院の敷地内にある予防センターに行かなくてはならなかった。約七〇〇〇人の女が程度の差はあれ受診した。しかし、大統領やその取り巻きたちの銀行口座に入る歳入の割合がかつてないほどに増大し、ザイール〔キンシャサ・コンゴ〕の国家財政が破綻していくにしたがって、売春婦の健診制度は形骸化し、一九七〇年代にはついに消失した。売春の多様な形態の存在は、一九九〇年代に貧困が増大し、性を買うことのできる男がほとんどいなくなるまで続いた。飢餓と性的衝動は相互に排他的なのかもしれなかった。[74–75]

第7章　ウイルスの感染と伝播

一〇年前に一群の科学者たちは、滅菌されていない注射器がアフリカにおけるHIVの出現に果たした役割について論じた（注射器から注射器へと引き渡されるウイルスの継代がウイルスの毒性や感染性を変えたという議論もあった。この問題はウイルス研究者の間で未だに議論が続いている）[1]。「はじめに」で述べたように、私はこの課題をしばらくの間研究した。そして、そうした議論が正しかったという結論に達した。中部アフリカにおけるHIV-1の初期拡大のかなりの部分は、注射器と注射針の不適切な再利用によって引き起こされたのである。注射器を介したウイルスの流行拡大機序は、これまでに見てきた性を介した流行拡大機序と同じくらい重要であった。しかしそれを直接証明することは容易ではない。犯罪に使用された銃を発見できなかった検察官のように、続く三つの章では、すべての陪審員を最終的に説得できるような状況証拠を集めていくこととする。まずは、HIVだけでなく、B型肝炎ウイルスやC型肝炎ウイルスが「注射」という医療行為によってどのように感染していったのかを検証することにしよう。

非経口的もしくは医原性感染

「非経口」という言葉は「注射」と同義である。非経口とは文字通り、薬剤や血液製剤を注射——静脈注射や筋肉注射、皮下注射、皮膚注射——として投与することによって腸管を迂回することを意味する。一方、医原性とは、医療行為の途中で起こったということを意味する医学用語である。したがって、静注薬物常用者の間における病原体の伝播は医原性には含まれない。一方、臓器移植や他の侵襲的方法といった、注射でない医療行為による感染は医原性に含まれる。サハラ以南アフリカでは、「非経口的」と「医原性」という二つの言葉はしばしば重複する。というのもアフリカ大陸には、それによってウイルスが伝播するような薬物中毒者の数は少なく（中毒になるためには薬物は高価すぎる）、また、侵襲的な医学的手法が用いられることも少なかったからに他ならない。

ＨＩＶ‐１の非経口的伝播は、一世代分の血友病患者を死に追いやった。一九七〇年代後半から一九八〇年代前半にかけて、血液製剤の投与を受けた何万人もの血友病患者が非経口的にＨＩＶに感染した。また、非経口的経路による伝播は、世界中で静注薬物常用者の感染様式であり続けている。Ｂ型肝炎ウイルスに対する予防接種を導入した先進国では、高齢でワクチン未接種の静注薬物常用者を除けば、Ｂ型肝炎ウイルスの非経口的伝播は大きく減少した。しかし、Ｂ型肝炎ウイルスに対する予防接種が近年導入された開発途上国では、未だにウイルスの医原性感染が続いている。さらに言えば、ワクチンのないＣ型肝炎ウイルスは先進国社会でも静注薬物常用者間で感染が続いており、開発途上国では一般集団においてもウイルスの伝播が見られるのである。他にも非経口的に伝播するウイルスはある。しかしそれらは稀にしか起こらない。したがってここでは取り上げない。

二〇世紀の前半世紀に、医原性あるいは非経口的感染がＨＩＶ‐１の出現に果たした潜在的役割を過去にさかのぼって研究する際には、いくつかの困難がある。最大の困難は、感染した個人の大半が一五年以内に死亡するという死亡率の高さであった。死亡した個人に対しては、もはや、ＨＩＶ‐１感染と熱帯感染症を含む他の感染症に対する、注射を用いた治療を関連づけることはできなかった。唯一の方法は、死亡率の高くない他の病原体を研究対象とすることしかなかった。他の病原体が医原性に感染していたとすれば、同様なことがＳＩＶcpz／ＨＩＶ‐１に起こっていたとしてもおかしくないという論理である。(2)

ＨＩＶ‐２は病原性が低いため、そうした意味では興味深い研究対象だった。中部アフリカのチンパンジーではなく、西アフリカのスーティーマンガベイに起源を持つこのレトロウイルスは、感染したとしても、エイズを発症しない人がかなりの割合に上る。私たちはギニアビサウで疫学研究を行ったことがある。その結果、以下のようなことがわかった。二〇〇五年にビサウに住んでいた老人たちの間では、ＨＩＶ‐2感染が三つの非経口的経路への暴露と関係していることが示唆されたのである。第一の暴露は、一九七四年以前の眠り病に対する静脈注射、あるいは筋肉注射による治療経験であり、第二の暴露は、一九九二年以前の結核に対するストレプトマイシンの筋肉注射による治療経験だった。そして最後が宗教的クリトリス切除。しかしＨＩＶ‐２は中部アフリカには存在しなかったので、ＨＩＶ‐１が出現した国における研究事例とはならなかった。(3-4)

研究対象となったウイルスにＣ型肝炎ウイルスがあった。Ｃ型肝炎ウイルスの感染者は比較的生存期間が長い。肝硬変や肝癌を発症する感染者の割合は二五パーセント以下である。性交渉による感染や母子感染は低率だった。したがって、注射による感染が大半を占めた。先進国では、輸血によるC型肝炎ウイルスの感染はスクリーニング検査によって予防可能となった。新たな感染の大半は麻薬の静脈注射が原因で起こっている。一方、サハラ以南アフリカでは、未検査血液の輸血によって感染が起こることもあるが、感染の大半は医療や歯科医療行為の際の注射が原因と考えられている。(5-6)

一方、B型肝炎ウイルスは感染性が高く、非経口以外の複数の経路によっても効率的に感染する。そのためB型肝炎ウイルス感染は、サハラ以南アフリカにおけるウイルスの非経口感染の指標としては望ましくない。B型肝炎ウイルスに感染した子供は多くいるが、母親から感染した子供は少なく、大半は他の子供から皮膚の傷などを通して感染した。皮膚病変は貧困層の子供たちにはよく見られる。感染した子供のうち、黄疸をともなう急性肝炎を発症する者はほとんどいない。一方、感染者の一〇から一五パーセントが慢性のウイルス保有者となり、長期的に見れば何らかの合併症を発症する。残りの八五から九〇パーセントは回復し免疫を獲得する。子供のときに感染を免れた人は、成人になって性的に感染することが多い。中部アフリカでは、九五パーセントの人がB型肝炎ウイルスに対する抗体を有している。すなわち、成人に対してB型肝炎ウイルスが非経口感染する余地はほとんどないということになる。C型肝炎ウイルスは、B型肝炎ウイルスに比較して、非経口感染および医原性感染のよい指標となる。先進国では、子供時代のB型肝炎ウイルス感染は多くない。ワクチンが広く普及するまで、成人の大半はB型肝炎ウイルスに対して感受性で、医療行為や注射による薬物の使用によってウイルスに非経口的に感染した。

薬物中毒者におけるＨＩＶ

ＨＩＶ‐１が注射によって効率的に感染するという事実は、流行初期に行われた静注薬物常用者に対する研究からも報告されている。流行初期には、注射による感染の危険性が理解されず、静注薬物常用者といったアクセスが容易でない集団に対しては効果的な予防が実施されなかった。医療行為としての注射で感染が広がった事実からも、静注薬物常用者間での感染の事実からも、適切に消毒されていない注射器と注射針の使用によってＨＩＶ‐１の非経口感染が起こったことは間違いないだろう。コカインやヘロインを静脈内に注射した後に注射器内に残る血液の量は、治療的薬剤を静脈に投与した際に残る血液量と等しい。これは、血液量が多い輸血による感染とは対照的である。静注薬物常用者の間で、ＨＩＶ‐１感染は第一の常用者から第二の常用者、そして第三の常用者へと伝播していく。そうした感染様式は、多くの患者が同じロットの血液凝固製剤から感染した血友病患者における感染様式とは異なる。一つのロットの血液製剤は、何千人もの献血者からの血液を混ぜ合わせて作られている。

検査が可能になる前の保存検体は、静注薬物常用者におけるウイルスの広がりについて教えてくれる。一九七〇年代半ばにウイルスが持ち込まれたニューヨークでは、常用者の半数以上が一九八二年までに感染した。エディンバラでの感染率は一九八〇年代初期に五一パーセントにまで急上昇したが、感染の大半は二年以内に起こったものだった。イタリアのバリでは、静注薬物常用者の感染率は一九七九年にゼロだったものが、一九八五年には七六パーセントに上昇した。スペインのバレンシアでは、一九八三年に一一パーセントだった感染率が二年後には四八パーセントになった。ジュネーヴでは、一九八一年に六パーセントだった感染率が一九八三年には三八パーセントになった。ミラノの感染率は一九八一年に八パーセントだったものが、一九八三年に三五パーセントになり、一九八五年には六〇パーセントになった。バンコクでは、一九八七年末に一パーセントだった感染率が翌年末には四三パーセントにまで上昇した。[7-13]

静注薬物常用者の感染は、注射針交換計画を含む包括的対策が実施された地域でさえ続いた。ヴァンクーヴァーは、効果の高い抗レトロウイルス薬による治療が喧伝された、一九九六年の国際エイズ会議が開催された場所だ。その会議が開催された一九九六年のヴァンクーヴァーでさえ、静注薬物常用者の感染率は、HIVで二三パーセント、C型肝炎ウイルスで八八パーセントだった。そうした流行は、エイズの原因としてHIVが特定されてから三〇年が経過した今日でさえなお続いている。パキスタンのパンジャブ州サルゴーダーでは、静注薬物常用者におけるHIV陽性率は二〇〇五〜六年に九パーセントだったが翌年には五一パーセントに上昇した。[14,15]

こうした事例は、注射器や注射針を介したHIV感染が幾何級数的に流行することを示す。HIV陰性の静注薬物常用者が、注射器と注射針を陽性者と共用したとき、一回あたりの感染確率は〇・七パーセントから一・一パーセントになる。その確率は、HIV陰性者が陽性者と性交渉をしたときの感染確率をはるかに上回る。一回の性交渉あたりの感染確率は約〇・一パーセントとなっている。今示した感染確率は略式推計である。もしHIV陽性者が初期感染の際に見られる高い血中ウイルス量を有していたとすれば、感染確率はさらに高くなる。この事実は、HIV陰性の静注薬物常用者がHIV陽性者と注射器を共用する状況では、悪循環を形成する。結果として現在、静注薬物常用者におけるHIVの感染率はロシアで三七パーセント、スペインで四〇パーセント、インドネシアとタイで四三パーセント、エストニアで七二パーセントとなっている。世界全体で言えば、一六〇〇万人の静注薬物常用者のうち約三〇〇万人がＨＩＶに感染しているのである。[16-18]

ＨＩＶの医原性流行

医療行為を介したエイズの小さな流行が報じられる。発生する患者はたいてい数人である。こうした事例から、サハラ以南アフリカという広大な地域でどのようなことが起こったかを推測することは容易ではない。しかし、子供を感染者に含む二つの流行は、医療行為によるエイズの大規模な流行について多くのことを教えてくれる。

一九八九年、ルーマニアではチャウシェスク政権が崩壊した。その直後、ある医学誌がルーマニアの病院と孤児院に三六七人のＨＩＶ感染小児が存在すると報告した。一九九〇年までにルーマニア保健省には一一六八人の感染小児の存在が報告された。そのうち九四パーセントは四歳以下の子どもだった。この年齢分布は明らかに異常である。小児感染者の三分の二は両親によって遺棄され、孤児院あるいは保護施設で育てられていた子供だった。所在が確認された母親のうちＨＩＶ陽性者は一〇パーセントに満たなかった。通常でない感染経路の存在が疑われた。[19,20]

当時ルーマニアでは、多数の栄養素を補給するために栄養不足の子供に輸血が行われていた。輸血は少量だった。一単位の血液が二、三人の子供に分割投与された。小児感染の三分の一は検査されていない血液によって起こった。残りの三分の二は、注射器と注射針の共用によって起こった。HIVに感染した子供の多くは三〇〇回以上にも及ぶ筋肉注射を受けていた。異常な回数である。[20]

ルーマニア全体で見ると感染者の分布は一様ではなかった。全体の半数がブカレストの東、コンスタンツァで見られた。全国調査では、四歳以下で施設に入所している一二〇〇人の子供のうち一〇パーセントがHIVに感染していることがわかった。コンスタンツァ地域の施設へ入所している子供のHIV感染率は四歳未満で四八パーセント、四歳以上でゼロだった。このことは、生まれてから最初の一年間に輸血や注射が頻繁に行われていたことと同時に、コホート効果〔同じ時代や地方に生まれたり、人生の同じ時期に同じ経験をした人の集団に現れる現象〕の存在を示している。施設内感染は、HIVが一九八〇年代にルーマニアに持ち込まれて以降に起こっていた。

感染は輸血よりむしろ注射によって起こった。輸血経験のある子供でさえそうだった。一九九〇年から九一年にかけて行われた四〇万単位以上の血液に対する検査は、HIV陽性率が国全体で見れば〇・〇〇七パーセント、コンスタンツァ地域でさえ〇・〇二五パーセントだったことを示した。子供が一〇回輸血を受けたとしても、輸血による感染リスクはそれほど高いとは言えない。一方、症例対照（ケース・コントロール）研究では、HIV感染と複数回注射との間に関連が示された。数歳の感染小児が平均で二八〇回もの注射を受けていた一方、HIV陰性小児の平均注射回数は一八七回だった。これらの注射はビタミンや抗生物質の投与、ワクチン接種の目的で行われたものだった。[21,22]

五〇〇〇人以上の子供がHIVに感染した。後に行われた遺伝子解析は、HIV陰性の母親から生まれた陽性児のすべてが、サブタイプFに感染していることを示した。一方、成人では、サブタイプFの割合は六八パーセントだった。それ以外にも、サブタイプA、B、C、D、CRF02‐AGが検出された。複数のサブタイプが、アフリカに旅行したルーマニア人かルーマニア在住の外国人によって持ち込まれた、と考えられる。その後、施設に入所している子供たちへの危険な医療行為によって、サブタイプFが子供から子供へと拡大した。ルーマニアで分離されたサブタイプF株は、当時ルーマニアと同じ共産国家だったアンゴラの分離株と近縁であった。そこに悲劇の源があったのかもしれない。それ以外のサブタイプウイルスは、他のヨーロッパ諸国同様、ルーマニア成人のなかで性的接触を介して緩やかに拡大していった。[21,23-25]

第二の悲劇は、リビアのベンガジにあるアル＝ファテ病院を受診した子供たちの間で見られた。五人のブルガリア人看護師と一人のパレスチナ人医師が事件に関与したとして死刑を宣告され、メディアの注目を引いた事件である。医師と看護師はリビアの刑務所で九年を過ごした後、釈放された。事件の発端は、一九九八年に数人の子供のＨＩＶ感染が判明したことだった。最終的には約四五〇人の子供がウイルスに感染していることがわかった。感染小児の平均年齢は四歳だった。子供たちの多くはその後、スイスやイタリアの施設で治療を受けることになった。そこで詳細の一部が明らかになったが、二〇〇七年までに五二人の子供が死亡した。[26-28]

感染小児の三分の二は、ベンガジのその病院に入院した経験があった。他の三分の一は通院だった。子供たちの四六パーセントはC型肝炎ウイルスにも感染していた。二五人の母親が検査され、一人がＨＩＶ陽性であることがわかった。これは、二四人の子供の感染は母親からのものではないことを意味する。後に、さらに一八人の母親がＨＩＶ陽性と判明した。しかし大半の感染は、母から子でなく、子から母へ、授乳中に感染した可能性が高いこともわかった。というのも、父親は一人として感染していなかったのである。多少の変異はあったが、子供たちはすべて組み換えウイルスであるCRF02-AGに感染していたこともわかった。このことは、感染源が同じで、かつ流行が急激であったことを物語る。[26-27]

残念なことに、外国人研究者はリビアの疫学情報に直接接することはできなかった。一方、リビアの研究者が事件について直接語ることもなかった。カダフィーが率いる独裁政権はすでに誰を罰すべきか決めていたのである。米国中央情報局（CIA）あるいはイスラエル諜報特務庁（モサド）の内意を受けた外国人が、陰謀の一部として故意にHIVを子供に感染させた、というのが筋書きだった。どのような行為によってウイルスの感染が引き起こされたか、私たちには正確なことはわからない。犠牲者の全員は病院で採血されたことがあり、大半の者は静脈注射をともなう治療を受けたことがあった。しかし輸血を受けた者はほとんどいなかった。多くの子供が半集中治療室で治療を受けたことがあったが感染予防は貧弱であった。そのため、どのような行為でさえ、感染を引き起こす可能性があった。[26-27]

分子時計は、このリビアにおけるHIV-1およびC型肝炎ウイルスの直近の共通祖先が、一九九八年を数年さかのぼることを示した。このことは、外国の医療従事者がベンガジに来る前から、すでにウイルスが病院内で流行していたことを意味する。感染した子供の何人かは、一九九七年以降病院で治療を受けていないことも、この仮定を裏づける。CRF02-AG株が主として中部および西アフリカで報告されていることを考慮すれば、ベンガジにおける最初の患者、すなわち「患者ゼロ」は、リビアに住む一五〇万人のアフリカ人移住労働者の一人だった可能性が高い。[29]

オイルマネーでこれほど豊かになった国で、注射針や他の医療器具の再利用を通してこれほど多くの子供がHIVに感染したという事実は、まさに醜聞であり悲劇であった。そこで、真犯人への嫌疑が消えるまで身代わりが勾留された。真犯人とはじつはリビア政権だったのである。このリビアにおける流行、ルーマニアにおける流行、さらに旧ソ連邦で起こった二つの小さな流行は、ＨＩＶ‐１が危険な注射を介していかに急速に拡大するかを示している。それは静注薬物常用者の間で見られた流行拡大と同じであった。それらの流行はＨＩＶ‐１の存在が明らかになった後に起こった。とすれば、同様のことが、新しい病気やその原因が明らかになる以前に起こったとしても不思議はない[30]。

史上最大の医原性流行

世紀の変わり目にエジプトで行われた研究は、Ｃ型肝炎ウイルスが医原性に大規模に感染することを示した。もちろん、エジプトはツェゴチンパンジーの生息地ではない。したがって中東でＨＩＶ‐１が出現することはなかった。しかし、善意にもとづいた疾病対策がウイルス感染を引き起こす例として、エジプトの経験は無視することのできないものとなっている[31]。

住血吸虫症は複雑な生活環（ライフサイクル）を持つ寄生虫によって引き起こされる疾病である。感染は中間宿主である貝が生息する水との接触によって起きる。住血吸虫症の典型的な症状は、成虫が肛門周囲の血管内に生息することによって起こる血便である。虫卵が肝臓に達すれば肝線維症を起こす。成虫が膀胱に生息し、虫卵を尿中に排泄する住血吸虫もいる。その場合は血尿が主症状となる。

住血吸虫症はナイル川流域で高い流行が見られた。流行に対して集団治療が実施されたが、結果としては、注射による薬剤投与によって数百万人がC型肝炎ウイルスに感染することになった。住血吸虫症に対する古い治療薬である吐酒石(としゅせき)〔酒石酸アンチモンカリウムの別称で、住血吸虫症治療薬〕の使用は一九二一年に始まった。一九五〇年代初頭になると、エジプト保健省が大規模な介入を実施した。一九六四年から一九八二年にかけては、毎年二〇〇万回以上の吐酒石の注射が二五万人の患者に対して行われたが、注射器や注射針は一、二分煮沸されただけで、あるいは煮沸さえ行われていない状態で再利用された。滅菌が十分でないこうした注射器や注射針で、患者一人あたり平均一〇から一二回の静脈注射を受けた。治療に特化した診療所では、一時間で五〇〇人以上もの患者が注射を受けることもあった。しかし吐酒石はあまり効果的な治療薬ではなかった。多くの患者が、再発したり再感染したりして、再度吐酒石による治療を受けることになった。史料が示すこうした情報は、分子時計を用いて計算された結果と一致した。計算は、一九四〇年から一九八〇年の間にC型肝炎ウイルス感染が幾何級数的に増加したことを示すものだった。[32-33]

国全体では、一〇歳から五〇歳の国民の二二パーセントがC型肝炎ウイルスに感染することになった。感染率はカイロとアレクサンドリアで低く、六から八パーセントだった。しかし北部、中部、南部エジプトでは一九から二八パーセントに達した。感染率は住血吸虫症に対する治療をくり返し受けたことのある年長者で高かった。中部および南部エジプトでは、四〇歳以上の住民の半数以上が、C型肝炎ウイルス抗体が陽性だった。すべての地域で、住血吸虫症に対する治療とC型肝炎ウイルス感染の間には関連が見られた。同じ治療は医原性のB型肝炎ウイルス感染も引き起こした。しかしB型肝炎ウイルスに関して言えば他の要因もあって、住血吸虫症治療との関連は明確なものとはならなかった。

中部アフリカにおけるC型肝炎ウイルス感染

さて、物語の核心へ地理的に近づいてみることにしよう。世界的に見て、エジプトに続いてC型肝炎ウイルスの感染率が高い地域が中部アフリカだった。地域全体では成人の感染率は六・〇パーセントであった。しかしカメルーンでは一三・八パーセント。カメルーン内には、成人の四〇パーセント以上がC型肝炎ウイルス抗体陽性となっている地域もあった。疫学者が「コホート効果」と呼ぶ効果の影響も見られ、一九四五年以前に生まれた人の間では、陽性率は四〇から五〇パーセントに達した。一方、一九六〇年生まれの人では、その割合は一五パーセントで、一九七〇年以降に生まれた若い世代では三から四パーセントであった。他のいくつかの研究でも、C型肝炎ウイルスの陽性率は一九三〇〜三五年に生まれた人たちの集団で高い値を示している（図9）。すなわち、C型肝炎ウイルスの注射による感染の大半は、一九三〇年から七〇年にかけての四〇年間に起こったことになる。[34–42]

分子時計を用いた解析もこの結論を支持する。カメルーンやガボン、中央アフリカ共和国におけるC型肝炎ウイルスの感染者数は、一九二〇年から一九四〇年の間に幾何級数的な増加を示し、その増加は二〇年から三〇年続いた。C型肝炎ウイルスが異性間性的接触で感染する確率は高くない。とすれば、こうしたC型肝炎ウイルスの高い感染率は、HIV-1の起源であるツェゴチンパンジーの生息地で、一つのウイルスが血液を介して大規模に流行したことを示していることになる。こうした注射による大規模な流行は、チンパンジーにおけるサル免疫不全ウイルスがヒト集団に出現し、HIV-1になったとほぼ同時期に起こった。これは単なる偶然の一致とは考え難い。[42, 43]

カメルーンでは、高いC型肝炎ウイルス抗体陽性率を示す集団が、ヤウンデあるいはその南の熱帯雨林で見つかっている（図9と地図5）。北部での陽性率は低い。こうした抗体陽性率の南北勾配は、仏領赤道アフリカの一部でも見られた。チャドや中央アフリカ共和国で感染率は低くガボンで高い。このことは、治療によってC型肝炎ウイルスの感染を引き起こすことになった病気の地理的分布が南の熱帯雨林で高く、北の乾燥地帯で低かったことを示している。(42-45)

治療目的の注射すべてが、C型肝炎ウイルス感染に関して同じリスクを持っていたとは考え難い。そうしたリスクを考えるとき、患者血液に職業的に暴露している医療従事者から集められたデータは有用である。中空針を患者の静脈に留置するときや、深い傷を受けたときなどにC型肝炎ウイルスに暴露された医療従事者は、高い感染リスクを負う。こうした感染リスクの高さは、暴露されたウイルスの量を反映していると考えられる。これにもとづいて患者間の医原性感染を推定すれば、リスクは静脈注射で高く、筋肉注射で中間程度、皮下注射で低い。リスクはまた、注射の回数にも比例しただろう。同様の結論はHIV感染にも応用できる。研究者たちはカメルーンで、六時間以内にHIV陽性患者に使用された注射器や注射針のなかに、HIV-1遺伝子の痕跡を探した。静脈注射の場合、三分の一から遺伝子が検出された。一方筋肉注射の場合、ウイルスが検出された割合は二パーセントにすぎなかった。

接種肝炎

二〇世紀最初の半世紀に中部アフリカで働いていた医師や看護師は、医療行為によって伝播するウイルスについて何を知っていたのだろうか。その問題について考えてみる。もし伝播の可能性を理解していたとすれば、彼(女)らは、より注意深く行動していただろう。ということは、彼(女)ら熱帯医学の先駆者たちが、ヨーロッパの医師や看護師より深い知識を持っていたとは考え難い。やがてアフリカで働く医師たちにも知られていくことになったが、血液を介して感染するウイルスに関する知識の大半はヨーロッパで獲得されたものなのである。

一般論として言えば、この時期、医師たちのウイルスに対する知識は少なかった。肝炎を起こすウイルスの知識になるとさらに少なくなる。細菌や寄生虫と異なり、ウイルスは顕微鏡で見るには小さすぎる。細菌の培養には栄養素を加えたアガー培地があれば十分だったが、ウイルス培養には生きた細胞が必要だった。また当時の医師は、肝炎の診断に必要な血中酵素を測定することもできなかった。酵素は肝臓で炎症が起こった際に放出される。

実際には、患者が他に明らかな原因がないにもかかわらず黄疸を発症したときに、肝炎と診断された。熱帯地域では、黄疸の明らかな原因の一つにマラリアがあった。マラリアは肝炎の診断の際に除外されなくてはならない疾患だった。マラリア以外の原因で黄疸を発症した患者はしばしば肝炎と誤診され、黄疸を起こすほど重症でない肝炎の多くは見逃された。しかし、流行が起こったときの診断は信頼できた。何十人、何百人の相互に関連を有する患者がある一定の期間に黄疸を発症すれば、それが感染性の病原体に

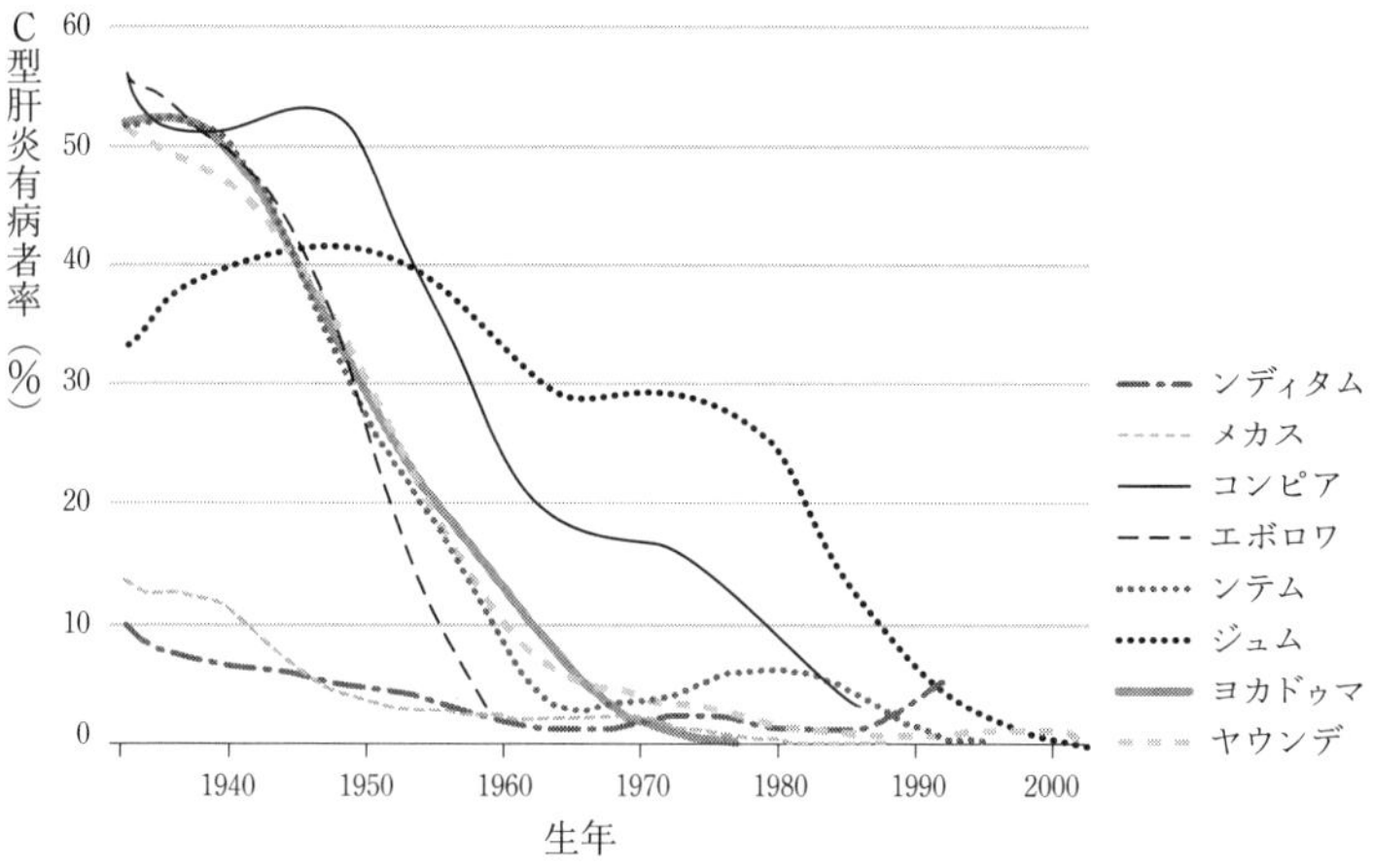

図9　カメルーン各地におけるC型肝炎の生年別有病率(46)

よって引き起こされた肝炎であることに疑いはなかった。

「接種肝炎」あるいは「血清肝炎」と呼ばれた肝炎は、さまざまな医療行為の後に現れる疾患として、一九四〇年代から教科書に記載され始めた。そうした医療行為のなかには、当時のヨーロッパで行われていた砒素系薬剤の数週間にわたる静脈投与による梅毒治療も含まれた。臨床医は、注射後九日くらいで発症する初期の砒素肝炎と、一〇〇日くらいの後期で起こる肝炎とを区別した。初期の肝炎は薬剤性、後期の肝炎は感染性と考えたのである(50-55)。

第二次世界大戦以前、砒素の静脈投与を受けた梅毒患者のうち、黄疸を発症する者は一パーセント程度にすぎなかった。しかし、戦争という状況と物資の不足が状況を変えた。イギリスのいくつかの軍診療所では、梅毒の治療を受けた者の五〇から七〇パーセントが黄疸を発症した。同様の流行は、軍診療所で静脈注射を受けた兵士の帰還によっても起こった。原因はガラスの注射器の再使用だった。当時、ガラスの注射器は不足していた。そのため、再使用の際にも煮沸するための十分な時間が確保できなかった。一度煮沸すると冷やすまでに時間がかかる。注射器は消毒液に短い時間さらされるか、単に水で洗われるかであった。薬が静脈に注入されるとき、看護師は、針が確実に静脈内に留置されていることを確認するために少量の血液を吸引する。それによって、ごくわずかだが血液が注射器や針のなかに残存することになる。それが次の患者の静脈に注入された(54-57)。

梅毒や梅毒以外の感染症をペニシリン――当時の魔法の薬――で治療した後にも黄疸の流行が起きた。そのことは記録にも残されている。徐々にだが、こうした肝炎の原因を感染性病原体以外に求めることは難しくなってきた。さらに、静脈注射をした看護師や検査のための血液を送られた検査技師に黄疸の危険性が高いこともわかってきた。それによってウイルス原因説はさらに真実味を増した。こうした突発性の流行はB型肝炎ウイルスによるものだった。というのも、C型肝炎ウイルスの急性感染が黄疸を起こすことは稀だからである。B型肝炎の罹患率が五〇から七〇パーセントに達するには、ウイルスの流行に関して何らかの悪循環が存在したはずである。最初のB型肝炎ウイルス感染者が数人にウイルスを感染させ、その数人がさらに、それぞれ数人にウイルスを感染させていく。それが続いていくという悪循環が(58)。

一九四二年頃、生産過程で医学生の血液が混入した黄熱病ワクチンで、アメリカの市民や兵士約五万人が黄疸を発症した事件があった。この大規模な流行によって、二番目に主要なウイルス肝炎に現在の名前がつけられた。注射と強い関連があり、季節性がないこの肝炎は、A型肝炎と区別するためにB型肝炎と名づけられた。A型肝炎は注射とは関係なく、流行には明らかな季節性が見られた。一九四二年に黄熱病ワクチンの接種によって肝炎を発症した米退役軍人が、四〇年後の一九八五年に調査された。九七パーセントがB型肝炎ウイルスに対する抗体を有していることがわかった。一方、明らかな黄疸を発症しなかっ

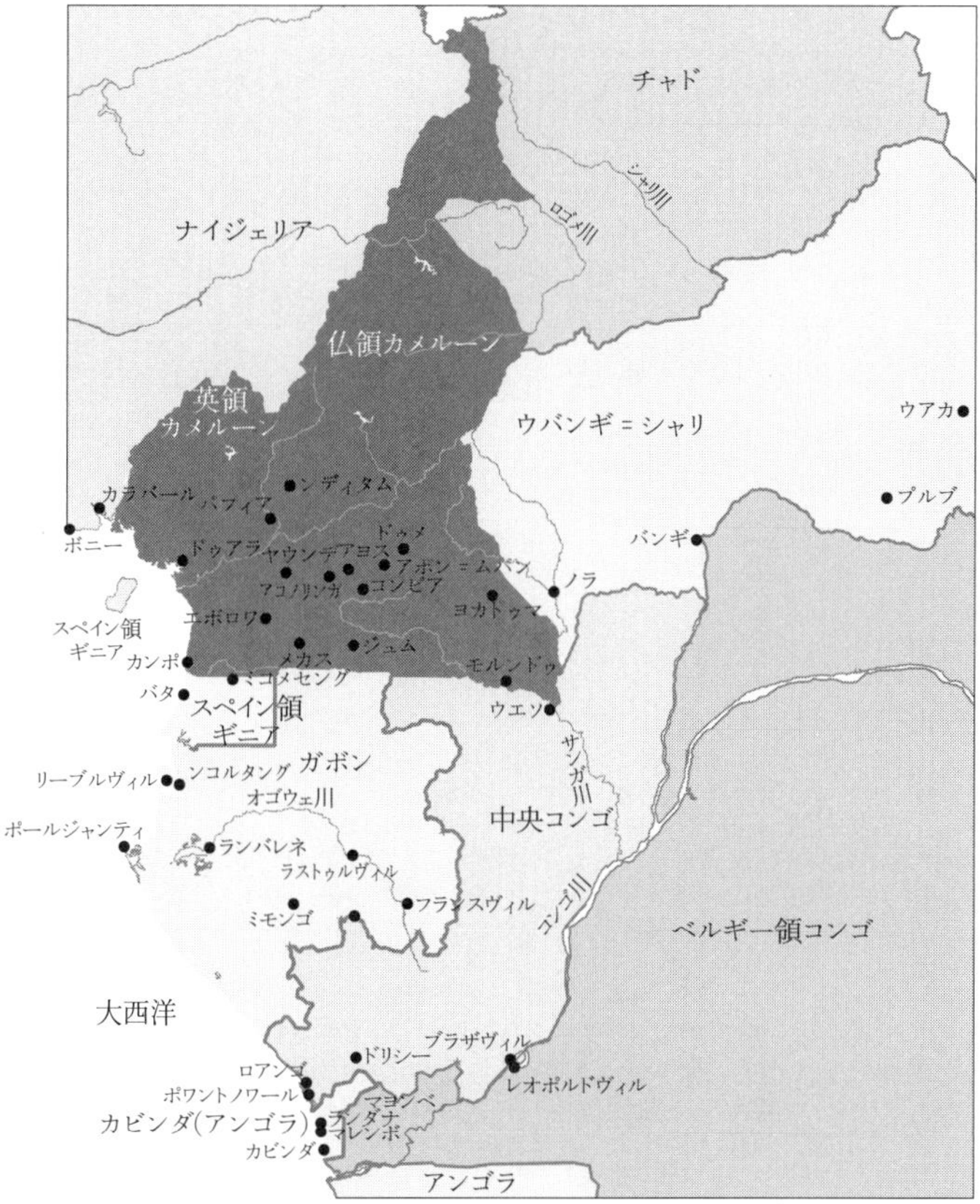

地図５　仏領カメルーンと，仏領赤道アフリカを構成する４つの植民地

た群での抗体陽性率は七三パーセントで、ワクチン接種を受けなかった人の陽性率はわずかに一三パーセントだった。感染したが黄疸を発症しなかった人たちは症状を発症した群に加えられた。最終的には三三万人のワクチン接種者がB型肝炎ウィルスに医原性に感染したと推測された。他のワクチン、療養所や糖尿病外来などで見られた共通の注射器による血液採取、輸血、血清や薬剤の回復期投与などが、B型肝炎の原因として順次認識されていった(59-60)。

植民地時代に中部アフリカで働いていた医務官がこうした危険性を認識していたという証拠はない。仏領赤道アフリカやカメルーンの保健に関する報告書に接種肝炎に関する記載はない。一方ベルギー領コンゴでは、一九五三年に最初の記載が見られた。急性のC型肝炎感染はしばしば無症候性で、症状があったとしても非特異的で、明らかな黄疸といったものは見られない。そのためもあって、植民地の医師にその存在が認識されることはなかった。一方B型肝炎ウィルス感染は中部アフリカでは普遍的に見られ、通常、ウィルスには小児期に感染した。したがって、成人になってから医原性に感染することはほとんどなかった。小児期の感染では通常黄疸を発症することはない。一方、梅毒治療によるB型肝炎ウィルス感染が予防されるようになったイギリスでは、逆に成人して以降の医原性感染のリスクが増加することになった。さらに言えば、サハラ以南アフリカで医原性にB型肝炎ウィルス感染が起こったとき、その症状は、一〜四カ月の潜伏期間の後に発症した。そうした潜伏期間の長さが、症状が医療行為と関連しているという医師の認識を難しくさせた。

仏領赤道アフリカやカメルーンからの報告書には、再使用の際に注射器や注射針がどのように消毒されたか、一日に何回注射器や注射針が使用されたかということについての記載はなかった。一九三一年にガボンの主任医官が書いた看護師向けの教科書には、どのように注射器や注射針が消毒されるべきかという説明があったが、説明にある消毒法には加圧滅菌器や乾熱器が必要であった。そうした機器は病院か大きな医療施設にしかなかった。電気もない小さな施設で働く看護師たちに、医官が何を期待したのかは不明だった。注射の大半はある程度の経験を積んだ看護師によって行われたが、彼女らの受けた訓練は限定的なものにすぎなかった。過剰な患者数を考えれば、エジプトで見られたように、消毒の過程は省略された可能性が高い。後に詳しく見るが、少なくともベルギー領コンゴでは、注射器や注射針は煮沸さえされていなかった。そしてそれは例外というよりむしろ日常的だったのである[61]。

こうしたことを念頭に置いて、ウイルス、とくにSIVcpz／HIV-1やC型肝炎ウイルス感染において注射が果たした潜在的役割を推測してみよう。そのためにまず、一九二一年から一九五九年にかけて中部アフリカで行われた主要な疾病対策を見ていくことにする。それが次章の主要なテーマとなる。

第8章　植民地医学の遺産（1）――フランス領赤道アフリカとカメルーン

私たちはHIVや他のウイルスが注射によって伝播することを見てきた。本章では、中部アフリカのフランス領において行われた植民地医学の歴史を追ってみることとする。そこで行われた公衆衛生学的介入は熱帯病を減少させることに成功した。しかし一方で、C型肝炎ウイルスや成人T細胞白血病ウイルス（HTLV-1）、SIV_{cpz}／HIV-1の流行を生み出した。問題の核心の一つに、熱帯病に対する初期の薬剤があまり有効でなかったということがある。血中の薬物濃度を上げるために、薬は注射、それも静脈注射によって投与された。何千万回もの静脈注射が、HIV-1がまさに出現した時期に、その誕生の地とも言える場所で行われていたのである。

医療制度

仏領植民地の歴史に顕著な特徴として、医療の組織化のあり方があった。植民地での医学やその分野におけるキャリアに関心のあるフランスの若者は、まずボルドーにある陸軍運営の医学校で学位を取得した。その後、研究所近くの公園の名前を取ってル・ファロと呼ばれるマルセイユの熱帯医学研究所でさらに研修を積んだ後、軍医中尉として海外での経歴を開始した。才能があり、忍耐強く、強い動機に裏づけられた若者は、徐々に昇進の階段を上っていき、軍医大佐、そして最終的には軍医総監になった。軍医のなかで兵舎に配置される者は稀だった。大半は病院や疾病対策部に配置された。文民のなかにありながら軍医として働いていたのである。一方で、そのために厳格な階級制度が維持された。疾病対策や医療提供計画は、階級上、最上級の軍医総監が決定した。対策は詳細な計画書にしたがって植民地全土で実施された。何をどのようなかたちで報告するかに関しても、詳細な決まりがあった。各病院および各地域からの報告は年次報告書のかたちでまとめられた。報告書には、関心のある疾病に関して多数の表、図、地図、実施された治療、それぞれの薬の注射回数などが記載されていた。なかには八〇〇ページに及ぶ年次報告書もあった。すべてのフランス植民地で同じ様式が採用されており、後に海外フランス領土の健康に関する年次要覧としてまとめられた(1)。

フランスの植民地医学のもう一つの特徴に、全住民を対象としたアプローチがあった。アフリカの他地域では、植民地の医師は病院や診療所に来た人々に医療を提供することで満足していた。それに対しフランスは、流行している熱帯病の治療を通して、基礎的医療をすべての人に提供するということを目的に掲げていた。対象とする集団に対しては、信頼できる医学的人口調査を継続的に行い、いくつかの選ばれた病気に対しては、すべての患者を発見し治療することを目標とした。その目標を達成するために、医師たちは移動診療班を作り、患者を発見し治療するために毎日、潅木を抜け、村から村へ巡回診療を行った。

それによってヒトが感染症の貯蔵庫として機能することを防ぎ、疾病が消えていくだろう水準にまで感染を減少させることを目指したのである。患者発見のための集会への参加は強制とされ、参加者には証明書が発行された。多くの人が自身の村で、注射による薬物投与を受けた。こうした公衆衛生学的介入が血液媒介性ウイルスに感染の機会を提供した。したがって、そうした機会は、英領やポルトガル領植民地より仏領植民地で高かった。もちろん当時は、そうしたウイルスの存在は知られていなかった。

病院や診療所での医療は当初は限られたものであった。年二回の移動診療と移動診療の間に急性疾患を発症した患者にとって、その制度は良いものとは言えなかった。その結果、移動診療に特化した垂直的アプローチを支持する者と、年間を通じて基礎的保健医療サービスを提供するための多機能保健センターを置くという水平的アプローチを支持する者との間で議論が起こった。水平的アプローチは後に、プライマリー・ヘルスケアと呼ばれることになった。プライマリー・ヘルスケアは、マラリアや肺炎、胃腸炎、分娩停止の女性など、急性だが治療可能な疾病に対して治療を提供することになった。

すべての熱帯病の母

ユジェーヌ・ジャモは植民地医師としてアフリカで最も有名になったフランス人である。その生涯を概観することは、当時の植民地医療制度や疾病対策のよい例証となるだろう。一八七九年、ジャモは大学へ入学した。彼の家族でははじめてのことだった。大学では自然科学を学んだ。その後、資金を貯めるためにアルジェリアとモンペリエの高校で数年間教鞭を執り、一九〇八年、モンペリエ大学医学部で学位を得た。二年間フランスで研修した後、ジャモはアフリカ行きを決意する。部分的にはそれぞれ、不幸な結婚、母との確執、義理の父親との激しい諍いに引き続く裁判が、そうした決意をより確固たるものにした。(2-5)

マルセイユで熱帯医学の研修を終えたジャモの最初の任地はチャドだった。その後パリでさらに研鑽を積み、ジャモはブラザヴィルにあるパスツール研究所の創設期の副所長となった。ブラザヴィルへの到着の二週間後に第一次世界大戦が勃発し、ジャモは仏領赤道アフリカから独領カメルーンへ侵攻する部隊の医官として従軍することになる。この軍事行動が成功裏に終わった後、ジャモはブラザヴィルへ帰還し、そこで一九一七年から一九二一年までを過ごした。そのときまでに軍医大尉となっていたが、この期間に彼は自身の職業人生の最優先課題を見つけ出した。それが眠り病の制圧だった。ジャモは「移動診療」というアイデアを考え出し、最初のチームリーダーとしてウバンギ＝シャリで行動を開始した。(6)

眠り病はトリパノソーマ・ブルース・ガンビアと呼ばれる寄生虫によって引き起こされる。中部アフリカで大規模な対策が実施された最初の熱帯感染症が、この眠り病だった。英領シエラレオネの内科医であったトマス・ウィンターボトムによって一八〇三年にはじめて、ヨーロッパの教科書にこの疾病が記載された。臨床症状の一つに頸部リンパ節の腫脹があった。奴隷貿易商たちの間では、これは良くない予後の兆候として知られており、そうした兆候を持つ奴隷の値段は低くなった。罹患すると間歇的熱発が数週間から数ヵ月間続く。その後患者は慢性の脳髄膜炎を発症する。慢性脳髄膜炎が昼間嗜眠傾向を引き起こした。昼間嗜眠傾向は治療しなければ死ぬまで数ヵ月続く。「眠り病」という名前の由来である。

疾病を媒介するツェツェバエは新大陸にいなかったため、奴隷によって眠り病がアメリカ大陸に広がることはなかった。中部アフリカでは、ヨーロッパによる植民地化にともなって大規模な人口移動が起こり、それが寄生虫の伝播をもたらしたと考えられている。トリパノソーマは、それまで原虫が存在していなかった地域にも持ち込まれ、免疫学的に抵抗性を持たない集団の間で急速に広がっていった。眠り病の高い新規感染率に、フランスおよびベルギーの植民地当局は強い関心を示した。彼らは、病気の持つ高い死亡率のために労働力が不足するという事態をいくつかの地域で経験していたし、さらに言えば、アフリカ人における高い新規感染率は、しばしば致死的であるこの病気がヨーロッパ人にも伝播する可能性を示唆するものであった。

事実、植民地時代に実施された多くの疾病対策の目的は、周囲のアフリカ人が病原体の貯蔵庫となることを予防することによって、ヨーロッパ人自身の健康を守ることにあった。アフリカにおけるヨーロッパ人の死亡率の低下を目指して、マルセイユ、ロンドン、リヴァプール、ブリュッセルに熱帯医学校が開校した。アフリカにおけるヨーロッパ人の死亡率は、海岸部より内陸部で高かった。イギリス政府の刊行物は、西海岸が白人の墓場だった時代に、コンゴの熱帯雨林は白人にとっての煉獄だったと述べている。フランス植民地の年次医学報告書は、ヨーロッパ人の健康問題を扱った章から始まっている。その章には、前年に死亡したすべての人のリストとその死因が載っていた。アルコール性肝硬変や梅毒の合併症で死亡した人にとっては、不名誉なことであるが。(7)

実質的な資源が眠り病対策に割りあてられ、「ジャモの原則」として知られるようになった計画を実行するために組織された。計画は単純だった。移動診療班が各村を訪問し、簡便な検査法を用いてできる限り多くの患者を発見する。簡便な検査法とは、血液の顕微鏡検査やリンパ節吸引などを指した。その上で、その場で患者を治療する。初期には薬剤はあまり効果的だとは言えなかった。患者は治療にもかかわらずしばしば死亡した。治療薬が、脳内の寄生虫を排除できなかったことが原因だった。それでも治療薬は、血中の原虫数を抑制することにより、患者の感染性を減少させた。長い間、眠り病の治療には毒性の強い砒素が使われた。それは個人より集団としての利益を追求するものであった。

初期の頃、移動診療班の班員たちは困難な状況のなかで英雄的な働きをした。たとえば一九一七年から一九一九年の一八カ月間に、ジャモはウバンギ゠シャリで八万九七四三人に検査を行い、五三四七人の患者を発見し治療した。ジャモらは、これをわずか三台の顕微鏡と六本の注射器で行った。彼らは月のうち二〇日を村で過ごし、住民が提供してくれた小屋で寝泊りした。村から村への移動は徒歩で行われた。車で行くための道路がなかったのである。彼らは、トリパノソーマに感染したツェツェバエが生息する地域で、生活の三分の二の時間を過ごした。リスクは彼ら自身で引き受けた。何人かの医療従事者が眠り病を発症し死亡した。医学に対する貢献として、何人かの医療従事者は、症状の進行を科学論文の形式にしたがって記述し公表した。ジャモらの計画によって、患者が感染性を有する期間が短縮した。それによって介入が効果的であることが示された。新規感染率は低下し、眠り病による死亡は六五パーセント以上も減少した。一九二二年、ジャモは第一次世界大戦中にフランスが占領した仏領カメルーンへ移動した。フランス政府はそこで、眠り病の問題をドイツから引き継ぐことになった。(6, 8-9)

ジャモは強い個性と動機の持ち主で、仕事熱心な人であった。そしてすぐに、「私は黒人を目覚めさせる」というスローガンで有名になった。彼は多くの資金や人材を獲得した。その結果一九二六年には、眠り病に特化した自立的な組織が作られた。ヤウンデの東に位置するアヨスに本拠地を置くその組織は、関係者によって国家のなかの国家とみなされるようになった。ジャモは総督と直接交渉し、植民地の医務官長や地方の行政府からは独立した存在となった。その過程で何人かの関係者の自尊心を傷つけた。カメルーンの医官の半数がジャモの下で働いていたこともあった。ジャモは一七人の医師と四〇〇人の保健師を指揮して二八の移動診療班を組織し、国中で計画を実施した。

ジャモは部下たちから畏敬された。彼を信奉する部下たちは「ジャモタン」と呼ばれ、彼のやり方は「ジャモティク」と呼ばれた。訪問した村では一日に約五〇〇人の住民を診察した。それはまるで、一人ひとりがよく定義された規則にしたがって動く生産ラインのようだった。役人は登録や証明書の発行といった事務を担当した。看護師は頸部を触診し、顕微鏡検査が必要な人の額に×印を付けていった。顕微鏡技師の一団が血液やリンパ節から採取した吸引液を検査した。原虫が見つかったときには叫び声が上がった。それを医師が確認した。別の看護師が、陽性患者に対し疾病の進行具合を確かめるために髄膜穿刺を行った。最後に医師が治療薬の処方箋を書き、診療班が次の村に移動した後もそこに残った看護師によって治療薬が投与された。ジャモのカメルーン滞在中に、一五万人の住民が原虫感染と診断され治療された。結果、眠り病の新規感染率は減少したが、それが新たな問題を引き起こすことになった。一部の同僚は、眠り病にこれほど多くの資源が使われる一方で、年間を通して基礎的医療サービスを提供する施設にほとんど資源が投入されないことに疑問を呈した。

ジャモはその経歴において四〇編の論文を発表した。アフリカに拠点を置き、大学に勤務しない医師としては大変な数字である。なかには、カメルーンにおけるトリパノソーマの分布や治療に関する詳細な論文もあった。自由な思想の持ち主であるジャモは、カメルーンおよび仏領赤道アフリカにおける眠り病の流行は、ヨーロッパによる植民地化と人口の強制移住が原因で起こった、とくり返し述べた。こうした自由な発言は、軍人としての彼の経歴にとって良いものとは言えなかった。保守的な人々にとっては、彼がフランス人妻と法的には結婚したままで、北部カメルーン出身のフラーニ族の女性と部族の習慣にしたがって結婚し、三人の子供をなしたことも眉をひそめさせる原因となった。彼のフランス人妻は、一度としてアフリカへ来ることはなかった。

アフリカ植民地における疾病対策の強力な推進者として、あるいは眠り病の制圧者として、ジャモはフランスでよく知られる存在となった。とくに一九三一年にパリで開かれた植民地博覧会は彼の名声を高めた。科学会によって表彰され、レジオンドヌール勲章〔「名誉の軍団の国家勲章」は、ナポレオン一世によって制定されたフランスの勲章。現在もフランスの最高勲章として存在する〕が与えられ、ノーベル賞候補に推薦された。ジャモはカメルーンにおける眠り病対策にかつてない支援を得るために、自身の名声を利用した。新規感染率は、彼がカメルーンに到着したときと比較して九〇パーセントも低下した。しかしジャモは根絶というさらに野心的な目標を設定した。寄生虫の貯蔵庫となる重要な動物が存在しなければ、それも可能だと思われた。

自らに対する高い注目度によって、ジャモは最終的に職を失うことになる。彼の部下は新しい砒素系治療薬の量を二倍、あるいは三倍に増量した。それは部下の独断だったようだが、ジャモを排除するための良い口実となった。この増量は一年以上にわたって続けられたが、これによってバフィア地域の数百人の患者が盲目になった。新しい薬剤は視神経に毒性があったのである。この悲劇におけるジャモの関与は不明だった。バフィア地域の若い医師が連行されたが、彼はそうした扱いに抗議した。その結果、調査が行われた。ジャモはそのときフランスにおり、植民地省に出頭するよう要請されたが、出頭することはなかった。これが関係者の不興を買った。アフリカへの帰途ダカールに立ち寄ったとき、大佐であったジャモは、カメルーンでの職を解任するという電報を受け取った。(2-5)

ジャモは眠り病対策を指揮するために、ワガドゥグーから仏領西アフリカへ送られた。彼はその広大な領域を行ったり来たりしながら、次の三年間を仏領西アフリカで過ごし、その間に七万人の新たな患者を見つけた。しかしジャモは、眠り病対策に与えられる主体性と重要性に関して、カメルーンで行ったと同じような議論を医学関係者や行政当局者とくり返すことになった。ジャモは問題の重要性に関する理解の欠如に失望し、一九三五年、軍人としての生活を引退した。その後、一般医として働くためにフランスの故郷の村に帰った。失意の男は一年後、心臓発作のために死亡した。

ジャモと彼のチームが、コミュニティーを絶滅の危機から救ったことは疑いない。ヤウンデの東にあるニョン川上流地方には、住民の九七パーセントがトリパノソーマに感染していると診断された村もあった。当時眠り病は、その他の病気をすべて合わせたよりも高い死亡率を村人にもたらしていた。移動診療班が巡回できなかった村は病気によって一掃された。人口の大半が死に、生き残った者も、安全な土地を目指して村を捨てた。ジャモがカメルーンを去った後、地方を巡回していた移動診療班は、別の熱帯性疾患、とくにイチゴ腫や梅毒対策のための診療班として用いられることになった。しかしこうした診療班の献身が、残念なことに、ウイルスに医原性感染の機会を提供することになったのである。

熱帯病対策がウイルスの流行拡大に果たした役割を評価するためには、詳細な検討が必要となる。幸いにも史料が今日まで残っている。仏領カメルーン、中央コンゴ、ウバンギ＝シャリ、ガボン、仏領赤道アフリカの年次報告書がそれである。そうした報告書の大半はマルセイユの熱帯医学研究所に保管されており、その研究所は全く相応しいことに「ジャモ軍医大佐通り」に建っている。仏領赤道アフリカは中央コンゴ、ウバンギ＝シャリ、ガボン、チャドを包含していたが、チャドはツェゴチンパンジーの生息地ではなかった。したがってまずは、中央コンゴ、ウバンギ＝シャリ、ガボンの三地域の情報を集めることにする。この三地域を今後、仏領赤道アフリカ三地域と呼ぶこととする。仏領カメルーンについては、国際連盟、後には国際連合に送られた年次報告書を、ジュネーヴにある国連図書館で閲覧できる。さらなる情報が、フランス海外領土における感染症年次要覧のなかから見つかった。マラリアを除いた疾病については、それぞれ人口一〇〇〇人あたりの年間新規発生率を計算することができた。これによって、どの疾患がC型肝炎ウイルスの高い感染率やHIV-1の出現に関係したかを考察することが可能になった。新規発生率を計算するための分母となる人口は、仏領赤道アフリカ内の境界線の変化と人口増加率を考慮のうえ補正した（図4）。当時、経口投与される薬で治療される病気はほとんどなかった。したがって実際には、人口一〇〇〇人あたり一〇という疾患の年間新規発生率は、その年に人口の一パーセントが治療のために注射を受けたことを意味した。(10-23)

長い間、眠り病の治療には砒素系薬物が使われた。同じ砒素系の薬、あるいはその化合物はイチゴ腫や梅毒の治療にも使われた。一九二〇年代を通じて、アトキシルの皮下注射は広く行われた。それはしばしば、第二選択薬である吐酒石（としゅせき）（酒石酸アンチモンカリウム）の静脈注射と併用された。吐酒石はエジプトで住血吸虫症の治療に使われた薬である。一九二〇年代には、ロックフェラー研究所で開発された有機砒素系薬剤であるトリパルサミドが導入された。それによって治療成績は劇的に向上した。脳・神経症状を有する患者の治療も可能となった。一九二七年から二八年にかけて、九〇〇キログラム（約一〇〇万回の注射分）のアトキシルと六〇〇キログラム（一三万五一八六回の皮下注射分と七万一九〇三回の静脈注射分）のトリパルサミドが、カメルーンのジャモの移動診療班によって使われた。対策の効果は証明された。それによって、それ以降の注射の回数は減少した（図10）。一九二八年以降は、トリパルサミドが経静脈的に投与されるようになった。オルサニンといった別の砒素系薬物は、初期の治療薬として用いられた。皮下注射か静脈注射が主な投与法だった。仏領赤道アフリカでは、軍医総監の指示を通じて治療が標準化された。脳脊髄液が正常であれば、一二週間のオルサニンの皮下注射あるいは静脈注射が行われた。脳脊髄液が異常であれば、トリパルサミドが一二週間にわたって静脈投与された。治療効果を強化するために、これが二年以上毎年くり返された。トリパルサミドで治療された患者は、平均三六回の静脈注射を受けることになった。(24-27)

診療班が移動した後に残った看護師が巡回し、月曜日にはこの村、火曜日にはあの村、水曜日にはあそこの村といったように治療を行った。週に一度の治療を行うには効果的な方法だった。これを一二回くり返して治療は終了した。こうした看護師の動員は注射器や注射針の滅菌手段が最小化されたことを意味する。彼女たちの注射技術は著しく向上した。それは一九三二年に制作されたジャモを主人公にした映画でも明らかだった。この映画は、カメルーンにおける眠り病問題の大きさや対策、対策に用いられた方法を詳しく教えてくれる（www.creuse-jamot.org/html/1931-1935.html.）。

治療にもかかわらず再発した患者は、他者血・血液療法を受けた。一〇〜二〇ミリリットルの回復期患者の血液が筋肉注射されたのである。回復期患者の血液はトリパノソーマに対する高い抗体価を有してい

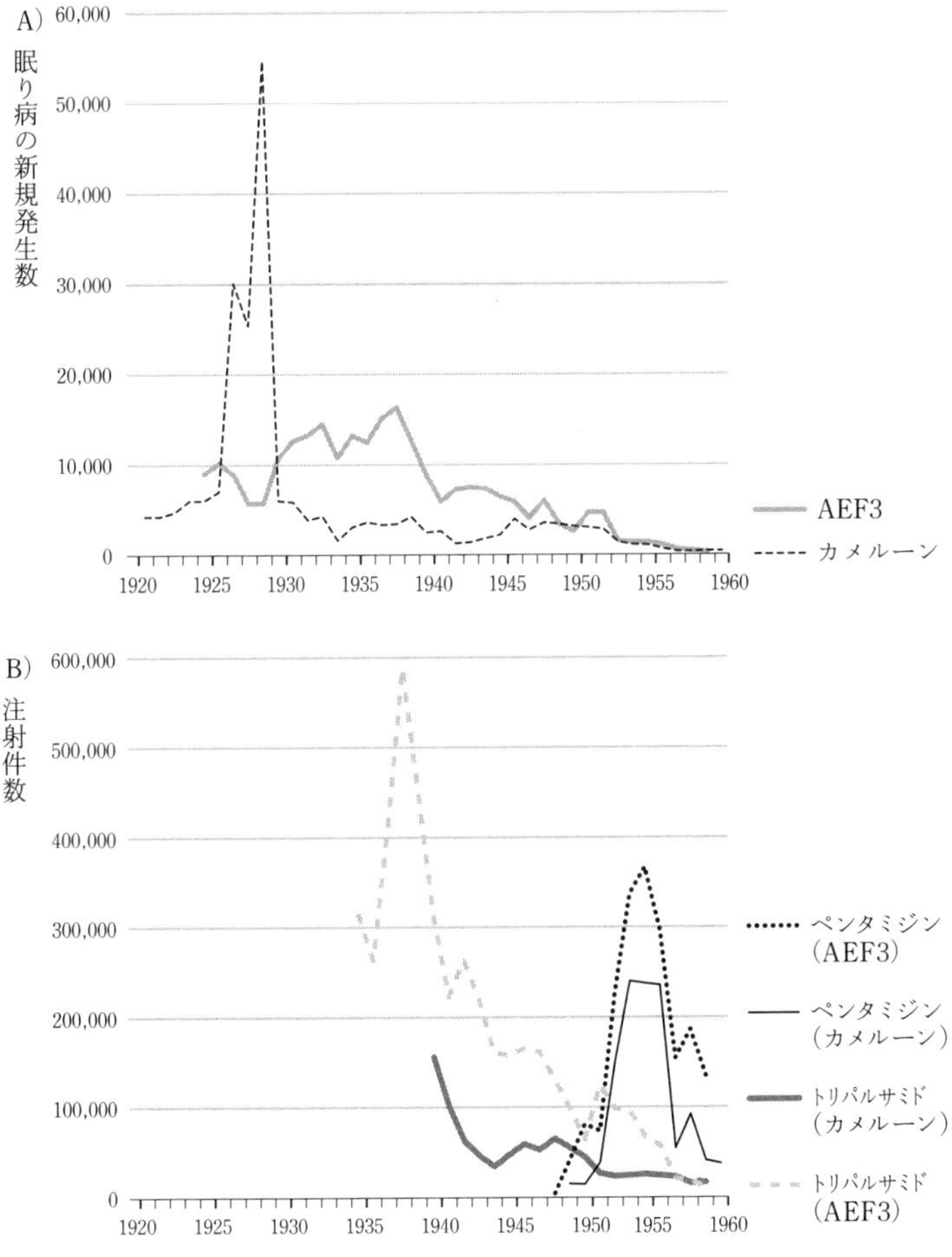

図 10　仏領カメルーンと仏領赤道アフリカ 3 地域 (AEF3) における眠り病の新規発生率と治療薬の使用状況(10)

る。この療法は、抗体は寄生虫を除去することが困難な患者にも有効であるという考えにもとづいていた。しかしこれは、効果的なウィルス伝播を引き起こしたに違いない。一〇〜二〇ミリリットルという血液量は、注射の後に注射器内に残される血液量よりはるかに多量である。ただ幸いなことに、この治療を受けた患者は一〇〇〇人を超えなかった(13,28)。

病気の新規発生率は、純粋な疫学的視点から注意深く検討されなくてはならない。たとえば毎年の変化は、真の変化というより、むしろ患者発見の努力を反映しているかもしれない。一例を挙げれば、一九二八年前後のカメルーンにおける眠り病の新規発生率の上昇は、対策に投入された資源の増加を反映したものであった。移動診療班はそれまでに、患者の大半が診断されず、報告されず、治療されていない地域を探索して回った。一方、病気発生動向の把握という点では不十分なものであったとしても、こうした数値は、特定の疾患のために注射で治療された患者数を比較的正確に表していると考えられる。

カメルーンにおける眠り病の新規発生率は、一九二八年に五万四七一二人でピークを迎えた（図10）。病気はヤウンデの東にあるアコノリンガ、アボン＝ムバン、ドゥメを結ぶ三角地帯に集中していた。そこには、ほとんどすべての住民が治療を必要とする村もあった。カメルーンにおける眠り病の新規発生率はその後低下し、一九五二年まで年間三〇〇〇例程度で安定した。第二次世界大戦中の新規発生率の低下は、患者発見にふり向けられた人や資材の減少が原因だった。医官たちは、ルクレール将軍率いる自由フランス軍に動員されていたのだった(24,25,29,30)。

中央コンゴ、ウバンギ＝シャリ、ガボンの仏領赤道アフリカ三地域では、一九三七年に眠り病の新規発生率が過去最高を記録した。同年、眠り病治療に用いられた注射回数も五八万八〇八六回でピークを打った。データを少し詳細に見ると、眠り病の治療に用いられた三九〇万回の注射のうち、七四パーセントが経静脈的に投与されたことがわかる。静脈投与された治療薬物としては、吐酒石、スラミン、トリパルサミド、メラルソプロールなどがある。治療目的の注射のうち三パーセントは筋肉注射だった。筋肉注射に用いられた薬物としてはペンタミジンがある。一三パーセントは皮下注射だった。アトキシル、トリポキシルなどは皮下注射された。残り一〇パーセントはオルサニンの投与だったが、オルサニンについては投与法の特定ができなかった。前章でも議論したが、静脈注射はウイルス伝播に絶好の機会を提供した。[10]

短い流行期間を除けば、カメルーンにおける眠り病の年間新規発生率は住民一〇〇〇人あたり一〇人以下だった（図11）。つまり植民地時代のカメルーンで、眠り病の治療を通じてウイルスに感染する可能性のあった人数は約二二万二〇〇〇人と相当なものであったが、カメルーン南部で見られたような高いC型肝炎ウイルスの感染率をもたらすほどの数ではなかった。カメルーン南部でのC型肝炎ウイルス感染率は四〇パーセントを超えていた。こうした高い感染率は眠り病の治療だけではなく、他の感染症対策との組み合わせによってもたらされたものと考えられる。

しかし、HIV‐1の先祖ウイルスに関して言えば、感染の連鎖が始動するためには、そのウイルスに感染した一人の眠り病患者がいればよかった。その一人の患者が感染者数の幾何級数的な増加をもたらし得る。眠り病の新規発生率と治療目的の注射回数がピークに達した一九二〇年代は、数年の誤差はあったとしても、HIV‐1Mの共通祖先が誕生したと推定される年代と一致している。

新しい対策が一九四八年に開始された。新しい対策はペンタミジニゼーションと呼ばれ、新薬であるペンタミジンの筋肉注射が、予防対策として流行地の全人口を対象に行われた。ペンタミジンは後にニュー

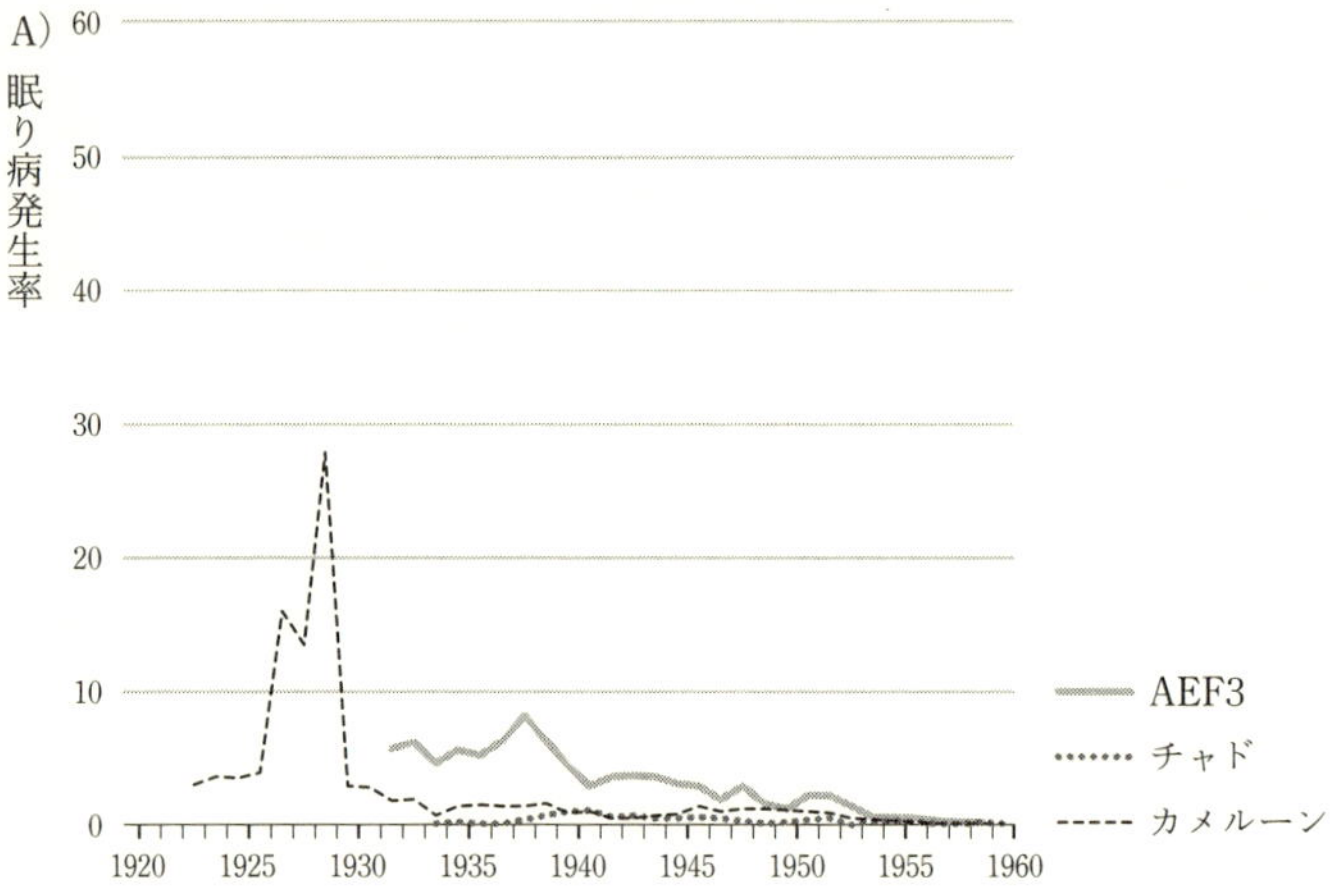

図 11　仏領カメルーンと仏領赤道アフリカ 3 地域およびチャドにおける眠り病 (A)，イチゴ腫 (B)，梅毒 (C) の人口 1000 人あたりの年間の発生率[10].

モシスティス肺炎の治療に使われる薬となる。その使用の増加が、一九八一年に米国で新しい症候群としてのエイズを認識する際に大きな役割を果たした。植民地時代の医師たちは、一回のペンタミジンの注射が、その後半年にわたってトリパノソーマの感染を防ぐことができるという間違った考えを持っていた。その間、十分な血液濃度を持続することができると考えていたのである。実際には、二週間後には血中のペンタミジン濃度はほとんどゼロになっている。一九五〇年代初頭、毎年五〇万回以上のペンタミジンの注射が中部アフリカのフランス領で行われた（図10）。それでも、ペンタミジニゼーションという新治療法は、眠り病の新規発生率の低下に貢献した。それはペンタミジニゼーションに真の予防効果があったからではなく、一回の注射が、感染後まもない無症候性のトリパノソーマ感染者に対して有効だったからである。[31]

ペンタミジニゼーションに関する以下の描写は、

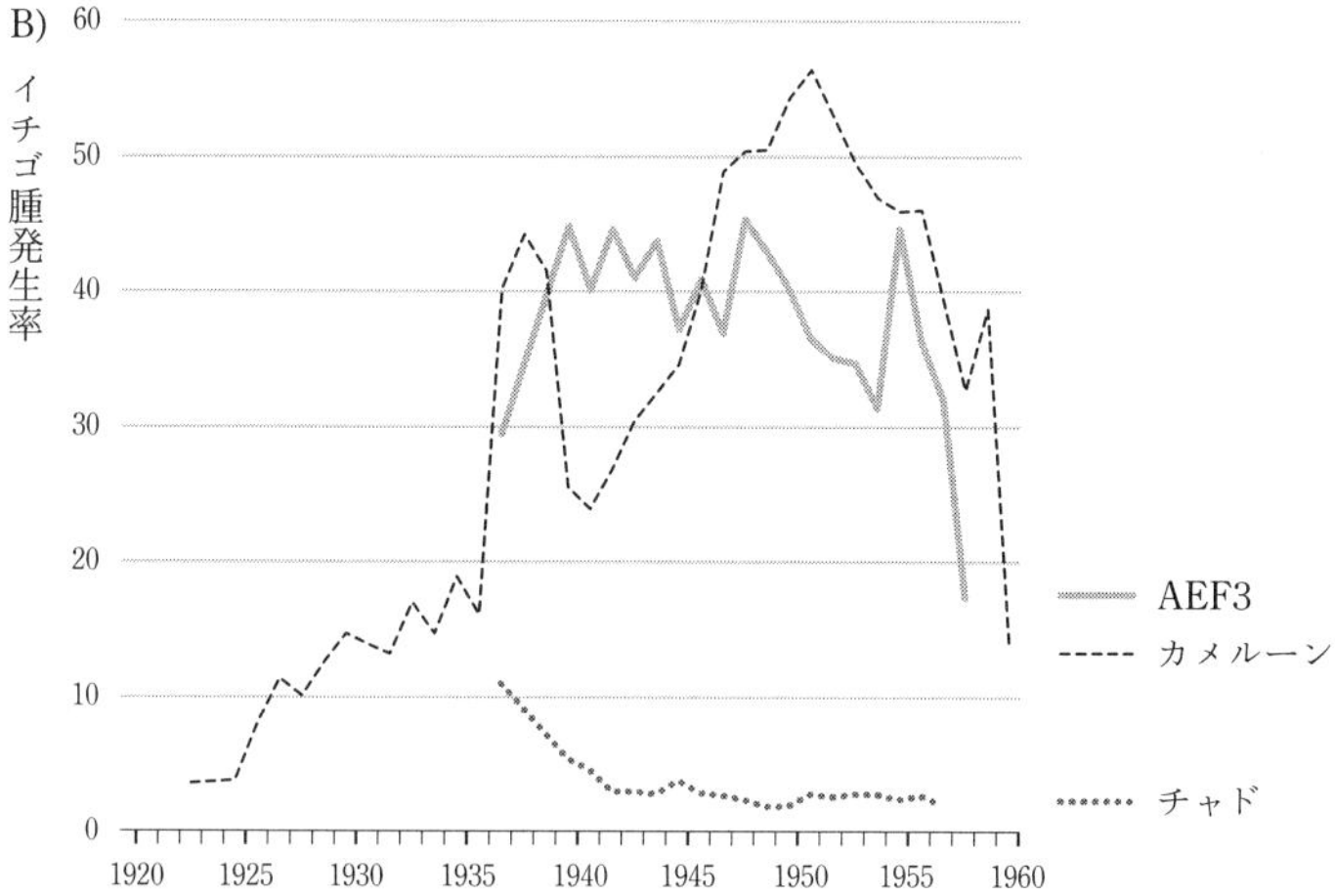
B)
イチゴ腫発生率
60
50
40
30
20
10
0
1920
1925
1930
1935
1940
1945
1950
1955
1960
AEF3
カメルーン
チャド

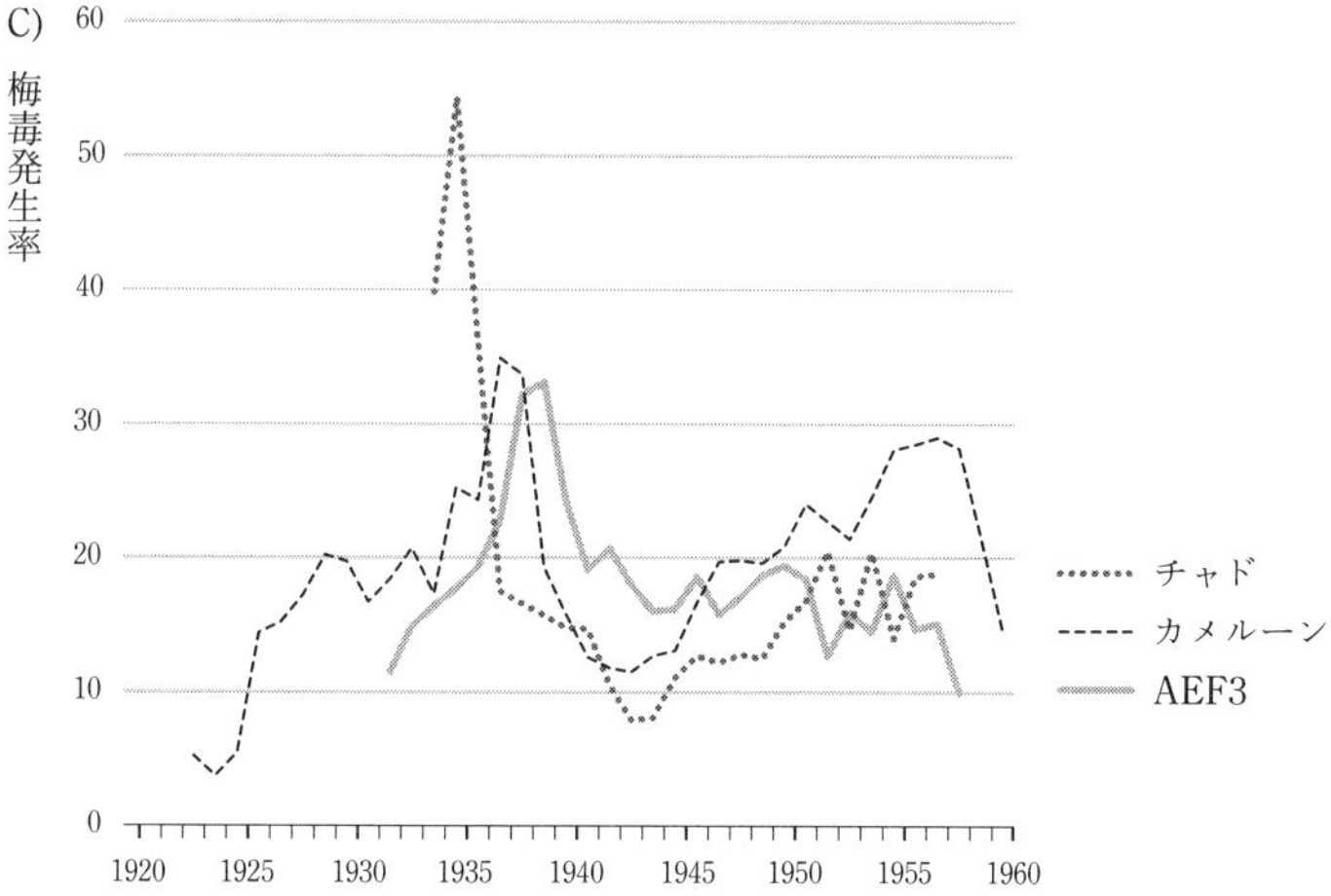
C)
梅毒発生率
60
50
40
30
20
10
0
1920
1925
1930
1935
1940
1945
1950
1955
1960
チャド
カメルーン
AEF3

それがウィルス伝播に寄与した可能性をうかがわせる。

効率を最大化するためには、大量生産の原理や、時間と作業に関する研究が応用されるべきである。たとえば午前中に二五〇回の注射を行うにはどうすればよいか。実際に注射をする人は、使い終わった注射器を渡し、別の注射器を受け取るために身体の向きを変えるが、そのときには、適量のヨードが付いた脱脂綿と適量の薬剤が充塡された注射器が目の前に出されていなくてはならない。

ペンタミジニゼーションは、植民地の独立が近づくにつれて中止されていった。注射には強い痛みがともない、評判が悪く、さらに言えば、それは植民地支配と結びついたものだった。眠り病の新規発生率がいっそう低下するにつれ、優先順位はより差し迫った健康問題、たとえばそれまで無視されてきたハンセン病などへ移っていった。さらにガス壊疽（筋肉の壊疽を引き起こし高い致死率を示す感染症）の突発的流行が、ガボン、カメルーン、ウバンギ＝シャリで起こった。ペンタミジンの粉末は現地で調達された水で希釈されていたが、そのなかにクロストリジウムの芽胞が混入しており、これがガス壊疽の原因となった。芽胞は滅菌が難しい。ペンタミジン投与による介入の結果として、何人もの健康な人が死亡した。現地の人にとって、これは許容できない出来事だった。

こうした医原性の悲劇の一つに、ガボンのンコルタングでペンタミジンの注射を受けた一四人がガス壊疽で死亡した一九五二年の事件がある。この事件は植民地における報道官の尋常でない仕事ぶりを示した。内部文書のなかでは、フランス人看護師が現地で入手した水を適切に滅菌しなかったことが原因とされたが、公式文書では、不運な患者に原因があるとされた。彼らが鎮痛のため、注射の痕に泥を塗ったというのである。同様の二重基準は、接種肝炎の突発的流行といった他の医原性合併症についても見られた可能性がある。事実が正確に報告されたか否か、常に疑ってみる必要がある。[33-34]

梅毒トレポネーマと金属含有薬

経時的に見れば、眠り病の次はイチゴ腫（フランベシア）や梅毒が治療対象になった。ここでも多くの注射が行われた。イチゴ腫と梅毒は、梅毒トレポネーマという細菌のそれぞれ別の亜種によって引き起こされ、抗トレポネーマ薬で治療される。トレポネーマ・ペルテニュで引き起こされるイチゴ腫は、性交渉以外の直接接触で感染する。主要な臨床症状である皮膚病変は多彩であるが、長期的な合併症はほとんどない。感染は、中部アフリカの雨林地帯に住む子供に多い。感染者と接触させることによって、母親が故意に子供に感染させる例もあった。それによって子供はイチゴ腫に対する免疫を獲得する。他方、性交渉で感染する梅毒は、トレポネーマ・パリドゥムによって引き起こされる。梅毒は性器潰瘍を引き起こす。その後、細菌は血流に乗って広がり、皮膚さらには動脈や脳を含む臓器に病変を引き起こす。イチゴ腫と梅毒どちらも、砒素系や蒼鉛系、水銀系の化合物が治療薬として用いられた。一九五〇年代以降、治療薬はペニシリンに代わった。イチゴ腫の診断は、特徴的な粘膜症状によって比較的正確に行われた。一方、基礎訓練さえ受けたことのない看護師による梅毒診断の多くは疑わしいものだった。にもかかわらず、診断された患者たちは梅毒患者として治療された[35-36]。

カメルーンにおけるイチゴ腫は一九三六年に劇的に増加し、第二次世界大戦中に一時的に減少した。その後、一九五〇年に一七万二六九三人の新規感染者が報告され、流行はピークを記録した後、緩やかな低下を示した（図12）。梅毒に関しても、イチゴ腫ほど顕著ではないが、二峰性パターンが見られる。この時期、イチゴ腫の年間新規発生率は住民一〇〇〇人に対し二四人から五六人程度だった。梅毒の新規発生率は住民一〇〇〇人あたり一二人から三五人で、イチゴ腫より低かった（図11）。仏領赤道アフリカ三地域におけるイチゴ腫の発生は、一九五四年に九万六八九八人を数えピークを迎えた。一方、梅毒の発生がピークを迎えた時期はそれより少し早かった。イチゴ腫の新規発生率は仏領赤道アフリカ三地域やカメルーンより、チャドで低かった。一方、梅毒に関しては、地理的差異はあまりなかった（図11）。イチゴ腫と梅毒の新規発生率はガボンで最も高くなっていた。ガボンでは、生態学的条件がイチゴ腫の感染を起こしやすいものにし、住民の行動が梅毒の感染を起こしやすいものにしていた。

カメルーンでは、梅毒の新規感染率に地域差は見られなかった。しかしイチゴ腫に関しては大きな地域差が見られた。南部地域の新規発生率は、一年間に住民一〇〇〇人あたり二〇〇を超えた。そこでは数年間の間に、ほとんど全住民が注射による治療を受けることになった。しかし北部地域では人口一〇〇〇人あたりの新規発生率は一より低かった。偶然だが、イチゴ腫の高流行地域は、ツェゴチンパンジーの生息地と一致していた。

三回から一五回の金属を用いた薬の注射をともなう治療計画が採用された。第一は砒素系治療薬〔砒素は金属ではないがここでは、そのように記載あり〕で、ノヴァルセノベンゾールやフォンタルソールの静脈注

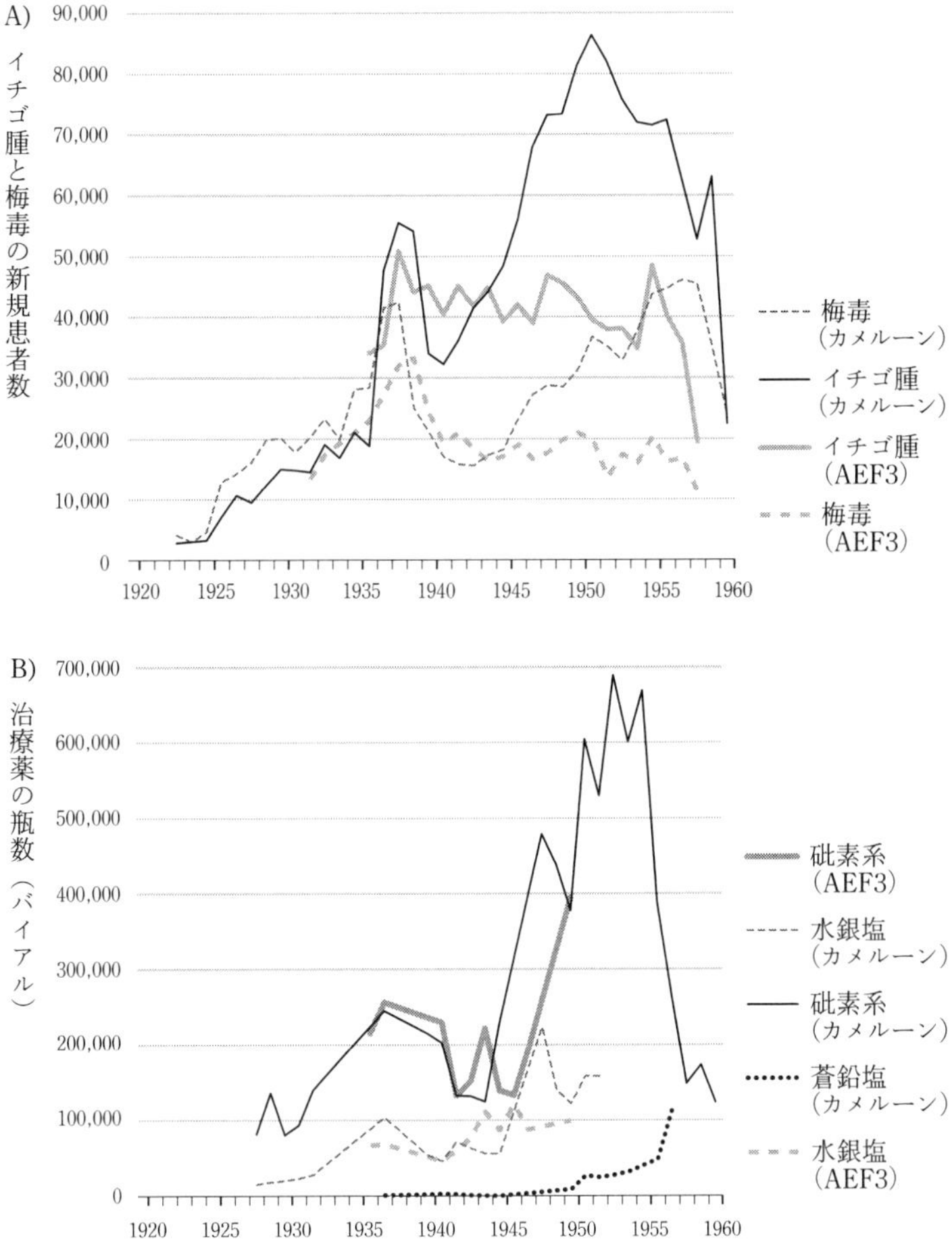

図12　仏領カメルーンと仏領赤道アフリカ3地域 (AEF3) におけるイチゴ腫と梅毒の新規患者数 (A) と治療薬の使用状況 (B)[10]

射、アセチラルサンやスルファルセノールの筋肉注射、ストヴァソールの経口投与（子供のみ）が行われた。第二は蒼鉛系治療薬で、蒼鉛塩の筋肉注射が行われた。第三は水銀系で、水銀塩の筋肉注射あるいは静脈注射が行われた。併用療法によって治療期間は短縮された。皮膚病変が改善すると、患者は再度の治療に帰ってこないことがあり、患者が受けた注射回数は計画より少ないものとなった。これは眠り病とは対照的だった。眠り病では、生存機会を増やすために、患者たち自身が予定されたすべての注射を受ける必要を感じていた。(37-40)

イチゴ腫や梅毒に対する治療薬の消費量はカメルーンで多かった。砒素系治療薬の注射による投与は、一九五二年に六八万八七五〇瓶（バイアル）にまで増加した（図12）。砒素系治療薬使用量の増加は、新規感染率の上昇と戦後の豊富な資金によって後押しされた。イチゴ腫に対する砒素系治療薬の注射の五一パーセントは静脈注射によって投与された。蒼鉛塩に関しては図12が使用本数の推移を示す。蒼鉛塩の大半は粉末で運ばれ、現地で水によって溶解された。一九五二年から五四年の間で言うと、毎年約五〇万回の蒼鉛塩の注射が行われた計算になる。仏領赤道アフリカ三地域では、注射による砒素系治療薬の使用は、一九四九年に三九万四一八九瓶（バイアル）にまで増加した。残念ながら、同地域における蒼鉛塩に関する情報はない。安価だが毒性の強い水銀塩の使用は一九五一年に中止された。

ペニシリンが使用可能になったときでさえ、古い薬がすぐに廃棄されることはなかった。革新的な薬であるペニシリンの供給は限られていたし、さらに言えば、アフリカの植民地はペニシリンの供給先リストの上位には載っていなかったと考えられる。一九五七年のカメルーンにおける九万一〇三二人の梅毒患者のうち、ペニシリンの筋肉注射だけで治療された者はわずかに六パーセントにすぎなかった。七二パーセントは金属含有薬だけで治療され、二三パーセントはペニシリンと金属含有薬の併用で治療された。一〇万五五一三人のイチゴ腫患者に対する割合はそれぞれ、四三パーセント、四六パーセント、一一パーセントとなっていた。

金属含有薬の何百万回に及ぶ注射にもかかわらず、イチゴ腫の高い新規感染率は続いた。より効果的で毒性が低く投与が容易であるペニシリンの導入によってはじめて、イチゴ腫の新規感染率は減少した。それは驚くべきことだった。徐々に吸収されるという性質を利用したペニシリンの筋肉注射は、一回の筋肉注射で患者および接触のあった家族の治療が可能になった。またある村ではすべての子供の治療が可能になった。結局これが感染の連鎖を断ち切った。しかし病気が根絶されることはなかった。イチゴ腫の新規感染率が低下したときに、対策は中止された。もはやイチゴ腫対策は、効果に比較して費用がかかりすぎるものとなっていたのである。

患者の隔離から治療へ

ハンセン病はらい菌によって引き起こされる皮膚症状と神経症状をともなう病気である。らい菌はきわめて増殖が遅い菌として知られている。他の多くの細菌が約三〇分に一回分裂するのに対し、らい菌は一二日に一回程度の速度でしか分裂しない。したがって進行も緩慢である。聖書の時代から知られている顔面や他の部位の明らかな病変を別とすれば、ハンセン病は主として感覚器を傷害する。それがやがて四肢の切断につながる。長い間ハンセン病の患者は薬物治療を受けることなく、ハンセン病療養所に隔離されてきた。仏領アフリカでは、それは婉曲表現として「農業コロニー」と呼ばれた。

図13は治療を受けたハンセン病患者数の推移を示す。患者数はイチゴ腫や梅毒と比較して少ない。しかし治療で受けた注射の回数はそうした病気に比較してはるかに多かったに違いない。治療は何年間にもわたって続いた。図の数字も、新規感染者とそれ以前に診断された患者の数が入り混じったものとなっている。カメルーンでは一九三〇年代後半から本格的な治療努力がなされたが、人的および財政的資源のより乏しい仏領赤道アフリカ三地域では、近代的治療薬の導入は一九五〇年代初頭以降となった。それまでハンセン病の治療は行われなかったのである。治療された患者数を示す数字が高いのは、この病気が致死的ではないために、治療中の患者数が何十年にもわたって累積されたからである。

初期には、インドの医用植物である大風子（ダイフウシ）の木の抽出液である大風子油（ダイフウシユ）が治療薬の主原材料だった。大半は筋肉注射によって投与された。最初の一年間は週に二、三回、それから週に一回となって数年間投与された。しかし、ときには経口的に、あるいは肛門から、静脈から、また病変に直接投与されることもあった。大風子油は現地で希釈され使用された。あるいは瓶（バイアル）で提供された場合もあった。一九三〇年代初期から一九四〇年代後期にかけて書かれたサイゴンの高名な皮膚科医による熱心な報告書は、カメルーンの多くのハンセン病患者が、大風子油の筋肉注射と一緒にメチレンブルーの静脈注射を受けていたことを記している。メチレンブルーは染料で、投与されると尿が緑色になった。一年間に三〇回から六〇回の注射をともなう治療法はしばしば副作用のため中断された。他の医薬品である水性カロンコバは、大風子油の増強剤として静脈注射されたこともあった。一九三九年にカメルーンのハンセン病患者の二〇

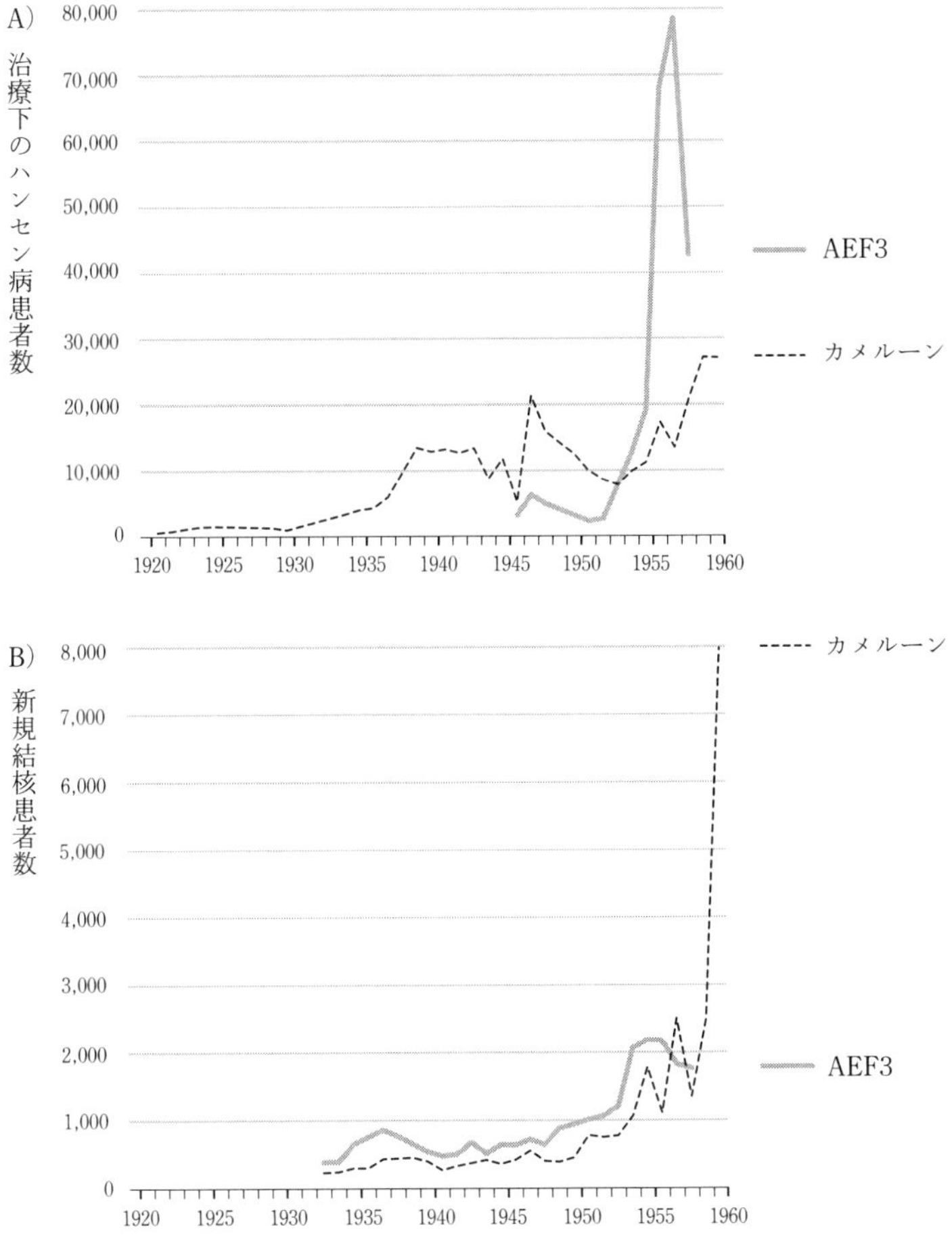

図13　仏領カメルーンと仏領赤道アフリカ3地域 (AEF3) における治療下にあるハンセン病患者数 (A) と新規に診断された結核患者数 (B)[10]

パーセントは、大風子油の単独投与を受けていた。二四パーセントがカロンコバ単独投与を受け、一三パーセントがメチレンブルーの単独投与を受けていた。残りの者は、これら薬剤の併用療法を受けた。こうした幅広い治療法の存在は、どの治療法も最善ではないということの裏返しでもあった。ただ、カロンコバとメチレンブルーに関して言えば、それらの薬剤は徐々に使われなくなっていった。[38-39]

一九五〇年代には新しい作用機序の抗菌薬、スルホンが導入された。スルホンは劇的な効果を示した。ハンセン病患者はついに効果的な治療薬を手にしたのである。服薬が遵守できる患者には、スルホンは経口薬として処方され、患者は自宅で毎日これを服用した。一方、服薬遵守が低い患者には溶液が一括で渡され、訪問看護師が、道端に列を作る患者に一四日間にわたって筋肉注射でこれを投与した。一九五七年までに、カメルーンのハンセン病患者の全員がスルホンの投与を受けた。八〇パーセントは経口投与で、二〇パーセントは筋肉注射によって投与された。仏領赤道アフリカ三地域におけるスルホンの筋肉注射の割合は、ウバンギ＝シャリの一五パーセントから中央コンゴの六〇パーセントまでさまざまだった。こうした治療は重症度の低い患者には数年、より重症度の高い、らい腫型ハンセン病の患者にはそれより長い期間続けられた。[41]

キニマックス

注射による薬剤投与が大規模に行われた別のよく知られた熱帯病にマラリアがあった。マラリアは五種類の異なるマラリア原虫によって引き起こされる。熱帯熱マラリア原虫は、感染によって死亡することもある重要なマラリア原虫である。筋肉痛といった非特異的症状をともなう発熱を引き起こす。重症型では原虫が大量の赤血球を破壊し、脳微小血管の閉塞を起こしたりもする。赤血球破壊に対しては輸血が必要となる。脳血管の閉塞では昏睡が起こる。アフリカの高流行地では、子供たちは原虫に対して、部分的ではあるが免疫を獲得する。したがって、五歳以上の子供で重症型を見ることは稀である。

この病気は植民地の保健に関する年次報告書では、ほとんど注意が払われてこなかった。理由は、マラリアが疾病対策の対象疾患となっていなかったことにある。マラリアの流行はあまりに一般的だったので、その制御は最も熱心な保健計画立案者にとってさえ、達成可能とはみなされていなかった。約半数の子供が年間を通じてマラリア原虫を保有する国で患者の数を数えることは、意味があることとは思われなかったのである。さらに言えば、マラリアの大半は、子供にのみ致死的であった。一方、当局の関心を引くのは、税金を払い、現金作物を栽培し、植民地軍に徴兵可能な成人の健康問題のなかで、かつ短期的介入が可能なものに限られた。

こうしてマラリアの治療はそれぞれの病院や保健センターの裁量に任された。統計が図表にまとめられることもなかった。根治的に治療された患者の割合を推定することさえ困難であった。しかしキニーネの準備状況に関してだけは情報が利用可能であった。フランス語圏アフリカでは、キニーネは一般的にキニマックスと呼ばれた。これは通常、筋肉注射より静脈注射で投与される。というのもキニーネの筋肉注射は、注射部位に膿瘍や、ひどい場合には壊死を引き起こしたからである。キニーネには錠剤もあった。マラリア脳症や重症の貧血といった迅速な治療効果が必要なとき、あるいは持続性の吐き気や嘔吐といった症状があり、経口投与が困難な場合には注射が選択された。注射はアフリカ人の間でも一般的になっており、経口投与より強力であると考えられるようになっていた。そうしたこともあって、抗マラリア薬の注射投薬は、教科書に記載されているより実際には広く実践されていた可能性が高い。別の抗マラリア薬であるキナクリンは、皮下注射、筋肉注射、静脈注射で投与された。キナクリンの使用は、連合軍がアジアでキニーネを調達できなくなった第二次世界大戦中に増加した。戦後に現れたクロロキンは、基本的には経口で投与された。(37-39)

その他の熱帯病

一九三〇年代から四〇年代にかけて、カメルーンでは年間約一〇〇〇人の住血吸虫症患者が報告された。一方同じ期間に、仏領赤道アフリカ三地域では合計で約二〇〇〇人の患者が報告された。治療は、アンチモンの筋肉注射やエメチンの静脈注射によって行われたが、薬の副作用は感染による症状より重篤だった。そのため患者の大半は未治療のまま残された。住血吸虫症対策がウイルス伝播に果たした役割といった意味において、中部アフリカとエジプトには大きな違いがあった。(42)

別の熱帯感染症であるフィラリア症には経口薬が用いられた。ロア糸状虫や常在糸状虫と一致する大半の症例は、マラリアや眠り病の検査のときに、血液中を動いている姿が偶然見つかって報告されることが多かった。こうした感染はほとんど症状を引き起こすことがなかったから、未治療のまま放置された。河川盲目症〔オンコセルカ（回旋糸状虫）感染で、成人になると発症することがある。西アフリカに多く、ブヨに咬まれることによって感染する。流れの速い河川の周囲で多く見られることからこの名前がある〕は西アフリカでは猛威をふるったが、中部アフリカでは稀だった。スラミンの静脈注射による大規模治療が、チャドのマヨ・ケッビ地区で短期間だが試みられた。しかしその地域は本書の関心の外にある。スラミンの静脈注射による治療は、寄生虫の破壊によって引き起こされる重篤な副作用のため、すぐに中止された。

結核は一九五〇年代まで一般的ではなかった。カメルーンでは年間五〇〇症例程度が報告されるだけであった。仏領赤道アフリカ三地域でも、年間の新規患者は一〇〇〇人程度だった（図13）。治療は行われず、患者を療養所に隔離するということもなかった。後に化学療法が導入されたとき、その導入と時期を同じくして結核の新規発症率が急上昇した。多くの患者が、最初の一ヵ月は毎日、続く一八から二四ヵ月間は週に二、三回、経口薬と併用でストレプトマイシンの筋肉注射を受けた。カメルーンでは年間のストレプトマイシン消費量が、一九四九年の一〇〇グラムから一九五九年には五一万一九四一グラムに急増した。この新規発生率の急激な上昇は関係者に困惑をもたらした。これを、初期のHIV-1出現と関係づける者もいる。HIV-1感染は結核の新規発生率を上げることが知られている。しかし、次のベルギー領コンゴの章で見られたように、効果的な治療の導入が診断を求める患者数を増加させ、治療薬の供給や患者発見の努力を促した可能性の方が高い(43)。

大規模に接種されたワクチンとして、一九二〇年代初期に導入された天然痘ワクチンと一九四〇年代半ばに導入された黄熱ワクチンがある。黄熱ワクチンは、皮内を引っ掻きながら投与するワクチンで、天然痘ワクチンと同時に接種された。黄熱ワクチンは、四年から六年ごとに追加接種が必要とされた。毎年の変化は、ワクチンの供給量や接種機会の有無などによって左右された（図14）。効果がはっきりしない別のワクチンも接種されたりしたが、そうしたワクチン接種がウイルスの流行拡大に大きな役割を果たしたとは考えにくい。(44)

ギニア・エスパニョーラ

スペインは小さな植民地を中部アフリカに持っていた。ギニア・エスパニョーラ、現在の赤道ギニアである。そこはツェゴチンパンジーの生息地だった。ギニア・エスパニョーラは、ガボンとカメルーンに挟まれたリオ・ムニと呼ばれる大陸部分と、フェルナンド・ポー（現ビオコ）およびアンノボンと呼ばれる大西洋の島から成っていた。アンノボンは一八世紀後半に、スペインがポルトガルと行った取引の一部として、南米のサクラメントと引き換えに獲得した島である。保健医療に関する報告書は、この人口の小さな島の疫学的状況や介入対策が、ガボンやカメルーンとよく似ていることを示している。一九四〇年代から五〇年代にかけて、イチゴ腫の新規発生率は人口一〇〇〇人あたり三七人から五〇人の間を行き来した。梅毒の新規発生率は、三人あるいは四人、眠り病は〇・三人から二・一人程度だった。ペンタミジニゼーションはいくつかの地域で行われた。したがって、ウイルスがギニア・エスパニョーラから伝播した可能性は否定できない。(45-48)

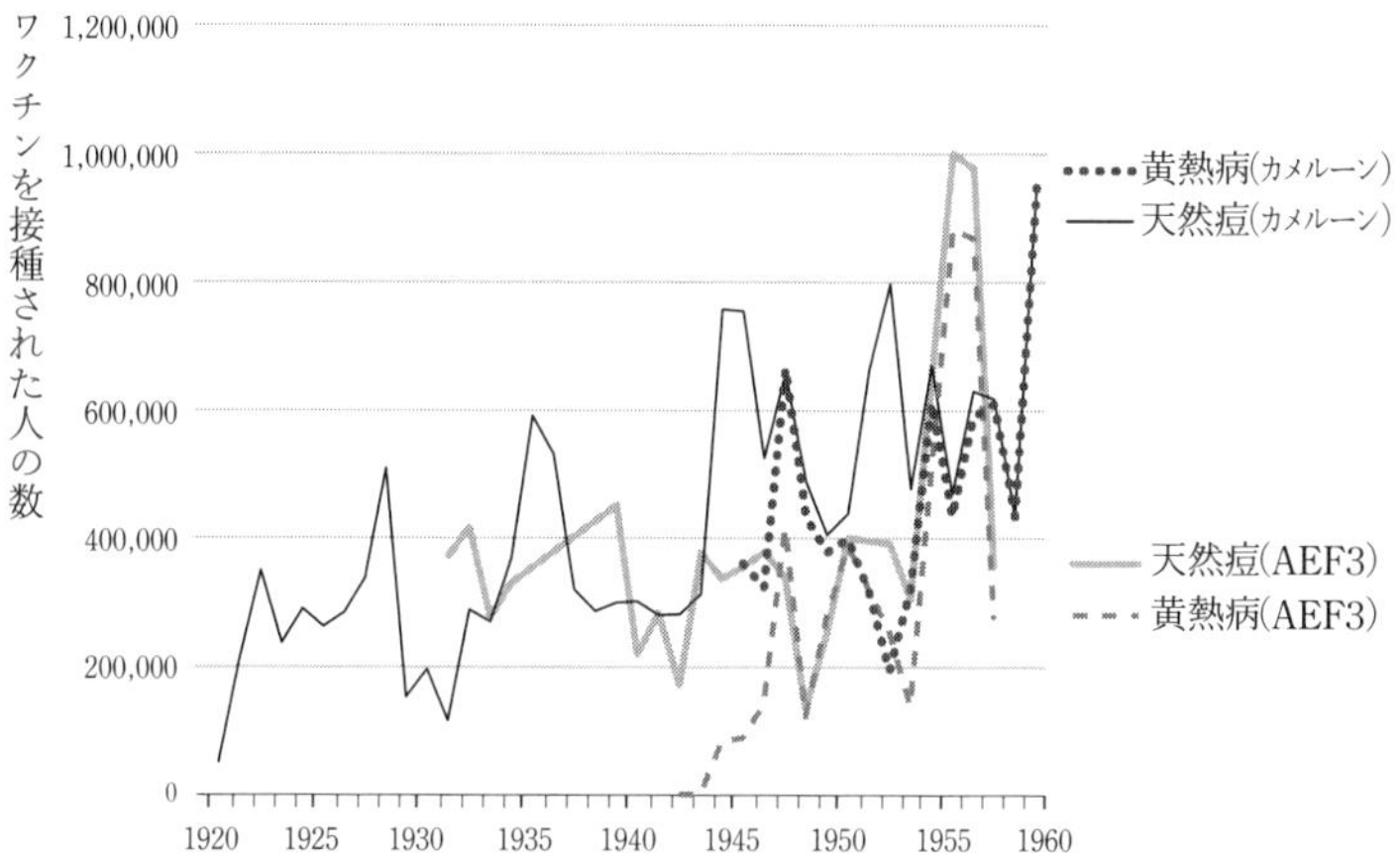

図 14　仏領カメルーンと仏領赤道アフリカ 3 地域 (AEF3) で天然痘ワクチンと黄熱病ワクチンを接種された人の数(10)

熱帯病から血液媒介性ウイルスへ

中部アフリカ全体で言えば、血液を介してウイルスが非経口的に感染する機会はたくさんあった。そこで以下のページでは、カメルーン南部の高齢者の四〇パーセント以上がC型肝炎ウイルスに感染しているという状況を、HIV-1の非経口的感染の推定モデルとして分析してみたい。C型肝炎ウイルスが静脈注射によってより効率的に伝播することを考えると、最も高いリスクにさらされた患者は、トリパルサミドの静脈注射で治療された眠り病の患者（平均で三六回の注射を受けた）、あるいはメチレンブルーやカロンコバ、大風子油といった薬剤の筋肉注射の併用で何年間かにわたって治療を受けたハンセン病の患者ということになる。次いでリスクが高いのが、たとえばマラリアの治療などで数回の静脈注射を受けた者。次いでペンタミジンの筋肉注射を年二回受けた者。そして最後に、五年ごとに経皮的に予防接種を受けた者となる。(49)

事実、アフリカやブラジル、アジアでは、過去に治療を受けたハンセン病患者は、そうでない人よりC型肝炎ウイルスの感染率が高い。それだけでなく、B型肝炎ウイルスや、成人T細胞白血病ウイルスといったレトロウイルスにも感染しやすい傾向にあった。しかしある地域では、かつて眠り病やハンセン病の治療を受けたことのあるカメルーン人の割合は、C型肝炎ウイルスに感染している人の割合（四〇〜五〇パーセント）より低かった。このことは、同じような役割を果たした他の介入があったことを示唆する。[50-54]

カメルーンにおけるC型肝炎ウイルスの高い感染率は、ヤウンデや南の熱帯雨林に住む人々に見られたと、いくつかの理由によって信じていた。第一の理由は純粋な数の問題である。一九三〇年代半ばから一九五〇年代後半にかけて、集団全体が数年間のうちにイチゴ腫を発症したために、住民全員が薬剤の投与を受けた地域が存在した。第二の理由は、年齢分布である。イチゴ腫は、C型肝炎ウイルスに関する調査が行われた一九九〇年代半ばまで生き残った子供の間でより高率に報告された。第三の理由は時間的な一致である。一九三五年以降、カメルーンにおけるイチゴ腫の新規発生率は上昇した。その時期は、C型肝炎ウイルスの感染が起こった時期と一致している。第四に、C型肝炎ウイルスの地理的分布がイチゴ腫の地理的分布と一致していること。イチゴ腫の新規発生率は、北部のサバンナ地域より沿岸や森林地域で高かった。[10]

（図9と地図5）。私は当初、C型肝炎ウイルスの流行は第一に、イチゴ腫に対する治療によって加速され

イチゴ腫の新規発生率における南北勾配は、仏領赤道アフリカでも観察された。それは現在のC型肝炎ウイルスの陽性率の南北勾配と重なる。そうした国におけるC型肝炎ウイルスの陽性率は、バンツー族よりピグミーで三倍から六倍低い。これは、ピグミーの人々に対する医学的介入が少なかったことを反映し

ているのかもしれなかった。成人T細胞白血病ウイルスの陽性率についても同様の南北勾配が存在する。これは、このレトロウイルスも、同じような医学的介入によって医原性に感染していったことを示しているのかもしれない。[7,55-58]

新規発生率に顕著な南北勾配が見られる熱帯病もある。マラリアである。マラリアは熱帯アフリカ全体に見られるが、その分布は、媒介昆虫の分布と同じく一様ではない。マラリアの感染リスクは、一年間に一人の人が、マラリア原虫に感染した蚊に吸血された回数によって定量化される。熱帯アフリカでは、感染蚊による吸血回数は平均で一年間に七七回であった。しかし地方や中部アフリカの雨の多い地域では、それが二〇〇回を超えた。赤道ギニアに残された記録では、一年間に一〇三〇回もマラリア原虫に感染した蚊に吸血されたという記録もある。平均で一日に三回の吸血である。キンシャサやブラザヴィルといった大都市ではリスクは低く、一年間に感染蚊に吸血される回数は三回から三〇回程度であった。そうした大都市では、蚊が産卵する澱んだ水が少ないこと、また蚊の数に対して人の数が多いことが理由であった。しかし、キンシャサ郊外の田舎まで約一五キロメートルを車で行けば、感染蚊による吸血は一年間に六二〇回にまで増加した。[59-61]

カメルーンの南部雨林地域では、年間降雨量が四〇〇〇ミリメートルに達する。一方北部の端では八〇〇ミリメートルほどに減少する。感染蚊による吸血回数はこの降雨量に比例する。国の南西部では多く、乾燥した北部では少なかった。このことは、マラリアを発症し、最終的にキニーネの静脈注射を必要とするリスクも同様の地理的分布を持つことを意味する。マラリアの分布はC型肝炎ウイルスの分布に一致して、きれいな南北勾配を示した。このことは、抗マラリア薬の非経口的投与の頻度とC型肝炎ウイルスの陽性率に関連があることを示唆する。年齢分布も一致するし、感染した年代も一致する。抗マラリア薬の非経口的投与は、一九三〇年代以降の保健制度の発展と一致して増加した。

カメルーン南部のエボロワにおいて、イチゴ腫の治療とマラリアの治療、どちらの介入がC型肝炎ウイルスの感染を促したかを検討するために、六〇歳以上の住民を対象とした調査を行った。結果、五六パーセントの住人がC型肝炎ウイルスに感染していることがわかった。これは世界でも最も高い感染率である。七四パーセントの住人が抗トレポネーマ抗体を有していることもわかった。抗トレポネーマ抗体の保有はイチゴ腫あるいは梅毒への過去の感染を意味する。イチゴ腫の治療中にC型肝炎ウイルスに感染したという証拠は見つからなかった。C型肝炎ウイルス感染の大半は子供時代に起こり、静脈注射よりむしろ筋肉注射を受けた人に多いということもわかった[62]。

ところが、インタビューを受けた人の八〇パーセントが、静脈注射を受ける可能性のある病気を最低一度は経験しているということもわかった。そのうち三分の二は、マラリアの治療によるものだった。すなわち、C型肝炎ウイルス感染はマラリアの治療と関連し、また男性では、割礼と関連していることも明らかになった。割礼は集団儀式として行われ、行為にはしばしば同じナイフや割れたビンの破片が用いられた。結論を言えば、マラリアの高い感染割合は、マラリア治療における静脈注射がC型肝炎ウイルスの主要な感染源だった可能性を示唆するということになる[62]。

中央アフリカ共和国南西部の田舎、ノラとその周辺でも高齢者を対象に同じような研究を行った。その地域は一九三〇年代から四〇年代にかけて、眠り病の流行が最も激しかった地域である。C型肝炎ウイルスの陽性率はカメルーンよりずいぶんと低かったが、私たちは、一九三〇年代から四〇年代にかけて行われた眠り病に対する治療がC型肝炎ウイルス感染と関連があることを見つけた。一方、眠り病に対する予防として一九四六年から五三年にかけて行われたペンタミジンの注射が、成人T細胞白血病ウイルスの感染と関連していることもわかった。成人T細胞白血病ウイルスはレトロウイルスで、血液媒介性ウイルスとしてはあまり研究されてこなかったが、HIV-1の代理指標として興味深い。というのも、成人T細胞白血病ウイルスもツェゴチンパンジーに起源を持ち、CD4陽性リンパ球に感染するからである。ただしエイズを発症することはない。さらに私たちは、一九三〇年代から四〇年代にかけて眠り病の治療を受けた個人の間で過剰な死亡が見られることにも気づいた。他のすべての原因を排除した上で、私たちは、この過剰な死亡の原因がHIV-1の医原性感染によるものだと推測した。(63)

このように、いくつかの医学的介入はウイルスの医原性感染と関連があることがわかった。しかし、それぞれの介入の伝播に対する貢献度は、病気の疫学的状況に依存して、時代や場所によって異なるように見えた。熱帯病対策のための介入が、二〇世紀半ばのカメルーンや仏領赤道アフリカのC型肝炎ウイルスや成人T細胞白血病ウイルスの伝播に影響を与えたとすれば、同じ介入がHIV-1の伝播にも影響しなかったと考える理由はない。狩猟や料理によって一人の人間が偶然チンパンジーのサル免疫不全ウイルスに感染し、それが砒素系薬物や他の薬物によって治療された数百人の患者に広がり、やがて性的接触によって拡大するに十分な閾値を超えるという事態が起こったに違いない。

第4章で見たように、一九二一年前後に、職業的にではあるが偶然にチンパンジーのサル免疫不全ウイルスに感染した人の数はおそらく一〇人以下だった。しかし、そうして感染した人が、イチゴ腫や梅毒、眠り病、ハンセン病、マラリアといった病気のために治療され、静脈注射や筋肉注射を受けた確率は、彼らがそうした病気の高い流行地域に住んでいたとすれば、ほぼ一〇〇パーセントだったと思われる。ひとたび第二の人が医原性にチンパンジーのサル免疫不全ウイルスに感染したとすれば、その人は感染初期に高いウイルス血症を発症したはずである。感染後数週間の間に同じ施設で、不十分な滅菌処理の注射器や注射針を使って治療された患者たちにとって、それは悪夢だった。きわめて高い感染性のなかで、まさに感染の悪循環が起こったということになる。

次章では、同じ時期にベルギー領コンゴで何が起こっていたかを検証する。しかし最初のチンパンジーのサル免疫不全ウイルス感染者が、そこに住んでいたとは考えにくい。というのも、ベルギー領コンゴに生息するツェゴチンパンジーの数はきわめて少ないからである。さらに言えば、ベルギー領コンゴにのみ生息するヒヒがＨＩＶ‐１の出現に重要な役割を演じたという証拠もない。にもかかわらず、レオポルドヴィルは初期のＨＩＶ‐１拡大の中心地であった。レオポルドヴィルは、ＨＩＶ‐１の最も古い二つの標本が発見された場所であり、ＨＩＶ‐１の遺伝的多様性が世界で最も高い場所だったのである。

第9章　植民地医学の遺産（2）——ベルギー領コンゴ

フランスがアフリカやインド洋周辺、東南アジア、アメリカ大陸にある二五以上の海外領土の保健医療制度の維持に忙しく働いているとき、ベルギーはその努力をアフリカの三つの植民地に集中していた。そのうち最も大きな植民地がベルギー領コンゴだった。ベルギーはコンゴにおける実績を誇っていたし、事実、コンゴにおける保健医療制度はまもなく熱帯アフリカで一番だとの評判を得た。これはコンゴ人の健康改善に貢献したが、同時に、血液によって媒介される微生物の伝播を促すものにもなった。レオポルドヴィル市内やその周辺で何が起こったのか。それはとくに重要だった。そこはＨＩＶ-１が最も広がり、その分化が最も多様な地域だった。

最も良い情報源はベルギーにある。一九六〇年以降、ベルギー外務省はコンゴに関する公文書を保管し、研究者に公開している。王立図書館やブリュッセルやルーヴァン＝ラヌーヴの大学図書館は、旧植民地に関する本や雑誌の立派なコレクションを有している。アントワープの熱帯医学研究所は、『ベルギー熱帯医学学会年報』をオンライン公開している。この年報は、熱帯地域へ派遣されたベルギーの医官たちにとって、現地での発見の発表の場であった。より詳細な論文は、王立植民地科学学会によって発表された。

コンゴにおける植民地の医師の仕事は、ジャック・シュヴェッツによって要約されている。ジャック・シュヴェッツはロシアからの移民で、後に著名な熱帯医学研究者になった。当時、良い医師と呼ばれるためには、二つの器具が必要だった。顕微鏡と静脈注射あるいは皮下注射用の注射器である。それはフランス植民地でも同じことだったが、類似点は他にもあり、また相違点もある。以下ではそれらを見ていこう。(1)

パッチワーク的な医療活動

公文書館に保存された医療関係の報告書は、コンゴ自由国がベルギーによって購入された一九〇八年から閲覧可能となる。コンゴの医療制度は当初、ボーマやレオポルドヴィル、スタンレーヴィルに小さな病院が置かれただけという初歩的なものだった(地図6)。病院の大半はヨーロッパ人を対象にしていた。公安軍の現地兵士やその他のアフリカ人には、病院とは異なる場所で初歩的な医療が提供された。治療は主に眠り病を対象としたものだった。最も大きな施設は、一二五床のベッドを持つ当時の首都ボーマの病院、オピタル・デ・ノワールだった。そこでは初歩的な外科手術も可能だった。レオポルドヴィルにも、手術室を具えた同じような規模の病院があった。ただし眠り病に関しては、近くのハンセン病療養所で治療されていた。イチゴ腫や梅毒の患者への砒素系薬剤の静脈注射は一九一〇年頃には始まっており、その頃までに、植民地で働く医師の数は四七人になっていた。鉱山地域では、民間企業が従業員のために自分たちの病院を建てた。小さな公立の医療施設も徐々に整備され、一九一四年にはコンゴ全体で四〇の診療所と

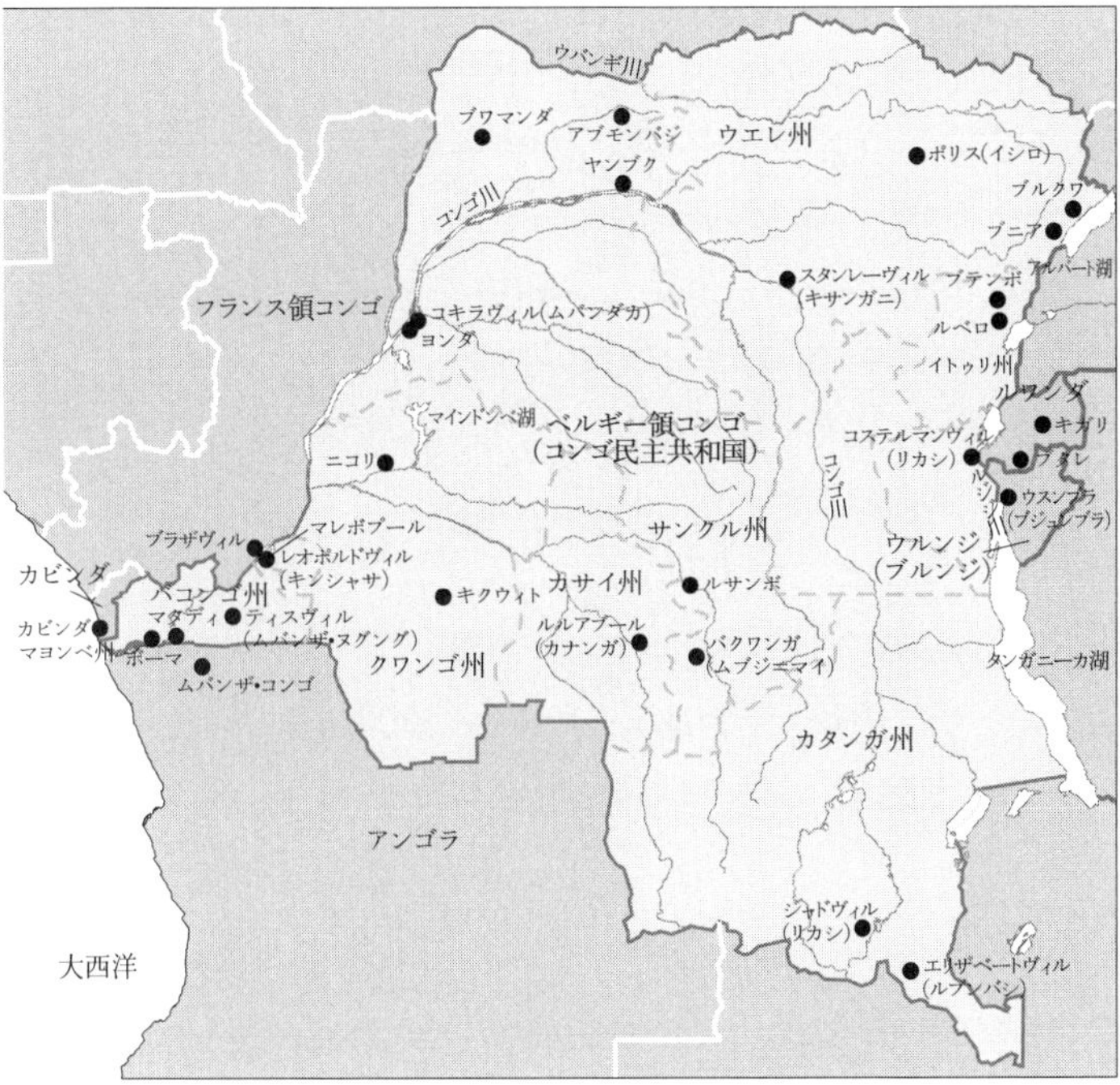

地図6　ベルギー領コンゴ（括弧内は現在の名称）

病院が置かれた(2)。

眠り病に対する移動診療班が、ウエレ州とクワンゴ州で試験的に導入された。移動診療班は、やがて他の流行地域にも拡大された。診療班は経験のある医師と保健要員、およびコンゴ人の「注射人」によって構成された。コンゴ人の「注射人」は、正規の教育は受けていないが、数カ月間、顕微鏡を使った眠り病の診断や注射の仕方を学んだ者たちであった。彼らが、八から一二週間続く砒素系薬剤の注射を行った。注射と注射の間に、注射器は消毒薬入りの水で洗われただけだった。後に眠り病が制御されたときには、移動診療班は他の風土病、たとえばイチゴ腫のような病気を治療することになった(3-5)。

一九三〇年代半ばまでに、眠り病やイチゴ腫、梅毒といった病気を診断するための短期研修コースがレオポルドヴィルに開設された。それによって、カトリックやプロテスタントの教会関係者が病院や診療施設から離れた地域で働くことが部分的に可能になり、顕微鏡と注射器と注射針、そして砒素系薬剤が供与された。教会関係者は恵まれない人々に価値ある医療を提供したが、報告書を書くといった点ではあまり勤勉でなかった。一九二六年には、九三の施設が教会ボランティアによって運営されていた。

コンゴの医療制度は、政府やカトリックあるいはプロテスタントの教会関係者、慈善団体、民間企業によって運営される施設がパッチワークのように広がるにつれて徐々に充実していった。医師がコンゴへ行くための動機づけとして、五年間の契約に署名したベルギー人医師には、二年間の兵役が免除されることになった。一九四〇年には、三〇二人の医師がコンゴに滞在し働いていた。一六一人が政府の雇用で、八一人が民間企業の雇用、四九人が教会関係か慈善団体の雇用だった。一一人は、個人で開業していた。フランス植民地と異なり、第二次世界大戦は、ベルギー領コンゴの医療制度にほとんど影響を与えなかった。当時ベルギー領コンゴは、連合軍の軍需産業に必要なゴムや鉱物を輸出する独立国の様相を呈していた。エチオピアでイタリア軍との戦いに参加した一万人強の人民軍に従軍した医師や看護師もいた。エジプトに一年間駐留した者もいたが、大半の医師と看護師はコンゴにとどまったままだった。研究は続けられ、雑誌も刊行されていたので、植民地がアントワープから切り離されたときにも、新たなアイデアを得ることができた。

コンゴの医療制度は、ベルギーが戦後、コンゴに対する道徳的負債を意識したときに加速度的に発展した。年次報告書は印象的な報告を記載している。一九五〇年代に一二〇から二〇〇床のベッドを持つ九六の地域病院が建設され、植民地の通常予算の一〇パーセントが保健医療関連に使われたという。一九五八年、ベルギー領コンゴが独立する直前には、コンゴには、一般病院、母子病院、施薬院、保健センターといった種類の医療施設が二八一五もあった。合計すると八万五〇〇〇床のベッドがあったことになる。ベッド総数は、他のアフリカ諸国をすべて合計したより多かった。七〇三人の医師と一二三九人の外国人看護師がいた。コンゴ人に関して言えば、一二八人の医療助手と九九〇人の登録看護師がいただけだった。病気の数の増加は、こうした医療制度の発展の後に見られることになった。(6)

感染症のコントロール

一九二〇年代初頭に始まった公衆衛生制度に関する年次報告書は、人口の把握が進むにつれて、その質が上昇した。しかし、公共部門の医師が前年に治療した人の数について継続的報告を行ったのに対し、教会や民間会社が運営する病院の医師はそうした報告に熱心ではなかった。会社が運営する病院のなかで最大のものは、従業員とその家族に対し、独自の保険制度を持っていた。状況が改善されたのは一九三〇年代に入ってからとなる。一方、公共部門でさえ、医師の監督なしに地方の薬局で治療された症例が報告されることはなかった。したがって、疾患の新規発生率は、主要な傾向を見るためのものとして扱われなくてはならない。

フランス植民地と同様、ベルギー領コンゴでも最初の数十年間、眠り病は公衆衛生上の重要な病気だった。ここでも植民地化と人の交流が寄生虫の伝播を促進した。公衆衛生制度が広く普及し、ジャモ・モデルによって患者が発見されるようになると、かつて見られなかったほどの症例が診断され、治療されることになった。一九二〇年、レオポルドヴィルから数百キロ東にあるキクウィトでは、一年間に八九二二人が眠り病と診断された。移動診療班が東へ向かいカサイ州に入るようになると、他にも高流行地が見つかった。そこでは七〇パーセント近い住民が眠り病と診断された。それはカメルーンで見た状況とまさに同じだった。状況に圧倒され、また、リンパ節吸引物や血液中のトリパノソーマを長時間探すことのできる訓練された顕微鏡技師が不足していたこともあって、プロジェクトのリーダーであるシュヴェッツは通常でない決断をした。頸部リンパ節が腫脹している患者にはすべて、寄生虫学的検査なしに治療を行うことにしたのである。一九二四年で言えば、全国で六万九二九八人の患者のうち、約二万人がこうした「疑い患者」であった。二年後には、新規に報告された六万四〇一五人の患者のうち三万九〇三三人が疑い例であった。こうした人々が本当にトリパノソーマの感染者であったか否かは別として、彼らが注射による治療を受けたことは確かである。こうした治療方針はその後すぐに中止され、治療は確定診断された患者にのみ行われるようになった。一九二〇年代の統計には、前年に診断された症例も入っていた。それは、再発あるいは初期治療強化のために、さらなる治療が必要な症例を把握するためでもあった。しかし、一九三〇年代に入ると、寄生虫学的に確定診断された新規症例のみが報告されるようになった。コンゴにおける眠り病の新規患者数の推移を図15に示す。フランス植民地と同様、対策は劇的な効果を示した。確定診断される症例数は、一九三〇年に三万六〇三〇人だったものが、一九五八年には一二一八人にまで減少した。こうした事実は、眠り病治療中にウィルス伝播が起こる機会は二〇世紀最初の三〇年間に多かったこ

とを示唆する。[1,7,8]

他の風土病に関しても状況は似ていた。疾病に関する情報の質は、活動に対する評価を行うために正確な疫学状況の把握が必要なとき、あるいは医療当局が優先順位の高い疾病に関して正確な報告を行うよう指導することをきっかけに、改善することが多かった。いくつかの感染症に対する治療は強制的であったが、治療自体は無料で行われた。最初に包括的な情報が記録され始めたのはイチゴ腫で、一九三〇年のことだった。梅毒と結核がすぐにそれに続いた。

コンゴの年次報告書は治療に関する情報をあまり掲載していない。しかし一般的には、治療は、仏領赤道アフリカやカメルーンで行われたものと大差はなかったと思われる。ハンセン病に関して言えば、大風子油に加えて、ヒドノカルプス油といった他の治療薬も用いられた。ヒドノカルプス油は経静脈的に投与された。一方で、メチレンブルーやカロンコバもしばらくの間、治療に用いられた。梅毒には、砒素系薬物や蒼鉛を含んだ薬物に加えて、軟膏が病変部に用いられた。[9-11]

図15、16に示したように、静脈注射によって治療された患者数が最も多かったのはイチゴ腫だった。その数は一九四五年にピークに達し、三二万五〇〇〇人を数えた。イチゴ腫の新規発生率は地域によってさまざまだった。最も高い地域は、国の東部に位置するコステルマンヴィル州（後のキヴ）であった。一方、カタンガとカサイでは、イチゴ腫の新規発生率は低かった（図17）。高流行地域の一つにはバコンゴ州のマヨンベもあったが、そこは国で唯一のツェゴチンパンジーの生息地だった。[12,13]

イチゴ腫の治療には初期の砒素系あるいは蒼鉛系の薬物でさえ、皮膚病変が改善し有効だった。イチゴ腫に対する治療は現地の人を他の熱帯病対策に惹きつける効果的な宣伝材料と考えられた。イチゴ腫を利

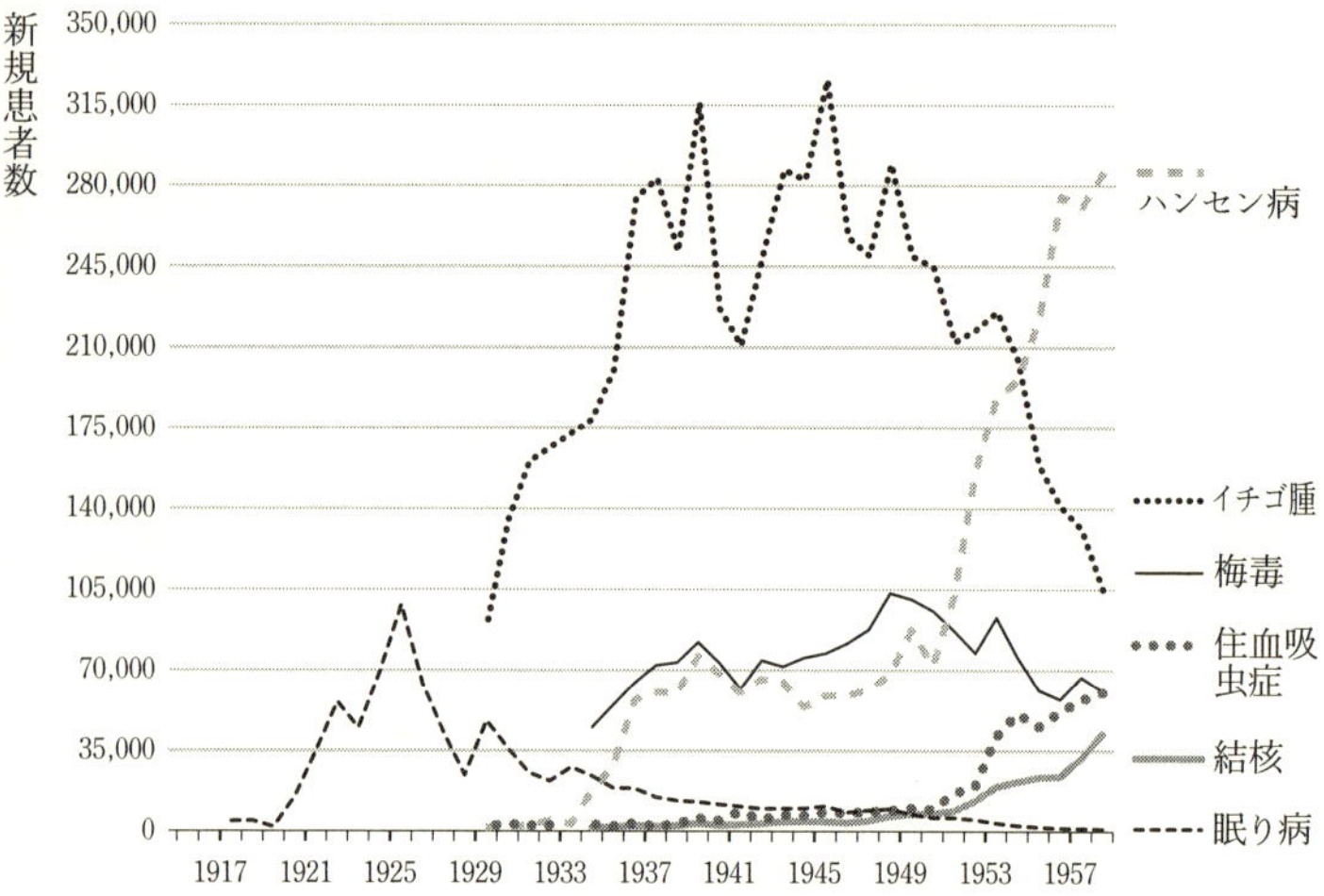

図 15　ベルギー領コンゴにおける疫病の新規患者数

用して他のより重要な病気が診断され治療されたのである。梅毒の新規発生率はイチゴ腫の三分の一だった。ベルギー領コンゴでの梅毒発生率は、フランス植民地と比べると低かった。これは真に新規発生率が低かったということなのか、あるいは診断法に違いがあったのかは、わからない。梅毒には国内における地域差がそれほど見られなかった。

住血吸虫症は当初はほとんど診断されなかった。患者が一万人を超えたのは一九四九年になってからのことだった。もっとも初期の患者は、エジプトと同様、吐酒石（としゅせき）（酒石酸アンチモンカリウム）の静脈注射で治療された。報告された症例数は一九五〇年代には四万〜六万人に増加した。ニロダン（この病気がナイル川デルタでよく見られたことに由来する名）と呼ばれた経口薬が人気となり、それがより活発な症例発見を促した。住血吸虫症の流行地は、ツェゴチンパンジーの生息地から最も遠い、国の東端であった[14]。

ハンセン病の報告症例には、何年間かにわたって累

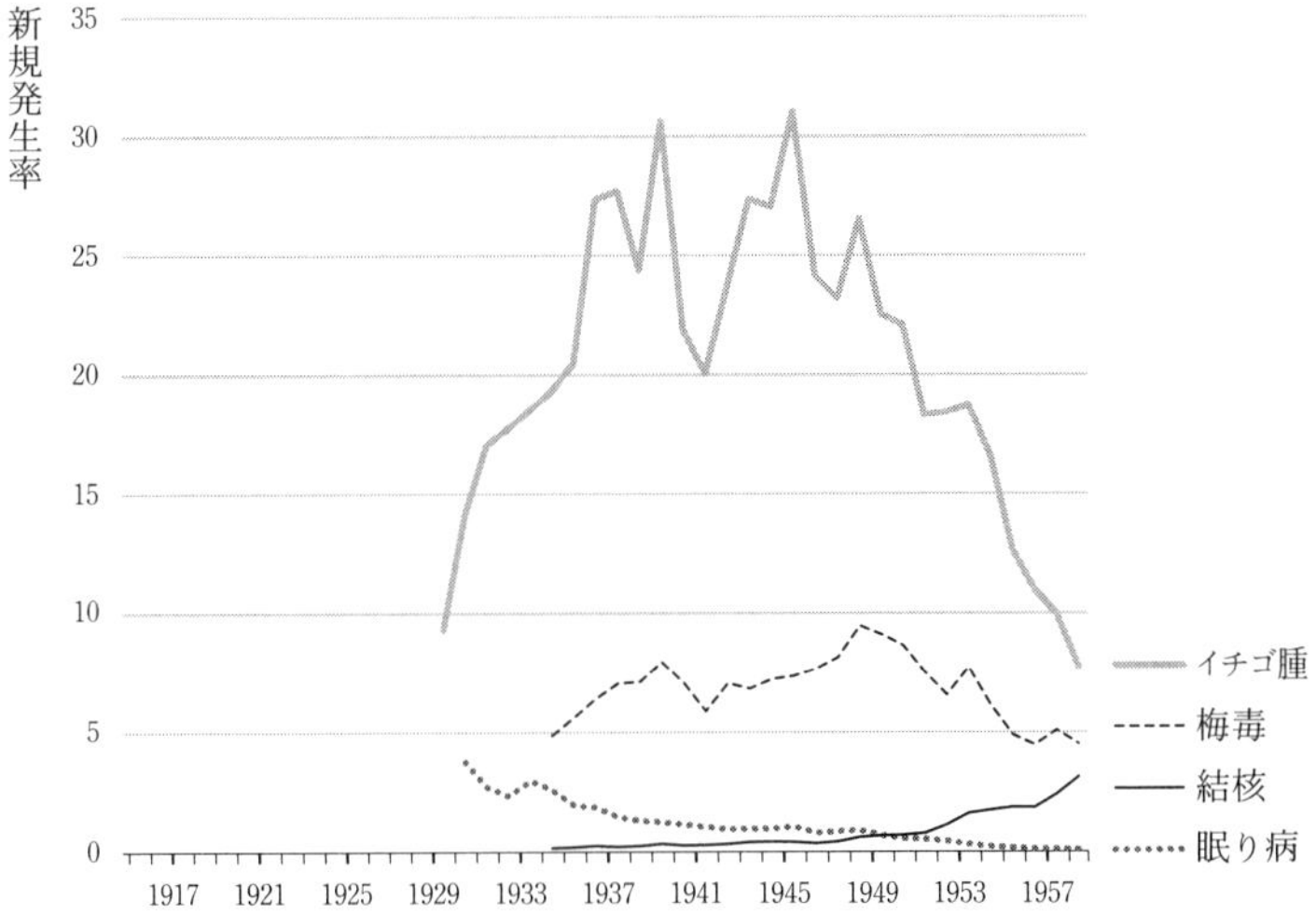

図16　ベルギー領コンゴにおける疫病の年間の新規発生率(1000人あたり)

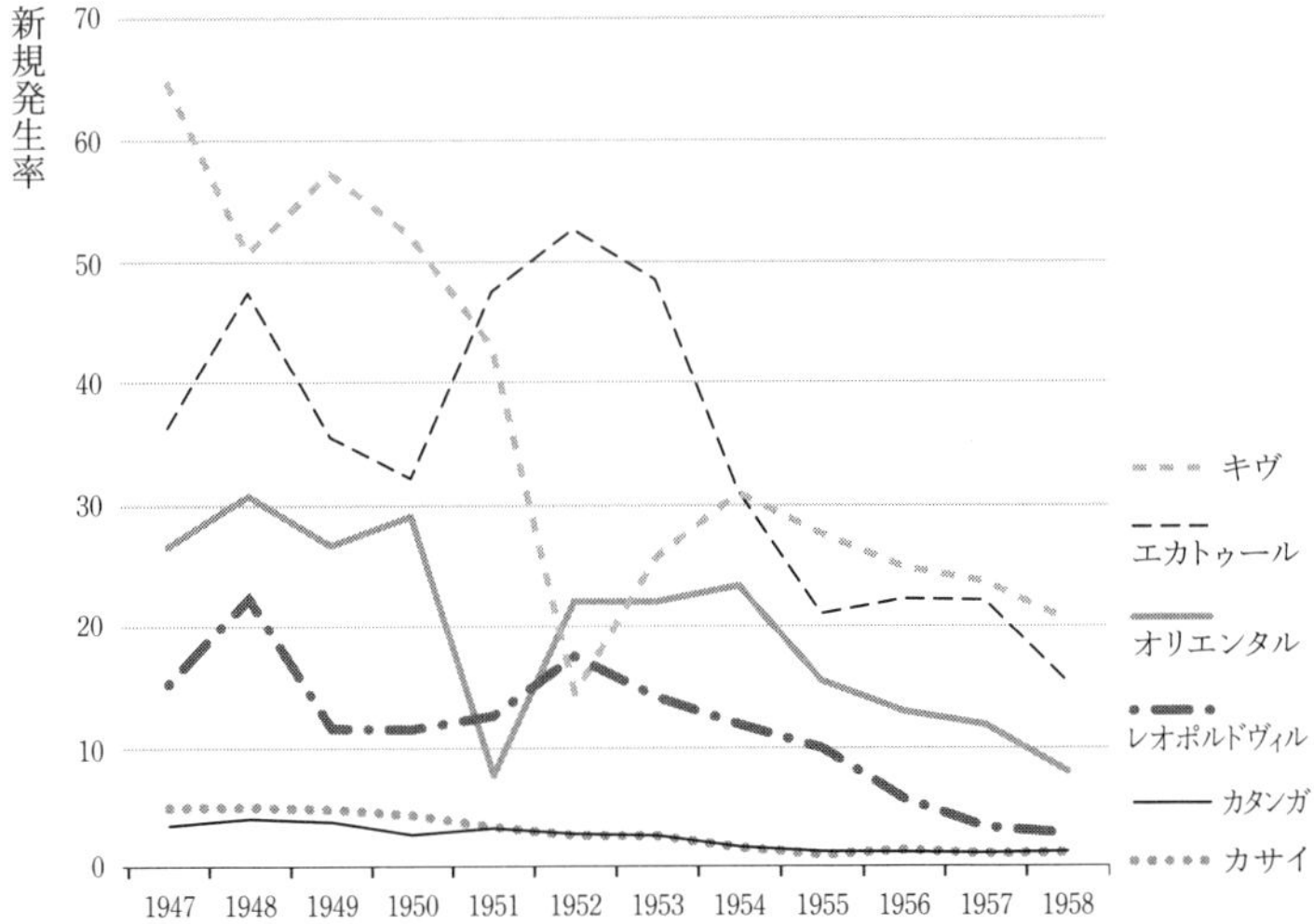

図17　ベルギー領コンゴ各地におけるイチゴ腫の年間の新規発生率(1000人あたり)

積した症例と過去一二ヵ月以内に新たに診断された症例の両方が含まれていた。統計は治療中の症例を報告したものであったが、定義は緩やかで、患者は、それが創傷治療中の者であってもハンセン病と分類された。それは何年にもわたって続いた。ハンセン病の分布には地理的多様性が見られた。ハンセン病は、マヨンベやバコンゴ州、レオポルドヴィルでは比較的少なかった。一九五〇年代初頭のスルフォン剤の導入は、ハンセン病治療に革命的な改善をもたらした。経口ダプソン（スルファミド化合物）がハンセン病療養所で治療中の患者に投与された。二週間にわたる注射が外来患者に行われた。外来患者は症例の八六パーセントを占めていた。(15-16)

ベルギー領コンゴからの年次報告書は、マラリアに関する記述が相対的に少なかった。病気が一般的すぎて公衆衛生学的介入を考慮することができなかったことが理由の一つと思われる。運命論が支配していたのであろう。死亡の大半は幼い子供で、医療施設より家庭で多く亡くなった。政府の医療関係部門によって報告されたマラリア症例数は、一九四〇年の六万六〇三八例から一九五八年には九三万八四七七例にまで増加した。これは真の有病率を反映したものではなかった。医療が田舎にまで到達したことと、医療へのアクセスが容易になったことが主な要因であったと思われる。無症候性のマラリア原虫の高い保有率は、こうした統計をある意味、無意味なものにした。健康に見える子供の半数が、一年中血中にマラリア原虫を保有している地域では、発熱を訴える患者の血液塗抹標本は五〇パーセント以上の確率でマラリア原虫陽性となる。発熱がマラリアによって引き起こされたものか否か誰にもわからなかった。原虫保有率や脾臓腫大の割合をもとに考えれば、マラリアはコンゴ湾周辺で最も頻繁に見られ、東部丘陵地帯で有病率が低いことが推測された。抗マラリア薬による治療が大規模に行われた。そのなかにキニーネの静脈投

与があった。[17-21]

レオポルドヴィルでも、キニーネの治療効果はマラリアの病因が明らかになる以前から知られていた。ヨーロッパ人は経口キニーネをマラリア予防に用いた。その結果、中部アフリカに住むヨーロッパ人の死亡率は大いに減少した。熱帯医学や疾病対策への投資が報われたときだった。一九四〇年には、コンゴ在住ヨーロッパ人の死亡率は、ベルギーに住む同胞よりわずかに高いといった水準にまで向上した。キニーネを抽出する植物はキヴ州で栽培された。したがって、植民地ではキニーネを自給することができた。[22,23]

唯一の大規模予防接種が行われたのは天然痘に対してであった。一九五〇年代には毎年二〇〇万から五〇〇万回の予防接種が行われた。つまり植民地全体を通して見れば、一九三〇年以前は眠り病対策、一九三〇年以降はイチゴ腫と梅毒およびマラリア対策が、SIVcpz／HIV-1を含むウイルスの医原性感染に寄与する機会を有していたと言える。それぞれの病気が果たした可能性のある役割は、現地の疫学的状況と対策によって大きく異なるが、ここではレオポルドヴィルを対象として、それを簡単に概観してみることにする。

医学研究のネットワーク

第4章でも見たように、スタンレーヴィル公衆衛生研究所は当初、HIV-1の出現に重要な役割を果たしたと考えられた。この仮説は後に否定されたが、他の研究所はどうだったろう。ウイルスが容易に伝播する方法で血液や血清、組織を扱った研究所はあったのだろうか。

コンゴ自由国時代の一八九九年にレオポルドヴィルに設立された小さな研究所は、他の研究所ではできない診断学的検査を行うことができた。検査の範囲は徐々に広がっていった。当初は標本の顕微鏡検査だけだったものが、血清学的検査、さらには細菌培養にまで広がった。一九五〇年代には血液生化学的検査やウイルス培養も可能になった。設立当初より、レオポルドヴィルの研究所は眠り病の臨床研究を行うと同時に、治療薬に関する研究も行っていた。アメリカ人研究者であるルイーズ・ピアスが、一九二〇年からレオポルドヴィルの研究所で行った眠り病の研究は、トリパルサミドが眠り病後期においても有効であることを示すものであった。これは眠り病の治療分野における大きな前進だった。研究所は、七人のベルギー人医師と三人の生物学者、一六人の外国人技師、二五人のコンゴ人看護師あるいは医療補助士を有する世界的な研究所であった。一九三七年に実験所はオピタル・デ・ノワールの近くに移り、アストリッド王女熱帯医学実験所として知られるようになった。これは文字通り、レオポルドヴィルの研究所がアントワープにあるレオポルド王子熱帯医学実験所の姉妹実験所となったことを示すものであった。眠り病研究所を置くために別館が建てられ、そこではトリパノソーマが培養され、ツェツェバエが飼育された。当時、トリパノソーマの培養が可能な研究室は稀だった。今日でさえ数は多くない。いくつかの実験が、アカオザルやマンガベイといったサルを対象に行われた。フィラリア症を見つけるためにチンパンジーに対する検屍も行われた。また、少なくとも一頭のチンパンジーにトリパノソーマが接種された。しかしこれは五〇年以上の間で、レオポルドヴィルの研究所が行った唯一記録が残る類人猿を用いた研究だった。運命の奇妙ないたずらによって、五〇年後、レオポルドヴィル研究所の会議室は「プロジェ・シダ」の本拠地となった。「プロジェ・シダ」は、一九八〇年代のアフリカでエイズに関する研究の中心的役割を担ったプロジェクトである。

研究所は肺炎球菌や淋菌、髄膜炎菌、ブドウ球菌、あるいはチフスやペスト、赤痢、破傷風、百日咳、黄熱、狂犬病といった病気に対するワクチンも保有していた。輸入されたものを調製することもあったが、初歩的なワクチンは病原菌の培養から始めることによって現地生産した。培養された菌は接種前に加熱され、不活化された。ワクチンは高い有病率を有する集団に接種された。あるいは、突発的流行に対して用いられた。予防というより治療が目的だったワクチンもある。たとえば淋病の患者には、抗原を混合したワクチンが、感染を予防する抗体の産生を促すことを期待して接種された。興味深い考え方に「自己ワクチン」というものがあった。特定の患者から得られた病原体を研究所で培養し、加熱滅菌して別の患者に接種する。期待された効果としては、抗体産生の引き金を引くということがあった。こうした抗細菌ワクチンにはおそらく効果はなかっただろうが、培養に動物細胞を必要とせず、サル免疫不全ウイルス感染の危険性は、別の接種と関連していた。一方、黄熱や狂犬病といったウイルスに対するワクチンは、生産の過程でトリ胚細胞などの動物細胞を必要とした[7,30]。

一九四〇年にヨーロッパからの供給が途切れたとき、レオポルドヴィルの研究所は自ら治療用血清の準備をしようと試みた。この試みは、ペニシリンのような効果的な抗生物質が肺炎や髄膜炎の患者に用いられるようになるまで、一〇年間にわたって続けられた。原理的に、治療用血清は病原体に対する高いレベルの抗体を有することが期待されていた。血清は、病原体を接種した動物を用いて作るか、病気から回復し抗体をすでに保有していると推測される患者から得た。当時の報告書は、レオポルドヴィルの研究所が、肺炎球菌や髄膜炎菌、赤痢菌に対する治療用血清を生産していたと述べている。それより一〇年早く、カタンガでは、抗髄膜炎菌血清がラバを用いて準備されたことがある。馬は高価で不足していたためラバが使われた。腰椎穿刺によって髄膜炎菌が接種されたが、これは死亡率を下げることを目的としていた。レオポルドヴィルでは馬が抗血清産生のために用いられた。実験所は、毒液を抽出するための毒蛇を飼育してもいた。少量の毒液が抗毒素血清を産生するために馬に接種された。[7,31,32]

レオポルドヴィルの研究所はポリオに対する治療用血清の生産も行っていた。このときは、回復期の患者が使われた。しかし当時ポリオは比較的稀な疾患で、治療用血清が使われることも稀だった。そうしたなかでもポリオワクチンが使われるとすれば、ヨーロッパの子供が対象であった。興味深いことに、致死性の高いエボラ出血熱の流行が報告された一九七〇年代、何人かの患者が回復期の患者から得た血清による治療を受けた。ただしこの治療が有効であったか否かは不明である。必要は発明の母である。第二次世界大戦末期、レオポルドヴィルの研究所は、黴の一種からペニシリンさえ生産した。川の向こう側ブラザヴィルでは、パスツール研究所が、細菌に対するワクチンや治療用の血清を生産していた。ワクチンや血清の効果を調べるために、一群のサルと数頭のチンパンジーが飼育された。[33]

小規模な州立の研究所が、エリザベートヴィル、スタンレーヴィル、コキラヴィル、ブルクワに建設された。スタンレーヴィルの研究所ではチンパンジーも飼育されていた。東部州の患者に対する診断用アッセイや生ワクチンの生産を除けば、スタンレーヴィルの研究所の主な役割は黄熱の定点観測と研究を行うことだった。ベルギー領コンゴには黄熱病患者がほとんどいなかったが、潜在的な脅威は常に存在していると考えられていた。植民地全土の病院から、黄疸や原因不明の発熱で亡くなった患者の死後解剖から得られた肝臓標本がスタンレーヴィルの研究所に送られてきた。このような措置は、現地の医師が必要だと認めた場合は、法律によって強制された。死者の家族や親戚などが、彼らの愛した者の体の一部が、不思議で魔術的な目的のためにスタンレーヴィルの研究所に送られたと考えたとしても、それは仕方がなかった。毎年約二〇〇〇個もの肝臓標本が病理医によって検査された。住血吸虫症や結核、肝癌は、黄熱よりも頻繁に見られる病気だった。スタンレーヴィルの研究所では、その他の臓器の生検材料に対しても組織病理学的検査が行われた。その結果、毎年、三〇から六〇例のカポジ肉腫の症例が見つかった。カポジ肉腫はエイズと関連のある癌の一つである。実験所の報告書が利用可能な期間について言えば、カポジ肉腫がその期間に増加したという証拠はない。一九五三年にスタンレーヴィルの研究所は、国内初の事業としてボランティアからの輸血事業を開始した。献血する意思のある者は登録され、血液型が調べられ、必要なときには電話で来院するよう頼まれた。それ以前は、患者は必要に応じて自分の親戚や友人から輸血を受けていたのである。[34,35]

エリザベートヴィルの研究所は、植民地全体に天然痘ワクチンを供給した。さらに、ウイルス感染症を得意分野として研究を行った。ポリオに対しても長年にわたって関心を持っていた。コキラヴィルの研究所は、現地の植物からハンセン病の治療に用いられる大風子油を抽出、生産した。ブルクワやアルベール湖の小さな研究所ではペストの研究が行われた。一九四〇年代には抗赤痢血清と併せて大量の抗ペスト血清が生産された。一九五〇年代には、ルベロ、ブカヴ、ブニア、ブテンボ、ポリ、ルルアブールといった町にも研究所が建設された。

一〇年以上に及ぶ活動にもかかわらず、こうした数々の研究所がＨＩＶ‐１の出現をもたらす規模と方法で血液や血清を扱ったという記録はない。チンパンジーを扱った唯一の研究所はスタンレーヴィルの研究所だったが、私たちはすでに、そこがＨＩＶ-１誕生の地でないことを知っている。

比類なき医師

コンゴ自由国がベルギーへ移管された一九〇八年から一九六〇年の独立承認までの間に、何千人もの医師や看護師がコンゴで働くためにベルギーを後にした。数年間だけをコンゴで過ごした者もいれば、職業人としての人生の大半をコンゴで過ごした者もいた。しかしルシアン・ファン・ホーフほど、コンゴにその痕跡を残した人はいなかった(36-39)。

一八九〇年に医師の子として生まれたファン・ホーフは、ルーヴァン（ベルギー中部の都市）で医学を学んだ。そこで彼は、短い期間ではあったが細菌学教室で働いた。第一次世界大戦中はベルギーの軍病院に勤務し、ドイツ植民地であったタンガニーカとの戦いに志願して参加した。一九一六年のことだった。タンガニーカとの戦闘が終わった後、ベルギー政府はファン・ホーフを最初はレオポルドヴィルの病院に、次いで研究所に配属した。彼は、ボーマでは公衆衛生部門の代表として、スタンレーヴィルでは研究所の所長として、カタンガでは州の医務官長として、それぞれ数年間を過ごした。彼は「ベルギー領」マヨンベで赤痢の疫学調査を行ったり、国際連盟のために、東アフリカで眠り病に関する研究を行ったりしたこともあった。一九三〇年にファン・ホーフはレオポルドヴィルの研究所所長になり、研究所が国際的な名声と近代的な建物を有する機関へ発展する際の主要な設計者となった。

ファン・ホーフの科学論文が最初に発表されたのは一九一七年だった。後に彼は治療や疫学、媒介性昆虫、動物宿主を対象として、眠り病の研究に特化することになるが、初期には、マラリアや河川盲目症、イチゴ腫、赤痢、天然痘、インフルエンザ、結核、髄膜炎、アメーバー症、そしてくり返す発熱といった幅広い疾病を対象として研究を行っていた。彼自身は、研究でチンパンジーを使うことはほとんどなかった。しかし彼の師であるジェローム・ロデンが、マラリアの研究に用いる霊長類をアントワープに送ったことはあった[40]。

一九三四年、ファン・ホーフはその知性と植民地についての知識によって、植民地医務官長に任命された。通常の任期は六年であったが、その間に第二次世界大戦が起こり、結局、彼は一九四六年までその職にとどまることになった。独身で疲れを知らない仕事人間として、ファン・ホーフは質素で禁欲的な生活を送った。生涯独身を通した。その仕事は、数百人の医師を抱える巨大で複雑な植民地の医療制度全般を監督することだった。彼の指導のもと、植民地の医療制度は発展し、戦時下でさえその発展の速度は落ちることがなかった。ファン・ホーフはまた、公安軍の医務官長でもあった。エジプトやナイジェリアへの探検的遠征にも加わった。そして公安軍における職務をまっとうし、最終的には大将の地位にまで昇進した。

隣国のフランス植民地同様、特定の熱帯病に対する集団的介入がベルギー領コンゴにも導入された。導入された介入は、単に患者を一人ひとり治療するといった話ではなく、特定の感染症に対して、宿主であるヒトを滅菌し、流行を抑制しようというものであった。ある程度だが、信頼に足る国家規模の統計がはじめて集計された。ファン・ホーフの在任一二年の間に、医療資源は眠り病の診断や治療、記録に重点的に配分された。その結果、眠り病の新規発生率は三分の二も低下した。一方でイチゴ腫と梅毒の患者数は倍増した。というのも、それまでなおざりにされていた地域で、診断や治療やその記録に予算が配分されるようになったからである。

過重な行政的仕事にもかかわらず、ファン・ホーフが科学的関心を失うことはなかった。彼はアフリカにおける眠り病の大家となった。そして対策をさらに進めるため、ペンタミジンの予防的効果に関する一連の実験を開始した。ペンタミジンは治療のために導入されたばかりの薬だった。眠り病を化学療法で予防しようという考え方は新しいものではなかった。しかし、大規模な計画ははじめてだった。それまで予防目的のために使用された唯一の薬はスラミンだった。しかしスラミンは、三カ月ごとに静脈投与されなくてはならなかった。それは大きな物資調達上の問題をもたらしていた。

モルモットを用いた予備的な実験の後、ファン・ホーフはそれをヒトに応用した。一九四二年のはじめ、二人の健康なボランティアが河川盲目症の原因病原体である回旋糸状虫に実験的に感染させられた。同じ年、二人はペンタミジンの筋肉注射の投与を一回受けた。その上で、トリパノソーマを保有しているツェツェバエに二、三日おきに吸血させられた。最初の一人は一年後に、次の一人は一〇カ月後に眠り病を発症した。彼らにはスラミンが投与された。それは偶然にも、スラミンが河川盲目症にも有効であることを示すものになった。さらに三人のボランティアが、ペンタミジン投与後三カ月から六カ月おいて、同じくツェツェバエによる吸血実験に加わった。病気を発症した者はいなかった。ファン・ホーフは、ペンタミジンが予防効果を持ち、その効果は少なくとも六カ月は続くと結論づけた。クワンゴ川流域で実地試験が開始された。その地域では、全人口の四分の三がペンタミジンの投与を受け、四分の一が非投与の対照群として比較の対象とされた。翌年結果が出た。ペンタミジンの投与を受けた群では眠り病を発症した人はいなかった。一方、対照群では七人の患者が報告された。実験は完全な成功だった[41-45]。

この結果は広範な影響を与えた。眠り病に対する予防的化学療法キャンペーンが、ベルギー領コンゴだけでなく、フランスやポルトガルの植民地でも組織された。前章で私たちは、こうしたキャンペーンがウバンギ＝シャリでもう一つのヒト・レトロウイルスである成人T細胞白血病ウイルスの感染を広げたことを見てきた。ペンタミジンの大規模投与がＨＩＶ-１の拡大にある種の役割を果たした可能性は否定できない。しかし、それはベルギー領コンゴの外の世界で起こった可能性が高い。ファン・ホーフが愛した植民地は、ツェゴチンパンジーの生息地ではなかった。しかもレオポルドヴィルでは眠り病が稀であったため、大規模な予防的化学療法は行われなかった。ペンタミジンの住民に対する大規模投与が、眠り病の減少に貢献したことは間違いない。それはたとえ、ペンタミジンの血中濃度が数カ月続くという介入の理論的根拠が間違っていたとしてもである。

一九四六年、戦争も終わって後任が任命されると、病気のファン・ホーフはヨーロッパへ帰った。そして引退したロデンの後任として、アントワープの熱帯医学研究所の教授となった。それは最も自然なことだった。彼は戦後、医療制度に関する理論を発展させ、ファン・ホーフ-デューレン計画として知られる大規模投資を主導した。彼の名声は広まった。アメリカで開催された熱帯医学会の議長として招聘されたり、またレオポルドヴィルで先天性マラリアの研究を組織したりした。一九四八年一二月、ファン・ホーフはアントワープで死去した。

風土病的結核

アフリカで結核は、HIV感染者に最もよく見られる日和見感染症である。HIVが存在しない状況下では、結核菌感染の自然史は次のようになる。まず、結核菌が吸入されたとき、一過性で非特異的な症状が現れる。次いで肺のどこかで結核菌は休眠状態に入り、ふたたび活性化されるまで、人々は健康な状態で過ごす。結核菌の再活性化には通常、何カ月から何年という年月が必要になる。一〇〇人が結核菌に感染したとすれば、一〇人が生涯で結核を発症するが、残りの九〇人は発症しない。発症しない人は結核菌が休眠した状態のまま生涯を過ごす。HIVが引き起こす免疫抑制は、休眠状態からの再活性化の頻度を、生涯に一〇パーセントから一年間に一〇パーセントに引き上げる。成人の約五パーセントがHIVに感染している中部アフリカでは、結核患者の五〇パーセントがHIV感染者となっている。

一九三〇年代半ば以降、結核患者の報告数は、緩やかだが絶え間なく増加してきた。そして一九五〇年代に急上昇した（図15）。振り返ってみれば、こうした報告数の推移は、HIVの広がりを反映していたのかもしれなかった。もちろん、結核の新規発生率増加の原因として他の説明も可能である。まず、医学史家や当時の臨床家は、結核菌がヨーロッパ人によって中部アフリカに持ち込まれたと考えていた。HIVと同様に、都市化とコミュニケーション・ネットワークの発展は結核菌の拡大を容易にし、都市住民の乱交的性文化も、寝室の共有という高い接触密度を通してそれを助長しただろう。多くの場合、初感染と結核の発症には一〇年単位の時間差があり、一九二〇年代の深刻な感染は、二〇年後、三〇年後、四〇年後の結核の高い新規発病率を引き起こした。次に、第二次世界大戦後の医療制度の整備が結核の新規発生率増加に寄与した可能性がある。かつてないほどの数のコンゴ人が、結核を診断できる保健医療施設へアクセス可能となった。第三に、一九五〇年代初頭に始まった効果的な抗結核薬の普及が、医療者の結核患者発見の努力を促した。第四に、レントゲン検査の普及があった。一九五七年、レオポルドヴィルの結核検診病院は、結核患者を見つけるために、四万四二三四人の胸部レントゲン検査を行った。こうしたレントゲン検査は同じ敷地に住む患者に接触した人すべて、毎年の健康診断で具合が悪いと思われた人、また、ある地域では住民全員に対して行われた。このような積極的な患者発見の努力は、患者数を三倍にも増加させた。[25,46,47]

「自由女性」へのケア

非営利組織による善意にもとづいた介入が、コンゴの首都でＨＩＶ-１の初期流行にどのように貢献したか、ここで検討してみたい。第一期コンゴ赤十字は、一八九〇年に最初の病院をボーマとレオポルドヴィルに開設した。しかしそれらの病院は、コンゴ自由国がベルギーへ譲渡された際に解散させられた。一方ベルギー赤十字は、一九二六年に新たなコンゴ赤十字を設立した。設立のための基金はベルギーだけでなく、植民地の経済界からも集められた。当初からコンゴ赤十字はその努力を東部州とレオポルドヴィルに集中した。それらの地域には、ベルギー性病予防連盟の支援で性感染症クリニックが開設された。[48]

第二次世界大戦中、コンゴ赤十字は、植民地住民の寄付でベルギーの一般家庭を支援した。コンゴ赤十字は占領下のベルギーに連絡員を派遣し、食料や衣服をベルギーの戦争捕虜に送ったり、またベルギーで捕虜となった植民地軍士官の子供たち——彼らの多くは両親と離れ離れになっていた——のための施設へ資金を提供したりもした。しかしこうした物惜しみしない寛大さは限られた対象のためのものであった。この場合、植民地士官の子供たちといっても、混血の子供たちは支援の対象外だったのである。

一九四七年コンゴ赤十字は、小児科医クロード・ランボットを妻のジャンヌ・ルグランとともにコンゴに招聘した。クロード・ランボットはコンゴではじめての小児科医であり、妻のジャンヌ・ルグランも医師の資格を有していた。二人は一〇〇床の小児病院を建設するようコンゴ赤十字に提言した。病院は一九五三年に開設されたが、施設の運営には多額の資金が必要だった。それはコンゴ赤十字の財政基盤を揺るがすほどの規模に達した。街の際限ない拡大はより多くの性感染症クリニックを必要としたが、コンゴ赤十字は、むしろ性感染症クリニック事業から撤退し二つのクリニックを政府に移管することにした。性感染症クリニックの持つ強圧的態度も、この決定に影響した。警察官によって強制的に連れてこられた反抗的な患者たちは、国際赤十字の価値観とは相容れなかった。

一九五七年、コンゴ赤十字はレオポルドヴィルに輸血センターを開設した。血液事業は赤十字の伝統的事業の一つだった。それまで血液は、親戚や友人が患者に提供するもので、集めてから数分で輸血された。ベルギーにおけるコンゴ赤十字委員会の委員の一人であったアルベール・デュボワ教授は、マラリアやトリパノソーマ、あるいはある種のウイルスのような血液が媒介する病原体の感染を防ぐためには、厳格な手段が必要だと警告した。それに対して教授は「心配するな。レオポルドヴィルの医師たちは必要な手段を講じている」と言われたという。（クロード・ランボットの妻）ルグランは、この輸血センターの最初の長となったが、主要な病院の医師たちと摩擦を引き起こした。医師たちは、ルグランが献血者を横取りしたと非難した。それ以外にもルグランは、レオポルドヴィル在住のコンゴ赤十字代表などとも多くの対立を引き起こした。時代は、職業人として働く女性にとって優しいものではなかった。ルグランはコンゴ赤十字によって解雇され、うつ状態になり、一九六〇年にレオポルドヴィルで亡くなった。遺書には、アフリカ人の隣に埋葬して欲しいと書かれていた。この輸血センターがレオポルドヴィルにおけるＨＩＶの伝播に貢献した可能性は高くない。献血者のＨＩＶ陽性率は低く、また、輸血を受けた患者の多くは子供だった。万が一子供が感染したとしても、彼らは性的に成熟する前にエイズで亡くなった可能性が高い。独立の翌年、ブリュッセルに本部を置くコンゴ赤十字は解散した。輸血センターは別の組織へ移管された。[49]

一方、性感染症クリニックには特別な注意を払う必要があった。それは、レオポルドヴィルにおけるＨＩＶ－１の医原性感染に決定的な役割を果たした可能性がある。性感染症クリニックは、自由女性に対する主要な医療提供機関だった。自由女性たちは定期検査を受け、健康カードに押印してもらうために性感染症クリニックを受診した。コンゴ赤十字は一九二九年に、レオポルドヴィル東部のバルンブ地区に性感染症クリニックを開設した。多くの性感染症クリニックと同様、公式名称は後に、あたり障りのない「社会医学センター」へと改称された。患者は親戚や近所の人の手前、「性感染症クリニック」へ行くより、「社会医学センター」へ行くことを望んだ。最終的には、より小さな診療所がレオポルドヴィル西部にも開設された。コンゴ赤十字の年次報告書は、東部州のハンセン病療養所や病院、レオポルドヴィルの小児病院の素敵な写真を載せた。一方、性感染症クリニックについては目立たない態度に終始した。[50,51]

性感染症クリニックは、潰瘍や浸出液などの性器症状のためにやってきた男女や、雇用主に医療を提供してもらえない者に無料で治療を施した。男たちにとって、性感染症クリニックは目新しいものだった。そこを訪れるのは、雇用主のいない者や特定の個人のために働いている少数の者だけだった。フォーマル部門で働く女性の数は少なかったので、多くの女性にとって性感染症クリニックは、唯一受診可能な施設であった。事実、経済的に自立し、夫を持たない成人女性と定義されたレオポルドヴィルの自由女性の大半は、一年に少なくとも数回はクリニックを受診した。接触調査が、件数の増加をもたらした。性感染症クリニックを受診した男性は、最近の性交渉に関して申告を求められたが、拒否すれば、看護師がその目的のために居住地を訪れたのだった。それは、困惑を引き起こす可能性があった。レオポルドヴィルに移住してきた男性は、到着と同時に性感染症クリニックを受診する必要があった。そうしなければ、健康規則にしたがった滞在許可を得ることができなかった。移住者は同様に結核検査を受けることも求められた。

図18に示した統計は、二つの診療所の合計を表にしたものである。実際には、レオポルドヴィル西部の診療所はうまくいっていなかった。患者の九五パーセントはレオポルドヴィル東部の診療所からの報告だった。全体の件数の大半は、何千人という無症状の自由女性であった。彼女たちは法律によって、原則として月に一度診療所を受診することが義務づけられていた。ピーク時には、一年間に三万二〇〇〇人が受診した。

コンゴ赤十字の年次報告書には次のようなデータが掲載されていた。梅毒と淋病の新規発生率、一年間に最低一度受診した男女の数、梅毒に対する血清学的検査件数、そして注射件数である。梅毒と淋病の新規患者数は年によって大きく変動した。それは、首都人口の増加や診断技術の変化、自由女性を検査するために払われる努力を反映していた。[47,51]

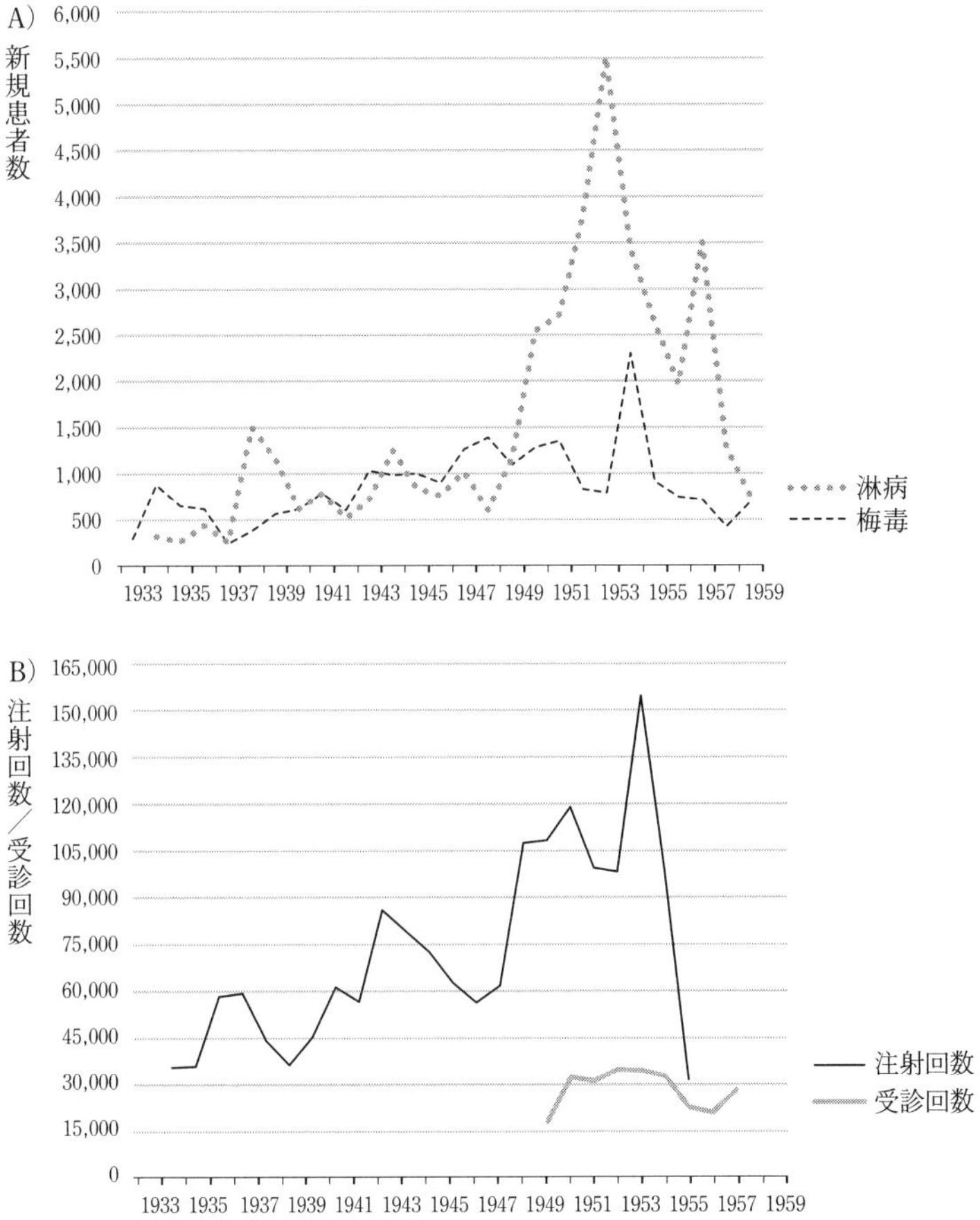

図 18　淋病と梅毒の新規患者数 (A)．注射の回数と，自由女性によるレオポルドヴィルの性感染症クリニックの受診回数 (B)．

梅毒や淋病の患者は、注射や追跡調査のためにクリニックを受診しなくてはならず、一九五〇年代までの人口の急激な増加を反映して、レオポルドヴィル東部の性感染症クリニックの受診患者数は一日に一〇〇〇人にまで増加した。約三五〇〇人の自由女性が定期検査を受けていた。四つの部屋しか持たない診療所は、朝四時半に診療を開始した。そうすれば、男性たちは仕事に行く前に受診できた。こうした患者の多さが、注射器や注射針の適切な滅菌を困難にした。一九五二年、レオポルドヴィル東部の診療所は拡大され、梅毒病棟と淋病病棟が新たに設置された。移住者に対する性感染症検査は、あまり効果がないとして廃止された。血液は検査のため、熱帯医学研究所へ送られた。一九五四年には、八万五六五四人の血液検体に対して梅毒検査が行われた。

性感染症クリニックで患者が受けた治療には効果がなかったが、その事実は今から考えるととんでもないことだった。それは、間違った診断や効果のない薬が原因だった。一九四〇年代後半に入ると、医務官たちはこうした努力が時間の無駄ではないかと疑い始めた、と報告書は述べている。一九四九年から五四年にかけて出された報告書は、七二〇四名の新たに梅毒と診断された人のうち、実際に梅毒と思われる所見があったのはわずかで、そのうち一一一名が初期、九七名が第二期、二九名が第三期の梅毒であったと述べている。梅毒と診断された患者の九七パーセントが、単に血清学的検査が陽性だったという理由で、筋肉注射か静脈注射による投薬を受けていたのである。今日でさえ、血清学的検査だけで梅毒とイチゴ腫を区別することはできない。どちらか一方に感染すれば、血清学的検査は長い間、あるいは一生涯陽性を示す。患者は血清学的検査が完全に陰性になるまで、効果のない薬剤でくり返し治療された。一九五二年、レオポルドヴィルに住む成人を無作為に抽出したところ、二二パーセントが、梅毒あるいはイチゴ腫に対して血清学的に陽性だった。自由女性ではその割合は三四パーセントであった。地方における、かつてのイチゴ腫の高い発生率を考えれば、こうした血清学的陽性例の大半は過去のイチゴ腫感染を反映しているものと考えられた。患者の多くは子供の頃に感染した。そのため、感染したこと自体を覚えていない可能性もあった。にもかかわらず、患者が自由女性や男性の移住者であれば、性感染症クリニックで検査されることとなり、それゆえに梅毒と診断され、砒素や蒼鉛を含む薬剤の長い投薬を受けることになったのである。それは、一九五四年前後のペニシリン導入まで続いた。ペニシリンの導入にもかかわらず、患者の半数は梅毒に対して陽性のままであった(51)。

診断の正確さは、とくに自由女性の場合、淋病に対しても疑わしいものだった。男性では、淋病あるいはクラミジアの診断は比較的容易だった。ペニスから膿が出るか否かである。しかし女性の場合、診断はそれほど容易ではなかった。大半は無症状で、患者の一〇パーセントにだけ膣からの排膿が認められた。性感染症クリニックには淋菌培養の設備はなく、膣分泌物を染色するだけだった。そうした検査はかならずしも診断に効果的ではない。膣分泌液には、淋菌と同じように染色される非病原性の細菌が多く存在している。淋病だと診断された患者は、二カ月間投薬治療を受けることになった。薬は、高熱を引き起こすことによって菌自身を殺傷することを目的としていたが、患者に注射されたのはなんと牛乳やチフスワクチン、ゴノーヤトレンといった薬だった。一九五一年以降になってはじめて、ペニシリンやスルファミド、ストレプトマイシンといった抗生物質が、治療の最後にだけ投与されるようになった。

こうした診断と治療の結果として、一九三〇年代から一九四〇年代を通して、性感染症クリニックは一年間に平均で五万回の注射を行うことになった。そのうちの九五パーセントはレオポルドヴィル東部の診療所で行われた。注射の六〇パーセントは静脈注射だった。一九五〇年代の戦後ベビーブームの頃には、注射の回数は一〇万回に達し、一九五三年に一五万四五七二回で最高を記録した。この回数は、ペニシリン導入後急速に低下した。ペニシリンによる治療は、砒素系薬物による治療より注射回数が少なくて済んだからである。

植民地時代の注射器と注射針の滅菌法について情報を集めることは容易ではない。しかし今回は、オピタル・デ・コンゴレの内科医ポール・ブエイが、一九五三年に書いたレオポルドヴィルの肝炎についての論文を読むことで、その困難さがいくぶんか解決された。著者は流行性肝炎と接種肝炎を区別し、接種肝炎は、静脈注射や輸血を受けた後四五日から一五〇日の間に発症した肝炎を言うと定義した。接種肝炎の大半はB型肝炎だった。というのも、C型肝炎の急性感染は黄疸をもたらすほど重症にはなりにくいため、診断ができなかったのである。一九五一年から五二年にかけて接種肝炎と診断された六九人の患者のうち、三二人がレオポルドヴィル東部の診療所で静脈注射による砒素系薬物の投与を受けていた。それはこの間、同じ病院で治療された患者の〇・九パーセントに相当した。実際には、接種肝炎の一部しか診断されていない可能性が高いため、リスクは過小評価されている可能性が高い。また、医原性感染はそれ以前にB型肝炎ウィルスに感染していない患者の間でしか起こらない。それは多くて中部アフリカの成人の五パーセントにすぎなかった[52]。

ポール・ブエイの詳細な記述は引用に値する。

コンゴには、母子保健センターや病院、薬局といったさまざまな種類の医療施設が存在している。そこでは現地の看護師が毎日、注射器や注射針の滅菌が不可能な状況下で、何十回あるいは何百回といった注射を行っている。多数の患者と数少ない注射器。レオポルドヴィルにある赤十字の性感染症クリニックでは、毎日、平均で三〇〇回の注射が行われていた。それは、加圧滅菌器による滅菌を不可能にした。使用された注射器は、最初は水で、次いでアルコールかエーテルで洗浄され、次の患者に使用された。同じことは、少数の看護師が多数の患者を診ていたどこの医療施設でも見られた。注射器はある人から次の人へ、少量ではあるが感染性血液を残しながら使われていった。それは感染を引き起こすに十分な量であった。[52]

一九五五年九月、コンゴ赤十字は性感染症クリニックの運営から突然手を引いた。植民地政府がそれを引き継いだ。これは、さまざまな議論を引き起こしたに違いない。その年の赤十字の年次報告書には、赤十字は性感染症クリニック運営の責任を、相互の了解のもとにレオポルドヴィルにある衛生省に移管したとあるが、衛生省の報告書には、性感染症クリニックの運営はごく簡単な通知とともに押しつけられたとある。[53]

にもかかわらず衛生省はその事業を引き継いだ。一九五七年末までに、三七六一人の自由女性が登録された。そうした自由女性に対して、合計で二万六一二三回の検査が実施された。翌年には四三八四人の自由女性が登録された。医務官は都市に約五〇〇〇人の自由女性がいると推計していた。その数字からするとかなりの割合の自由女性が登録していたことになる。しかし注射の回数は劇的に減少した。梅毒患者には、長期間活性のペニシリンが砒素系薬物に代わって用いられるようになった。また、梅毒やイチゴ腫の過去の感染の痕跡に対しては、治療を行わないということが徐々に認知され始めた。それらによって、注射の回数は減少したのである。[54]

衛生省はレオポルドヴィルの全人口に対して医療調査を行った。全住民が眠り病やハンセン病の検査を受けた。一九四九年には一四万五八四人が、一九五八年には三二万二一九八人が検査を受けた。結果、一〇〇人ほどの眠り病患者と数人のハンセン病患者が見つかった。独立前の数年間には性感染症の症状を有する者の数が最高潮に達するなか、検査では、すべての男性が検査官の前で下半身裸になることが要求された。一九五八年に検査を受けた九万九四四六人の男性のうち、一六三人が淋病、三三五人が非淋菌性の尿道炎（おそらくクラミジア感染による尿道炎）と診断された。梅毒を疑わせる下疳を持つ者は四四人にすぎなかった。[47, 55]

この間、性感染症以外の熱帯病の新規発症率は、ベルギー領コンゴの首都で最低であった。一九三〇年以降、レオポルドヴィルの年間の眠り病患者は一〇〇人以下であった。その大半は流行地からの移住者であった。イチゴ腫も同じくらいの新規発生率であった。これは、ある程度まで、レオポルドヴィルへの移住者に対する体系的検査が功を奏した結果であったと思われる。眠り病患者の大半は診断され、治療されたことになる。それはレオポルドヴィルにおける寄生虫伝播の抑制に効果があった。感染性のツェツェバエに刺される危険性は減少した。多くのベルギー人にとってそれは良い知らせであった。イチゴ腫は稀だった。医療施設へのアクセスは比較的容易であったし、ヨーロッパと比較するとはるかに悪いものだったとしても、レオポルドヴィルの衛生状態は地方よりはるかに良かった。アフリカの郊外では、水は一軒ごとにあるというわけにはいかなかったが、何軒かの家が集まっている住宅地では、水道水の使用が可能だった。結果として言えば、次のようになる。レオポルドヴィルにおける性感染症、とくに梅毒に対する治療は、注射器や注射針を通した病原体の医原性感染に最良の機会を提供した可能性があると。

感染のパーフェクト・ストーム

中部アフリカの全チンパンジーのうち、ベルギー領コンゴに生息するチンパンジーは〇・一パーセント以下だった。したがって、「患者ゼロ」すなわちパンデミックの出発点となった人が、ベルギー領コンゴ出身だったとは考えにくい。しかし、レオポルドヴィルはその地域で最も活動的な都市であった。多数の移住者や貿易商人を惹きつける商業都市でもあった。街に移住してきた狩猟者や少しの時間をこの街で過ごそうとした貿易商たちは、到着と同時に性感染症クリニックを受診した。彼らが、サル免疫不全ウイルスあるいはＨＩＶ－１に感染していたかどうかは別として、検査の結果、梅毒やイチゴ腫に対して血清学的に陽性であれば、それが過去の感染であれ、そこで梅毒の治療を受けたに違いない。別な可能性として、客の一人によってＨＩＶ－１に感染した自由女性が静脈注射による治療を受けた可能性もある。

ひとたび、ウイルスがレオポルドヴィルとブラザヴィルの都市圏に持ち込まれれば、ウイルスは、レオポルドヴィル東部にあるバルンブ地区の性感染症クリニックで、滅菌されていない注射器や注射針を通して増殖していったに違いない。そこでは現地医師が、梅毒に対する血清学的陽性者に対して、それが誰であれ治療を行っていた。治療を受けた者の数は尋常でない数に上った。一九五一年から五二年にかけて、B型肝炎ウイルスといった他のウイルスの医原性感染も注射器具の不適切な滅菌の結果として起こったことが記録されている。B型肝炎ウイルスが医原性に流行したとすれば、同じ診療所の患者集団で、SIVcpz／HIV－1に同じことが起こったとしても不思議でない。医原性に感染した症例の大半は、何人かの男と性的関係を持つ自由女性だった。まさにパーフェクト・ストームだった〔パーフェクト・ストームは、いくつかの惨事が偶然に重なって発生することにより、事態が重篤になる現象〕。

感染した自由女性は次に、ウイルスを客の誰かに性的接触を通して感染させる。その客が別の売春婦、あるいは女性に感染させ、最終的にウイルスは売春を中心としたネットワークの外に出ていくことになった。こうした性的接触によるウイルスの増殖過程は、一九六〇年の独立へ続く混乱のなかで加速した。レオポルドヴィルの相貌は、大量の移住者と高い失業率、さまざまな種類の売春の出現（ある種の売春では女性は年間一〇〇〇人もの客を取った）などで、急速に変わっていった。

第10章　その他のヒト免疫不全ウイルス

世界的に見ればエイズ全体に対する寄与は小さかったかもしれないが、その他のヒト免疫不全ウイルス（HIV-1O、N、P、HIV-2）は、世界的流行を引き起こしたHIV-1Mの出現に対して有用な情報を提供する。HIV-1とは異なる霊長類に起源を持つHIV-2が、アフリカの異なる地域で、数十年の時間的差異はあったとしてもほぼ同時期に流行し、また静かに消えていくことがどうして可能であったのか。あるいはどうしてHIV-1Mは、他のウイルスに比較して成功を収めたのか、ここではそうしたことを考察してみたい。

HIV-1O、N、P

一九九〇年代にはすでに、HIV-1が高い多様性を持つことが知られていた。最初の株はHIV-1Oとして知られ、HIV-1Mと比較すると塩基配列で五〇から六五パーセントの相同性を有していた。

それが、HIV-1Oが異なるサブタイプでなく、異なるグループに分類された理由だった。サブタイプは、塩基配列で言えば、通常二〇パーセント程度の違いしかない。すなわち八〇パーセントは同じ塩基配列を有する。HIV-1Oの最初の分離株は、ベルギーに住む二人のカメルーン人から得られた。二人は夫婦だった。別の分離株が、フランスに住むカメルーン人、およびカメルーンに住むカメルーン人から分離された。詳しい研究によって、カメルーンがHIV-1Oの震源地であることが示された。カメルーンでは、HIV-1感染の二パーセントがグループOによるものであった。隣のガボンやナイジェリアでは、その割合は一パーセントだった。いくつかの感染例が他のアフリカ諸国からも報告された。カメルーン国内でも地域的偏在が見られた。ヤウンデでは、全HIV-1陽性血液の六パーセントがグループOによるものだった。しかし北部の州では、その割合は一パーセントにすぎなかった。保存血清が調べられたところ、一九八六年から八九年にかけて、全HIV-1陽性血液のうちグループOが占める割合は二一パーセントだった。それが、一九八九〜九一年には九パーセントとなり、一九九四〜九五年には三パーセント、一九九七〜九八年には一パーセントになった。以降、一〜二パーセントの間で推移している。[1-7]

ここで見られた感染割合の減少は、現状を必ずしも正確に反映しているとは言えない可能性がある。かなりの程度、グループMからグループOを区別するための診断技術の向上の結果を反映している可能性があった。一方で、HIV-1OがHIV-1Mより感染性が低いことも、過去二〇年間の研究で明らかになってきた。それが、HIV-1Oが中部アフリカから外へ広がらなかった理由の一つであったと考えられる。二〇〇三年から二〇〇六年の間にフランスで診断された一万人以上の感染者のうち、HIV-1Oと診断された者は一二人にすぎなかった。うち九人はカメルーンからの移民で、一人はカナダ国籍、二人はフランス国籍だった。実験室では、HIV-1OはHIV-1Mよりリンパ球培養での複製効率が低い。その事実は、感染効率も低いことを示唆するものである。(8-10)

HIV-1Mに対する手法と同じ手法を用いると、HIV-1Oの過去の流行の過程を再構築できる。グループO全体の共通祖先は、一九二〇年頃にさかのぼる。それはグループMの共通祖先の誕生と同時期である。ただし、信頼区間は一八九〇年から一九四〇年となっている。すべてのHIV-1O感染は一回の種を越えた感染の結果生じたと考えられている。六年間で約二倍という感染者数増加の緩やかな速度も、そのためとされている。一九九〇年代後半までにHIV-1に感染した五〇万人のカメルーン人のうち、約七五〇〇人がHIV-1Oに感染していた。この限られた人数から予想される通り、HIV-1Oの遺伝的多様性はHIV-1Mより低い。サブタイプで言えば、これまでに三、四種類のサブタイプが同定されたにすぎない。(11-13)

HIV-1Nは一九九五年にはじめて分離されたが、それはエイズを発症したカメルーン人からであった。これは、ヒトにおける感染性で言えば、HIV-1Oよりさらに低かった。「N」は、MでもOでもない、「ノン」の「N」、あるいは「新しい」の「N」を表す。今日までに一三症例が確認されたにすぎない。そして一三例すべてがカメルーン人だった。この数字は過小評価かもしれない。なぜならHIV-1NをHIV-1Mから区別するのは容易ではないのだ。そのようなケースは夫婦間感染の二例で見られた。このことはHIV-1Nが異性間性的接触で伝播する可能性を示す。HIV-1Nの塩基配列は、カメルーン南部の同じ地域に生息するツェゴチンパンジーに感染しているサル免疫不全ウイルスとよく似ていた。HIV-1Nは、単系統で遺伝子的多様性にも乏しい。それは、HIV-1Nのヒト集団への持ち込みが、

HIV-1MやOより近年だったからだと思われる。グループNの共通祖先は一九六三年頃にさかのぼる。信頼区間は、一九四八年から一九七七年と推定された[14-17]。

系統樹では、グループNもMも、ツェゴチンパンジーから得られたサル免疫不全ウイルスからの分岐区域内にある(図1、2、3)。一方、HIV-1Oは、長い間その由来が不明だった。HIV-1Oに最も近いウイルスはゴリラのサル免疫不全ウイルスである。ゴリラもヒトと同様、チンパンジーから感染した可能性が高い。グループOとNの地理的分布を考慮すると、霊長類からヒトへの感染はおそらくカメルーンで起こったと思われる[18,19]。

フランス在住のカメルーン人から奇妙なウイルス株が分離されたことに続き、近年、これがHIV-1の新しいグループ、HIV-1Pであると同定された。系統解析によって、HIV-1Pはゴリラのサル免疫不全ウイルスに最も近縁であることが示された。HIV-1Oとゴリラのサル免疫不全ウイルスの関係より、HIV-1Pはゴリラのサル免疫不全ウイルスと近縁関係にあった。患者自身には霊長類との接触の記憶はなく、感染した男性との性行為によって感染した可能性が高いと考えられている。どこかの時点でゴリラからヒトへ最初の感染が起こった。その後ヒトからヒトへの感染は限られたものだった。HIV-1Oと同様、HIV-1Pも、真の感染源は、ウイルスをヒトとゴリラに別々に感染させたチンパンジーかもしれなかった。あるいはチンパンジーがゴリラに感染させ、そのゴリラがヒトへ感染させたのかもしれない。HIV-1Pの第二例目の感染は、ヤウンデの病院に入院中の患者から報告された[20]。

HIV-1O、N、Pに関するこれらの所見は、少なくとも二つの意味を持つ。第一に、HIV-1Mがヒト集団に出現したのと同じ地域で、他のチンパンジーのサル免疫不全ウイルスも種の障壁を越えたということ。HIV-1Oの場合、これは、HIV-1Mと同時期の一九二〇年頃に起こった。一方、HIV-1Nはもう少し近年になって種の壁を越えた。これは、チンパンジーからヒトへという種を越えた感染が何百年にもわたって一度ならず起こっていた可能性を示唆する。にもかかわらず、それは疫学的袋小路のなかに入り込み、世界的流行を引き起こすことがなかったということかもしれない。疫学的袋小路の適切な一例として、HIV-1Oに感染したノルウェーの船乗りの例がある。船乗りは一九六〇年代にHIV-1Oを妻に感染させ、妻はウイルスを子供に感染させた。しかし感染は家族の外に拡大することはなかった。第二に、HIV-1Mの世界的流行の背景には、ウイルスに固有の理由があったのかもしれないということがある。HIV-1OやHIV-2と比較して、HIV-1Mはリンパ球に易感染性である。それは、性行為を介した感染が容易に起こること、すなわち、ヒトからヒトへの感染が起こりやすいことを意味する。

HIV-2とポルトガル領ギニア

エイズの原因ウイルスとしてHIV-1が発見されてから数年後、HIV-2が、パスツール研究所の同じ研究者たちによって二人のエイズ患者から分離された。一人はギニアビサウ出身の患者で、一人はカーボヴェルデ共和国〔西アフリカ沖合いのマカロネシアに位置する群島国家〕出身の患者だった。さらに、リスボンで集められた、さまざまな程度の免疫抑制状態にある三〇人の患者が追跡調査されることになった。

三〇人の患者は、二人を除くと全員がギニアビサウかカーボヴェルデ共和国の出身だった。HIV‐2は、HIV‐1と三〇から四〇パーセントの相同性しか持たなかった。そこで、HIV‐1とは異なるウイルスということでHIV‐2と名づけられた。HIV‐2は医学的に興味深いというだけでなく、HIV‐1の歴史の一部を明らかにしてくれる。というのも、中部アフリカにおいてHIV‐1の出現を助けた要因は、数百キロメートル離れた西アフリカにも存在したに違いないからである。[21,22]

HIV‐2の由来はスーティーマンガベイである。スーティーマンガベイは西アフリカの海岸地域に生息する小さなサルで、その生息域はHIV‐2の地理的分布と一致する（地図7）。HIV‐2の起源に関するこのような結論は、SIV smmと呼ばれるスーティーマンガベイのサル免疫不全ウイルスの塩基配列にもとづいて得られた。これがHIV‐2と高い相同性を示したのである。スーティーマンガベイのサル免疫不全ウイルスは高い複製能力にもかかわらず、自然宿主であるスーティーマンガベイにエイズを起こすことはない。しかし他の宿主、とくにマカクに感染した場合はエイズを引き起こす。おそらく、特定のウイルスが特定のサルや類人猿に長期間にわたって感染した場合、ウイルスが本来有する病原性によって感受性の高い個体は死亡し、個体群から取り除かれる。それによって宿主全体が、ウイルスの病原性に対して抵抗性を有するようになると考えられる。東部および南部アフリカにおける近年のHIV‐1陽性率の減少も、ヒト集団に対して同様の自然選択圧が働いた可能性があると考える専門家もいる。[23–27]

同じ地域から得られたスーティーマンガベイのサル免疫不全ウイルスとHIV‐2の遺伝子配列は非常に相同性が高い。それは、地域特有の活動が感染経路となっている可能性を示唆する。リベリアとシエラレオネでは、野生のスーティーマンガベイの二二パーセントがサル免疫不全ウイルスに感染している。一

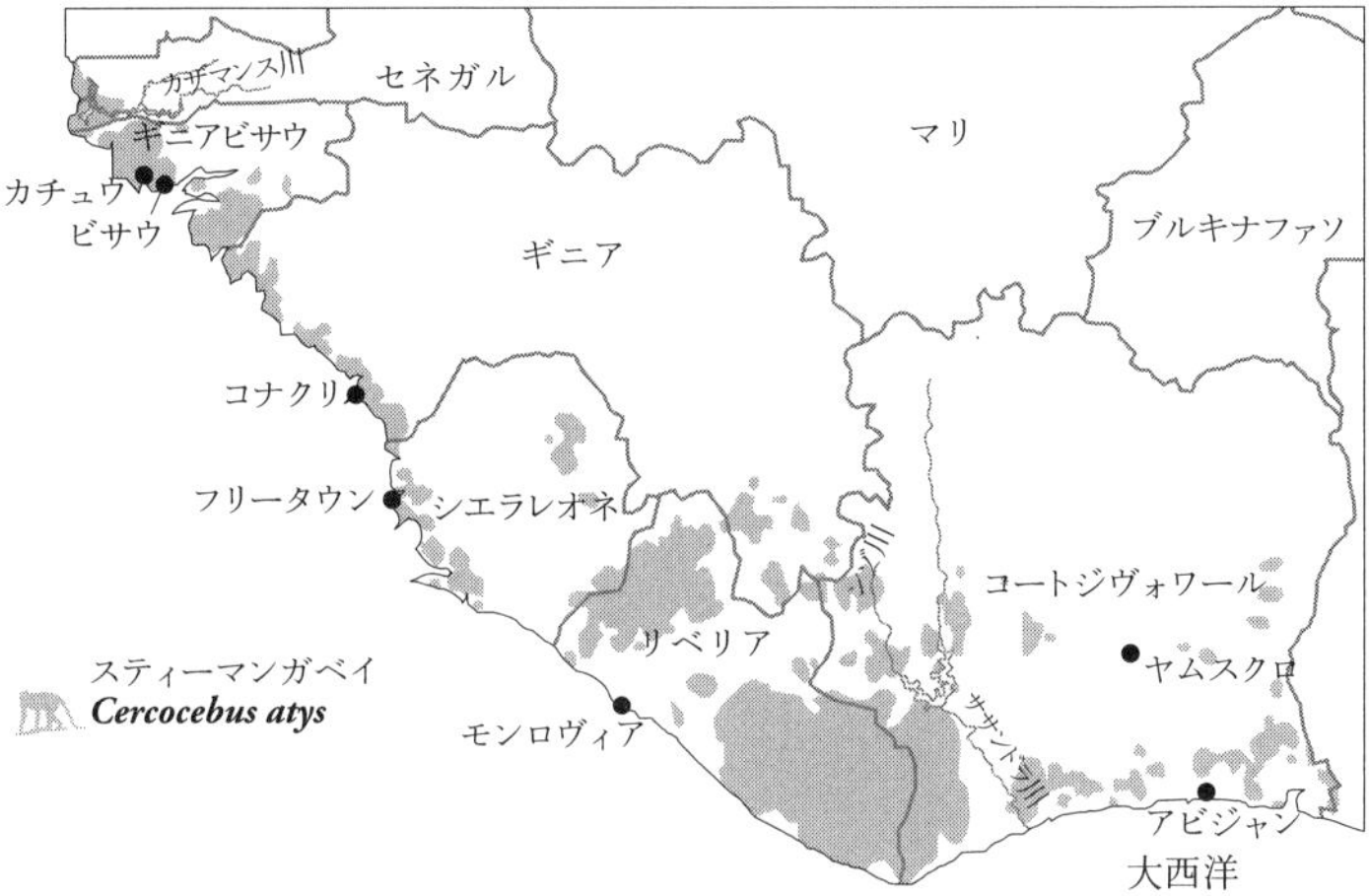

地図7　西アフリカにおける スーティーマンガベイの分布図

方、ペットとして飼育されているスーティーマンガベイのうちサル免疫不全ウイルスに感染している個体は四パーセントにすぎなかった。ペットとして飼育されるスーティーマンガベイの大半は乳児期に群れから隔離される。コートジヴォワールのタイ森に生息するスーティーマンガベイの感染率は五九パーセントと高い。狩猟と生息地の破壊によってスーティーマンガベイは現在、セネガル、ギニアビサウ、ギニアの一部で絶滅の危機にある。確認されているスーティーマンガベイの大半は、シエラレオネ、リベリア、コートジヴォワールを生息域としている。[28,29]

HIV-2は、遺伝子の多様性から八つのグループに分類される。ヒトの間で流行しているのはグループAとBだけだ。グループCからHは、リベリアやシエラレオネ、コートジヴォワールで、個別的な感染例が報告されるだけである。それぞれのグループは最低一回の、スーティーマンガベイからヒトへの種を越えた感染を反映している。ギニアビサウとガンビアでは、HIV-2Aだけが報告されている。HIV-2Bは主に、コートジヴォワール国内とその周辺で報告される。ＨＩＶ‐２が最も高い多様性を示すシエラレオネでは、そのＨＩＶ‐２の陽性率が最も低く、〇・〇二パーセントにすぎない。ところが同じ地域のスーティーマンガベイにおけるサル免疫不全ウイルス陽性率は、一〇〇〇倍ほど高い。これは、種を越えた感染の後に起こる、ヒトからヒトへの感染効率が低いことを表したものと思われる。また、スーティーマンガベイからヒトへの種を越えた感染は、チンパンジーからヒトへの種を越えた感染より頻繁だった可能性が高い。というのも、スーティーマンガベイは、ときとしてペットとして飼育されるなど、よりヒトに近い存在だったからである(29)。

ＨＩＶ‐２の分布は主に西アフリカに限られること、震源地がギニアビサウにあることが疫学研究によって明らかにされた。ギニアビサウは、ポルトガル専制との長い戦争の末、一九七四年に独立した小さな国である。そこでは成人の九パーセントがＨＩＶ‐２に感染していた。セネガルやガンビア、カーボヴェルデ、ギニア、リベリア、シエラレオネ、コートジヴォワール、ブルキナファソ、ガーナ、マリ、ナイジェリアといった他の西アフリカの国では、陽性率は二・五パーセント以下と低かった。植民地としてポルトガルと関係を有したが、西アフリカとは離れた国からも何例かのＨＩＶ‐２感染が報告された。アンゴラやモザンビーク、あるいはインドといった国である。

ギニアビサウでは、一九八七年に最初の調査が首都ビサウで行われた。成人のＨＩＶ‐２陽性率は八・九パーセントであった。しかし分布には年齢勾配が見られ、四〇歳以上の陽性率は二〇パーセントを示した。ＨＩＶ‐１感染は見られなかった。ＨＩＶ‐２はエイズを引き起こすが、ＨＩＶ‐１より病原性は低い。ＨＩＶ‐２は成人死亡率を二、三倍増加させるが、ＨＩＶ‐１は一〇倍も増加させる。別な言葉で言えば、HIV-2は感染者の多数が最終的には別の原因で死亡する長期生存者となるが、HIV-1は治療しなければ、ほとんどすべての感染者が一五年以内にHIV-1感染が原因で死亡するということになる。他のどの地域のHIV-1の年齢分布とも異なるHIV-2の年齢分布は当初、このようなHIV-2の低い死亡率と長期間にわたる累積暴露を反映していると考えられていた[30-32]。

しかし後に、HIV-2はHIV-1より血中ウイルスが低量で、その結果、精液や膣分泌液中のウイルス量も低いことが判明した。それが、HIV-2の感染性がHIV-1より低い理由だった。こうした事実は以下のような問題を提起する。感染性が低いなかで、HIV-2の感染率は、どのようにすれば先に見たような高い水準に達することができたのか[33-35]。

若い人たちの間の感染は稀だったので、累積暴露では年長者の高い感染率を説明できなかった（表1）。むしろ、疫学者が「コホート効果」と呼ぶ効果で説明できるかもしれなかった。つまり、一九六二年以前に生まれた人という集団（コホート）に起こっていたことが、それ以降に生まれた人には起こっていない、という事象があったか否か。研究は年長者に焦点をあてて行われることになった。五〇歳以上の女性では、HIV-2感染は白人男性との性交渉との間に関連が見られた。これは売春の代理指標かもしれなかった。コホート効果は、一九六三年から七四年にかけて戦われた独立戦争前後における性行動の変化と関連している可能性もあった。独立戦争中に乱交化、商業化した人々の性行動は、終戦後、比較的穏やかなものになったという仮説が立てられた[30,36-41]。

ギニアビサウの人びとは、支配、被支配のどちらの側にも立って闘った。ある者は独立運動のゲリラとして、ある者は植民地軍に徴兵されてポルトガル軍とともに闘った。独立運動側のゲリラは主に地方を支配下に置き、ポルトガル軍は都市を掌握していた。戦争の進展とともにゲリラの支配地域は拡大していった。独立戦争中の「性的に乱交な兵士」仮説にはいくつかの疑問が残った。第一に初期の調査からは、HIV-2感染とポルトガル軍への従軍、あるいは従軍期間との間に関連性が見られなかったこと。第二に、戦時中に性活動が活発になったということを証明するものはないということである。独立戦争はゲリラ戦だった。独立運動側の兵士は、装備の優れたポルトガル軍や飛行機を避けるために常時移動していた。平和な国に駐屯した兵士であれば、確かに頻繁に売春婦のもとを訪れ性感染症に罹患する傾向がある。しかし、同じことがゲリラ戦の戦場でも起こっていたかどうかはわからない。コートジヴォワールとコンゴ民主共和国における最近の経験から言えば、戦後、HIV-1感染率は低下した。生きることが最大の関心事であるときに、セックスに割く時間やエネルギーは低下した可能性が指摘されている。訓練された軍隊によるレイプは、HIV感染に計測可能な影響を与えるほどには多くはなかった。そこでポルトガル軍医師は、ギニアビサウの植民地軍兵士約二〇〇〇人の血液を検査することにした。彼らはゲリラ軍の兵士より売春婦との接触機会が多かったと思われるからである。しかし、HIV-2に感染した者を見つけることはできなかった。すなわち、ポルトガル軍の兵士がきわめて道徳的だったか、彼らがHIV-2感染に抵抗性だったたか、あるいは仮説が間違っていたかのいずれかだったということになる。[36, 42-44]

ギニアビサウにおけるHIV-2の「過去」を再構築するために、HIV-1に対して用いられた方法がHIV-2にも用いられた。一九八〇年の黄熱流行時に地方で集められた古い検体が検査された。一二三四の検体のうち、一一検体がHIV-2に反応した。感染率は年齢とともに上昇した。四五歳以上では六パーセントに達した。この検体はギニアビサウ最古の血液標本だった。HIV-2は、一九六〇年代後

年齢／年	ビサウ 1987	ビサウ 1989-92	ビサウ 1990-2	カチュウ 1989-91	ビサウ 1995-6	ビサウ 1998-2000	ビサウ 2004-7	ビサウ 2005
15-24	0.4%		3.3%	1.8%	1.9%		0.4%	
25-34	11.2%		13.9%	8.6%	6.1%		2.7%	
35-44	13.0%		12.1%	16.0%	14.4%	15.6%	7.4%	
45-54	21.2%	17.1%[a]	11.6%	16.3%	16.3%	13.8%	15.5%	16.0%[a]
≥ 55	17.4%	11.3%[b]	10.0%	7.8%	16.8%	12.8%	13.8%	10.9%[b]

[a] 50-9 歳, [b] ≥60 歳

表1　ギニアビサウにおける年齢別の HIV-2 感染率 (1987-2007 年)[30,36-41]

半、あるいは一九七〇年代前半に、コートジヴォワールやマリ、ナイジェリア、セネガル、ガボンといった国から得られた標本からも数例見つかった。しかし、リベリアやシエラレオネ、トーゴ、チャド、ナイジェリア、ガーナといった国からは見つかっていない[45-47]。

血清学的検査によって確定され過去にさかのぼって認知されたHIV-2によるエイズの最初の症例は、一九五六年から六六年にかけてギニアビサウに住み、一九七九年に死亡したポルトガル人だった。別の例として、一九六八年から七四年にかけてアンゴラの植民地軍で働き、その後アンゴラとモザンビークを行き来したポルトガル人男性もいた。ポルトガル人夫婦が一九八〇年代初頭にエイズを発症した例もあった。そのHIV-2感染は、一九六六年から六九年にかけてギニアビサウの植民地軍で働いた夫にさかのぼる。一九六七年にギニアビサウで輸血を受けたポルトガル人女性は、CD4リンパ球数の低下にもかかわらず二七年間も無症状であった。こうした報告はいくつかのことを示唆する。HIV-2がギニアビサウと、その他のポルトガル植民地にも少なくとも一九六〇年代以降は存在したこと。そして、感染からエイズ発症までの潜伏期間が、HIV-2ではHIV-1より長いということである[48-51]。

分子時計は、HIV-2Aの直近の共通祖先が一九四〇年あたりに存在

することを示した。HIV-2Bは一九四五年頃と推測された。これはHIV-1Mの共通祖先より二〇年ほど遅い。数学モデルを使うと、ギニアビサウにおける流行地の一つであるカチュウでは、幾何級数的感染率の増加が一九五五年から一九七〇年の間に起こったことが推測される。異なる方法を用いたより最近の研究では、HIV-2Aの共通祖先は一九三二年、HIV-2Bの共通祖先は一九三五年にさかのぼる。こうした所見は、スーティーマンガベイがギニアビサウで数十年前に絶滅したという事実と一致する。種を越えた感染はそれ以前に起こっていなくてはならない。[52-53]

HIV-2の感染分布の経年的変化もまた興味深い。ギニアビサウやコートジヴォワール、他の西アフリカ諸国での過去二〇年にわたる調査は、同じ結論に達した。導かれた結論とは、HIV-1は流行しているが、HIV-2は穏やかに消えつつあるということだ。ポルトガルと植民地関係を有していた西アフリカ以外の国では、インドを除いてHIV-2はすでに消滅した。フランスでは二〇〇三年から二〇〇六年に診断された一六四例のHIV-2感染症例のうち、二〇人だけがフランス国籍だった。西アフリカから何百人という移民によってウイルスが運ばれたにもかかわらず、HIV-2は疫学的には成功したとは言い難い。ギニアビサウでは、年長者が死亡するにつれ、成人のHIV-2陽性率は減少を続けている。シマオン・メンデス国立病院で出産した女性の間では、一九八七年に八・三パーセントだったHIV-2の陽性率は二〇〇四年には二・五パーセントに低下した。同じ時期、HIV-1陽性率はゼロから四・八パーセントに上昇した。首都ビサウのバンディム地域では、成人のHIV-2陽性率は一九八七年に八・九パーセントだったものが、二〇〇六年に三・九パーセントに低下した。同期間、HIV-1陽性率はゼロから四・六パーセントに上昇した。こうした変化は、性交渉を介した感染において、HIV-2はHI

V‐1より感染効率が悪いことを示している。しかし、では、どうして年長のギニアビサウ人たちは、それほど高い感染率をHIV‐2に対して達成できたのだろうか。[8,41,54]

この問題に答えるために、HIV‐2が長期生存と矛盾しないという事実を利用して、私たちはビサウに住む五〇歳以上の住人一六〇八人の調査を行った。HIV‐2感染率は女性で一五パーセント、男性で八パーセントだった。HIV‐2感染と性感染症の既往や売買春には関連が見られなかった。男性でも、HIV‐2感染と独立戦争への参加（どちら側で戦ったかに関係なく）には関連が見られなかった。女性では、HIV‐2感染は儀式的なクリトリス切除と有意な関連が見られた。男女を合わせると、HIV‐2感染は、眠り病の治療経験や結核治療のためのストレプトマイシンの筋肉注射と関連していた。こうした三つの独立した関連要因は、HIV‐2感染が性的接触によって起こったというより、むしろ注射によって伝播した可能性が高いことを示唆するものであった。三つの関連要因はどれも、過去においてHIV‐2伝播に重要な役割を果たした可能性がある。[55]

ポルトガル領ギニアの眠り病は一九五二年にピークを迎えた。ペンタミジンの筋肉注射を受けた者もいたが、大半の患者はメラルソプロールの静脈注射で治療された。再発した場合は注射がくり返され、その回数は最高で一五回に上る場合もあった。最終的に眠り病はなくなったので、治療を受けたことがあると回答した者はすべて、一九七四年の独立以前に、その治療を受けたということになる。一方ストレプトマイシンは、経口薬のみによる療法が導入された一九九二年まで結核の治療に非経口的に用いられた。それ以前の結核患者は最低六〇回、多い場合は一〇〇回以上ストレプトマイシンの筋肉注射を受けた。最後に、イスラム教徒の間で行われた「ファナド」と呼ばれる成人の儀式があった。これはクリトリスの切除をともなうものだった。何十人にも及ぶ少女のクリトリスが、同じ日に、同じ儀式用のナイフを用いて切除された。切除は年長者が行った。クリトリスの切除は現在でも行われている。しかし現在は、集団での儀式というより個人レベルでの実践となっている(56-60)。

長い間、ポルトガル領ギニアの医療制度の唯一の目的は、植民地在住ポルトガル人と彼らが都市で雇用するギニア人の健康を守ることだった。病気の村人に何が起きていたかは、植民地当局の関心事ではなかった。最終的には、大規模な熱帯病制圧のための医療キャンペーンが組織されたが、それは、仏領赤道アフリカやカメルーンにおける同様の活動の開始から数えて、三〇年以上も遅れていた。たとえば一九二八年、ジャモと彼の同僚は、カメルーンで五万四七一二人の眠り病患者を発見し治療した。ポルトガル領ギニアの人口は約五〇万人で、カメルーンの五分の一だったが、そこでは三〇例の眠り病患者が報告されただけだった。一九三六年、カメルーンでは八万一九六五例のイチゴ腫と五万六七四九例の梅毒、四三一三例のハンセン病、三三三二例の眠り病患者が治療された。同じ年、ポルトガル領ギニアでは、二三二例のハンセン病患者と四二例の眠り病患者が診断されただけだった。イチゴ腫と梅毒の診断はともに一〇〇例以下だった(56-58, 61-65)。

国全体で公衆衛生の実践を行うという最初の試みは、一九四五年の眠り病制圧計画で始まった。それは今で言う垂直プログラムであった。予想通り、症例発見の努力はより多くの患者の診断へと結びつき、多くの患者が治療された。一九四六年に四〇四人だった患者発見数は、一九四八年に一二七二人、一九五〇年に一九七〇人、一九五二年に二一六九人で最高に達し、以降は制圧への努力が効果を発揮して減少した。トレポネーマ感染症の治療は、一九五三年に六二四人のイチゴ腫と五九人の梅毒患者が報告され、ペニシリンが導入されてはじめて、小規模で行われるようになった。イチゴ腫の新規感染者数は、一九五六年に二六四四人で最高に達した。ハンセン病患者への治療も一九五〇年代半ばには始まった。何十年にもわたって治療されずにいたので、患者数は積み上がっていた。一九五八年までに、八三八九人の患者が筋注かあるいは経口のスルホン剤で一斉に治療された。筋肉注射でスルホン剤を投与されるハンセン病患者たちは、移動診療班が二週間ごとに村を訪れる際に、道端で薬の注射を受けた。ハンセン病患者に対する治療は数年間にもわたって続けられた。とくに皮膚や神経に多量のらい菌を有する患者への治療は長期間にわたった。そうした患者は五〇回から一〇〇回もの注射を受けた。

最もあり得たシナリオは以下のようになる。一九五〇年頃までは、偶発的なHIV-2感染がスーティーマンガベイのサル免疫不全ウイルスに職業的に暴露される人々の間で見られたが、ヒトからヒトへの二次感染は限られていた。というのも、HIV-2の性的接触による感染効率は低かったし、注射による感染の機会は稀だったからである。公衆衛生対策の組織化の遅れと、この乾燥の厳しい地域におけるイチゴ腫や眠り病の新規発生率が低かったことが相まって、静脈注射を受けた患者の数はカメルーンと比較して少なかった。これが一九四〇年代後半まで、血液で媒介されるウイルスの医原性感染がギニアビサウで少なかった理由だった。何十年にもわたる無関心の後、医療当局者は疾病対策を始めた。ギニアビサウにおける疾病対策は、第二次世界大戦後のアフリカのナショナリズム昂揚のなかで、植民地に対するポルトガルの慈悲深さを示すために計画されたのだった。それはまた、新たな超大国アメリカの反植民地主義的立場によっても助長された。

こうした状況はHIV-2が拡大する土壌を提供した。スーティーマンガベイのサル免疫不全ウイルスに職業的に感染した一人の狩猟者から、数千もの感染が医原性に起こった。私たちが示すことができたのは、眠り病と結核の治療の役割だけだったが、数千人のハンセン病患者に対する注射を含む医学的介入が、一九五〇年から一九七〇年にかけて見られたウイルスの幾何級数的拡大に貢献したこともまた確かであろう。この段階で、ＨＩＶ‐２に医原性に感染した何人かの少女が、クリトリス切除儀式の際に感染の連鎖を回すことになったかもしれない。相対的な非効率性にもかかわらず人口全体で見れば、性的接触を介した感染や垂直感染はＨＩＶ‐２の流行に緩やかな貢献をした可能性がある。

続く政治的、社会的、疫学的、技術的変化は、ＨＩＶ‐２の非経口感染の機会の減少をもたらした。一九七四年に独立して以降、それまで行われていた疾病対策を維持する理由はなくなった。対策中止の理由の一つとして、効果的な対策によって対象疾患の新規発生率が減少したこともあった。対策の重点は、プライマリー・ヘルスケアへと移っていった。キニーネによる重症マラリアの治療を別にすれば、経口の抗生物質や抗寄生虫薬が使用可能になったので、静脈注射による投薬の必要性はほとんどなくなった。ＨＩＶ‐２は、医原性感染が大きく減少したため、相対的に非効率的な性的接触を介した感染や母子感染ではウイルスの流行を維持できなくなったのである。平均で言えば、ＨＩＶ‐２に感染した一人の個人が感染させる人数が一人未満になった。緩やかではあるが、今後、ＨＩＶ‐２は不可避的に消えていくことになるだろう。

もし、注射による感染がギニアビサウにおけるＨＩＶ‐２の出現に重要な役割を果たしたとすれば、同じことが大陸の他の地域で二〇～三〇年前にＨＩＶ‐１が出現した際に起こったとしても不思議はない。ＨＩＶ‐１は、ＨＩＶ‐２に比較して高いレベルのウイルス血症を引き起こすため、注射器や注射針の共有によってより感染しやすいウイルスなのだから。

第11章　コンゴからカリブ海へ

第1章で私たちは、いかに地政学的出来事——この場合はキューバのアンゴラへの介入であった——が、HIV-1のカリブ海への拡大に寄与したかを見てきた。ここでは、流行初期の歴史的状況がHIV-1の拡大にいかに影響を与えたかを見ていくことにする。最初は中部アフリカ。次いで大西洋を越えた。ウイルスは数十年の沈黙の後に世界的流行に成功した。続く数ページは、寄り道のように見えるかもしれない。しかし、こうした出来事が物語の核心に存在することも事実なのである。

失敗に終わった脱植民地化

五〇年後の今、コンゴの植民地時代あるいは初期のポスト植民地時代に書かれたものを読むと驚くことがある。そこにはベルギー領コンゴを「私たちのコンゴ」と呼び、その国民を「私たちの黒人」と形容する記述が見られる。ベルギーはこの巨大な国を収奪した。多くは銀行と企業の利益のために。一方でコンゴ人は、社会資本の整備から利益を得た。道路が建設され、医療制度が整備された。初等教育は多くの人に提供された。植民地政府にとって、教育を提供するカトリック教会を財政的に支援することは、安価な政策だった。第二次世界大戦後はプロテスタント系教会も支援の対象となった。しかしフランスやイギリスと比較すると、ベルギーの植民地当局者はコンゴ人エリートの養成には消極的だった。高い教育を受けたエリートがやがて植民地の秩序に挑戦することを恐れたためである。中等教育へ進学できたコンゴ人の数は限られていた。カトリック教会の司祭を除けば、高等学校に進むことのできた者はわずかである。一九五七年から五八年にかけて高等教育を受けていた四九四人のコンゴ人学生のうち、三七六人が神学校に通う将来のカトリック教会司祭であった。アフリカ全体を通して、ベルギー領コンゴは初等教育を受けている人口が二番目に多い国だったが、高等教育に関して言えば、その数は最低だった。二〇歳以上の成人で初等教育以降の教育を一年でも受けたことのある者の割合は、男性で一・七パーセント、女性で〇・一パーセント。中等教育を終えた者の割合はそれぞれ、〇・五パーセントと〇・〇四パーセントにすぎなかった。(1-2)

ロヴァニウム大学という植民地最初の大学は、レオポルドヴィル郊外にあるカトリック教会系の施設で、本国にあるルーヴァン・カトリック大学の提携校であった。最初の学生は、ダカールやカンパラの大学に三〇年以上遅れた一九五四年に入学した。一九六〇年までに、ロヴァニウム大学には四二〇人の学生が入学したにすぎなかった。エリザベートヴィルには教会系でない大学もできた。しかしそこの学生は大半がベルギー人だった。一九五八年、一四〇〇万人の人口を抱えるベルギー領コンゴには七〇〇人の医師がいた。しかし、そのなかにコンゴ人医師はいなかった。中等教育を終えて、さらに六年間もの教育を受けたにもかかわらず、植民地におけるコンゴ人の最も高い職位は医療補助員だった。職業上の行動規範や倫理、命の無限の価値といったものを理解できないコンゴ人は、医師になるにはあまりに原始的だと考えられていたのである。しかしそれは奇妙である。その頃すでに、六〇〇人のコンゴ人司祭がいて、彼らは六年間にわたって、大学レベルの哲学と神学を学んでいたのだから。コンゴが独立したとき、故国あるいは海外の大学で学位を取得していた者は三〇人程しかいなかった。(3-6)

一九五五年に、アントワープ大学教授の「ジェフ」・ファン・ビルゼンは、コンゴ独立へ向けた三〇年計画を提案した。しかしベルギー支配階級の反応は、計画は非現実的であり、楽観的すぎて、まさに世間知らずだというものだった。しかしわずか四年後の一九六〇年二月、ブリュッセルでの会議の後、政府は六月末までにコンゴの独立を承認するだろうと発表することになった。何が起こったのか。独立に反対することは世界に吹き渡る変革の風に反対することであり、後ろ向きの戦いであることを、遅ればせながらもベルギー政府は理解したのである。インドや他のアジア諸国に続き、アフリカの植民地も次々と独立を果たしていった。一九五七年のガーナに続き、一九六〇年に対岸のブラザヴィル・コンゴを含む仏領アフリカのすべてが独立した。例外は、ポルトガルの独裁者と南アフリカおよびローデシアの人種差別的政権であった。彼らは歴史が向かっている道を全く理解しようとしていなかった。

一九五〇年代初期の繁栄はコンゴにベルギー人を惹きつけた。コンゴに移住したベルギー人の大半はフランドル地方の貧しい農民か牧畜民だった。彼らの露骨な人種主義と彼らに約束された広大な土地は、コンゴ人たちの民族感情を悪化させた。どこからともなく、一〇〇以上の政治組織が生まれた。それぞれの組織は、毎週のように独立への承認をめぐってデモを行った。レオポルドヴィルで起こった一九五九年一月の暴動は、コンゴ人はもはや植民地の圧政を容認しないということを示すものだった。その数カ月前の一九五八年、ブリュッセル万国博覧会の期間中、多くのコンゴ人がはじめてベルギーを訪問した。そのコンゴ人が驚いたことの一つに、多くの貧しい白人がいて、そうした白人が社会のいたるところで雑用のような仕事をしていることがあった。抑圧は心の問題だった。抑圧された人々はその運命を日常的で避け難いものとして受け入れ、劣等性を過去の出来事の結果というよりむしろ先天的なものと考えていたのである。そして一九五九年、コンゴ人たちは植民地の枠組みを拒否し始めた。市民による不服従運動が起こった。運動の大半はレオポルドヴィル周辺で見られた。税金は支払われず、国勢調査への回答は拒否され、企業やフォーマル部門で働く労働者はストライキを行った。反植民地運動はスタンレーヴィルやマタディでも起こった。フランス植民地のインドシナやアルジェリアにおける独立戦争の後、ベルギー本国では、若い兵士が亡くなる紛争を忌避する機運が高まった。さらに言えば、ベルギー本国の大衆の多くは、植民地にいるベルギー人が良い給与や無償の住居、安い現地人雇用といった特権を享受していると考えており、そうした現状を守るために、本国が大規模な介入を行うことを望まなかったのである。世論調査は、七〇パーセント以上のベルギー人がコンゴの軍事的占領に反対していることを示した。(7-8)

ベルギー政府は、植民地主義から新植民地主義〔大国による他国に対する影響力を、間接的に維持・拡大しようとする政策〕に切り替えることにした。その結果、少数のコンゴ人が政府や省庁の名目ばかりの長に任命され、高級車と洒落た家が提供された。ベルギー政府はそうして彼らを満足させておこうとしたのである。一方で本当の関心事、すなわち経済的支配は維持した。とくにカタンガ州の鉱業に対する支配を維持することに腐心した。そこでは大きな利益が上がっていた。数カ月のうちに憲法が起草され、ブリュッセルの国会で採択され、立法府の選挙が行われた。最初の憲法草案はベルギー国王ボードゥアンを引き続きコンゴ元首としていたが、コンゴ人はこれを拒否した。権力の空白が広がった。脱植民地化の過程にともなうさまざまな業務をこなす大臣が六人以下だったときもあった。

全体の一パーセントに満たないヨーロッパ人が、コンゴの全歳入の約五〇パーセントを担っていた。それでも一〇年前から見ると明らかな改善だった。景気後退と税金徴収の困難のため、一九五〇年代後半のベルギー領コンゴの予算は赤字だった。その一方で、数百万ドルに及ぶ現金と金がコンゴを離れていった。現金や金の海外流出は一九六〇年以降も続いた。新しい国の中央銀行がブリュッセルにあったことによって、それは加速された。コンゴは誕生した日からすでに崩壊の危機にあったのである。独立初期の政府が、公務員や兵士に給与を支払うことができなくなるまでに長い時間はかからなかった。そうした給与の未払いが混乱に拍車をかけることになった。

パトリス・ルムンバの盛衰

将来のパトリス・ルムンバは、一九二五年、サンクル川流域でエリアス・オキタソンボという名で生まれた。教会施設で教育を受けたが、その間四つの学校から放校された。それでも何とか中等教育を終えた。一八歳のときスタンレーヴィルへ移った。そこでそれまでの過去と決別するために新しい名前を名乗ることにした。新しい名前は母親に由来するものだった。ルムンバは独学で学び、仕事中毒で、また手にするものすべてを読む読書家であった。ルムンバは、郵便局の事務員や非常勤のジャーナリスト、後にはスタンレーヴィルおよびレオポルドヴィルのビール会社社員として働いた[12]。

ルムンバは、郵便局の金を横領した罪で一九五五年から五六年にかけてはじめての懲役を経験した。ベルギーのコンゴ支配に懐疑的になったのはこの懲役の間だったという。釈放後、ルムンバはコンゴ国民運動（MNC）の創設に参加し、その代表になった。他の多くの政治組織は地域や部族を代表したものであったが、コンゴ国民運動は部族主義的でなく全国的な組織を目指していた。ルムンバは、レオポルドヴィルの酒場でポラール・ビールのセールスマンをしながら演説の技術を磨いていった。それによって支持者のネットワークは拡大していった。一九五九年一〇月、ルムンバはスタンレーヴィルで反植民地主義の暴動を煽動した罪で再度刑務所送りになった。それによって彼の反植民地主義はさらに過激になっていった。判決の数日後、ブリュッセルの会議に出席するためにルムンバは釈放された。コンゴ国民運動は、ベルギーの新植民地主義的計画を拒否し、将来の国に関して統一的見解を持つことを支持した。

ルムンバの政党は一九六〇年五月の選挙で最も多くの議席を獲得した。このときの選挙は、二〇世紀を通してこの国で行われた選挙のなかで唯一、自由で公正な選挙だった。小さな政党がつかのまの連立を形成し、ルムンバは初代首相になった。国会議員たちの投票によって、ジョゼフ・カサヴブが初代大統領に選ばれた。新しいコンゴの憲法は、ベルギー憲法を鏡のように映すものだった。そこでは大半の権限が首相に与えられていた。一方、当時のベルギーと異なり、憲法はコンゴを六つの州から成る連邦政府と決めた。そこでは選挙で選ばれた州政府が大きな権限を持った。こうした状況のなかで、州議会のなかから分離主義運動の指導者が現れることになった。

六月三〇日のコンゴ独立の式典のとき、国王ボードゥアンの父権的な演説はこう始まった。「今日という日は、レオポルド二世という非凡な才能が着手した偉大なる試み、征服ではなく文明化の試みの、その結実の象徴である」。大統領のカサヴブは礼儀正しく、感謝の態度でそれに対応した。一方ルムンバは、その日は演説する予定になかったが、立ち上がってマイクの前に進み出ると「独立戦争の戦士であり、今日の勝者である者たち」に向かって話し始めた。これが彼の基調を知らしめた。首相として初日のルムンバの、激しい民族主義的演説であった。八〇年に及ぶ植民地政府の抑圧や人種差別、搾取、侮辱、拷問を非難した。演説の後半部分が和解や人権、相互の繁栄についての話だったとしても、ベルギー政府はルムンバを、危険すぎる人物として早急に排除すべき対象であると考えた。

独立宣言の翌日、すべての地方役人、すべての上級公務員、さらにすべての軍将校、私企業の管理職、中等教育の教師といった職は、相変わらずベルギー人が占めていた。コンゴ在住のベルギー人八万七〇〇〇人のうち、一万人は新政府の公務員として、一万七〇〇〇人が民間部門で働いており、三〇〇〇人が教会関係者だった。残りは彼らの扶養家族だった。多くのコンゴ人の独立に対する期待は完全な失望に変わった。こうした失望は軍隊では受け入れられなかった。とくに、ベルギー人であるエミール・ヤンセン将軍が「独立後イコール独立前だ」と述べて有名になった後はそうだった。五日後、レオポルドヴィルとティスヴィルの兵舎内で始まった抗命運動は国全体に広がった。ルムンバはヤンセンを解任した。後任にジョゼフ・モブツをトップにいただくコンゴ人士官らを充てた。同時に兵士を昇進させ、給与を引き上げた。それでもルムンバには、二万五〇〇〇人を超える兵士を抱え、出身部族によって分断された軍隊を掌握することはできなかった。

暴動に加わった群衆はあちこちでベルギー人を殺害した。そうしたベルギー人はたまたま悪いときに悪い場所にいただけだった。いくつかの場所では、ベルギー人女性が組織的にレイプされた。ベルギーの落下傘部隊が、自国民を含む外国人を避難させるために急行した。レオポルドヴィルに住むベルギー人は、安全を求めてブラザヴィルへと川を渡った。戦略的港湾であるマタディでは、大半のベルギー人がすでに安全に退避済みであることに気づかず、ベルギー軍の航空機による機銃掃射が行われた。その結果、罪のないコンゴ人市民が多数殺された。これが火に油を注いだ。暴動には、軍隊だけでなく市民も参加し始めた。

これほど急速に崩壊した国は歴史上稀であろう。本国で失業するよりもコンゴに残ることを望んだ民間部門の外国人と異なり、公共部門の外国人は八〇パーセントが数週間のうちに国外に退避した。それによってルムンバ政権は崩壊した。州は中央政府から独立した。鉱物資源の豊富なカタンガ州は七月一一日に、南カサイは一カ月後に、ベルギーの軍と企業の支援で独立を果たした。カタンガ州は中央政府の歳入の半分を担っていたが、支出に関しては二五パーセントを受け取るにすぎなかった。独立は何カ月も前から計画されていた。資源豊富な地域に限って言えば、新植民地主義は成功したと言えたかもしれない。ルムンバとカサヴブは、国連事務総長ダグ・ハマーショルドに緊急の支援を要請する手紙を書いた。

国連の安全保障理事会は、七月中旬、コンゴへの介入を決めた。国連軍は翌日レオポルドヴィルに到着し、一〇日以内に八四〇〇人の兵士が国内に配置された。しかしルムンバと国連の関係はすぐに悪化した。ルムンバは、国連が正当なコンゴ政府よりむしろベルギーとカタンガ独立派を支援していると確信した。ここまでの過程で、衝動的で非妥協的なルムンバは、病的なほど疑い深くなっていた。ルムンバはニューヨークへ飛び、国連軍がコンゴ政府の指揮下に入ることを要求したが、事務総長はそれを承諾しなかった。ルムンバのニューヨーク行きは、得るところが少ない旅となった。アイゼンハワー大統領はルムンバとの会談を拒否した。国務省はルムンバが精神的に不安定であると考えた。ルムンバは社会主義者では全くなかったが、米国への支援要請の一カ月後、絶望した彼はソ連邦に支援を要請した。ソ連はアドバイザーとともに、パイロットと戦闘機を派遣した。これらの大半は国連の枠組みのなかで行われたが、一部はルムンバ政権への直接支援として実施された。冷戦の真っただなかで行われたこの選択は、ルムンバの失敗のなかでも最悪のものだった。米国中央情報局（CIA）は、ルムンバを排除するさまざまな陰謀に対し、積極的にベルギーを支援し始めた。ルムンバは自らの政治を行うために必要な、政治的、軍事的、経済的権限を彼自身が持っていないという事実を理解していなかった。それが失敗の原因だった。

一九六〇年九月、ルムンバはカサヴブによって解任された。同時にルムンバはカサヴブを解任した。憲法はこのどちらの動議をも許すものではなかった。数日の混乱ののち、ルムンバは、自身が軍のトップに任命したモブツ大佐の率いる無血クーデターによって打倒された。ルムンバのモスクワに対する嘆願がモブツに正当性を与えた。モブツはソ連邦からのアドバイザーをすべて国外追放とした。軟禁状態に置かれたルムンバは、支持者の残るスタンレーヴィルへの逃亡を企てた。しかし数日後、逃亡中に逮捕され、投獄された。ルムンバは、カタンガ州の彼の宿敵のもとに移送された。レオポルドヴィルの中央政府はなぜ、自らが内戦を戦っていた敵である分離主義者に、ルムンバを引き渡すことができたのだろうか。読者は不思議に思うかもしれない。しかし説明は簡単だ。ベルギー政府が両者をコントロールしていたのである。その上で、危険な男は、彼が政治的あるいは部族的支援を持たないカタンガ州で排除するほうが容易だと考えたのである。一九六一年一月、ルムンバはカタンガに移送された。その五時間後、ベルギー警察の指揮による銃撃部隊によって処刑された。数日後、ルムンバの身体は刻まれ、酸で処理された。これは、ベルギー政府のアフリカ担当相によって命令された国家犯罪だった。アフリカ担当相による命令は首相の承認を得たものだった。敬虔なカトリック教徒である国王が承認を与えたか否かはわからない。ベルギーの名誉のために言っておくと、政府は四〇年後に、ルムンバ暗殺で果たした役割について公式に謝罪した。[13]

ルムンバの排除によっても状況は改善しなかった。コンゴは複雑な内戦へと進んでいった。内戦のなか、国連軍はカタンガ州での戦闘に積極的に参加した。国連事務総長の乗った飛行機が、カタンガ州の指導者との会談に向かう途中、北ローデシアで墜落した。これが工作の結果だったのか、単なる事故だったのかは未だに不明である。最終的にカタンガ独立派は敗れた。しかし他の地域も中央政府に挑戦し始めた。とくに、ルムンバ支持派が地方政府を組織した東部州と、左派ゲリラが政権を打倒しようとしたレオポルドヴィルの東部地域はそうだった。

数十万人の避難民がレオポルドヴィルに保護を求めてやってきた。そのため経済は下降し、失業は例外というより日常になった。第6章で見たように、こうした混乱と引き続く貧困が首都の売春の様相を変え、それがHIV-1の増殖を許すことになった。注射によってウイルスが拡散してから一〇〜二〇年が経過していた。ある時点で感染者数は危機的段階に達した。閾値を超えた感染者数は、ウイルスをコンゴ中に広げることになった。それはもはや避けることのできない事態であった。

カリブ海諸国からの支援によるコンゴ国家建設

モブツは権力を、高等教育を受けた少数の選ばれた文民に速やかに引き継いだ。しかし一九六五年一一月になると、モブツは別のクーデターを企てた。それはその後三二年間続くことになる専制政治の確立をもたらした。モブツの専制は、後の政治学者たちによって略奪政治と呼ばれることになる。まさに泥棒たちによる国家だった。モブツの主要な業績はさまざまな分離主義者や反逆者と闘い、分裂の危機に終止符を打ち、最終的に国家を統一し、ある種の平和を確立したことだった。コンゴ政府は紙幣を印刷することによって歳入不足を補ったが、それは平価切り下げと、一年間に一〇〇パーセントという高いインフレをもたらした。賃金の上昇は緩やかだった。独立国家としての最初の二〇年間に物価は三二四倍に上がったが、給与は一九倍にしか上がらなかった。別な言葉で言えば、一九八〇年の平均的なザイール人〔モブツは権力を掌握すると、一九七一年に国名をザイールに変えた〕の購買力は一九六〇年の六パーセントにしかならなかったということになる。国民窮乏化政策としてこれ以上のものはなかった。(14-16)

独立後の混乱期に、地区行政官や農学者、医師、教師といったベルギー人は生命の危険を感じて国を去った。そのため、行政府におけるコンゴ人の登用が急速に進んだ。しかしコンゴ人は、行政機構のなかで高い機能を果たす訓練を受けていなかった。ベルギーの植民地支配の期間、コンゴ人は能力ではなく人種差別のために低級の役人としてしか働く機会を与えられておらず、素早い昇進は彼らの能力を超えるものとなった。医師と教師の置換はさらに困難だった。中等教育を教えることのできるコンゴ人はほとんどいなかった。二〇〇人の教師のうち自らが中等教育を終えている者は一人にすぎなかった。大学レベルの教育を受けた者にいたっては皆無だった。一九六〇年時点で、コンゴ人医師は一人もいなかった。そこで国は、これらの重要な分野に関して、外国からの支援を受けることにした[10,17]。

国連は一九六〇年に、第一回の技術支援をコンゴに対して行った。独立以前に七六〇人いた医師は、独立後一年の時点で、世界保健機関（WHO）から派遣された七〇人を含めて国全体で二四〇人しかいなかった。一九六三年までに、国連は一四〇〇人の文民を派遣した。八〇〇人が教師で、六〇〇人が保健や通信、農業、税関、郵便局、裁判所といった分野で働く専門職者であった。二国間協力でこうした人材を派遣した国もあった。一九七七年にエイズで亡くなったデンマーク人外科医もそうした専門家の一人だった。一九六四年には約二〇〇〇人のベルギー人がコンゴで働いていた。多くは教師だった。しかしその数は両国政府間の不和によって急速に減少した。海外で学ぶための奨学金や国立の研究所設立などを通して、コンゴ人にも中等教育を受ける機会が提供された。世界保健機関は、医療助手を事実上の医師に養成するための二年の短期コースを作った[17-20]。

そのようななか、国連の専門家として多くのハイチ人エリートが雇用された。ハイチ人エリートたちは、フランソワ・デュヴァリエ統治下で独裁恐怖政治に苦しんでいたのである。コンゴで働くに際し、ハイチ人にはいくつかの利点があった。第一に、彼らは黒人だった。第二に、彼らは高い教育を受け、フランス語を話した。第三に、コンゴへの派遣は国で働くより高給を保証してくれた。何百人ものハイチ人が、ユネスコに雇用された教師として、あるいは世界保健機関に雇用された医師としてコンゴへ向かった。一九六〇年代初頭、ユネスコからコンゴへ派遣された教師の半数はハイチ人だった。一九六三〜六四年時点で、一九六〇年代初頭、ユネスコからコンゴへ派遣された教師の半数はハイチ人だった。

きな集団を形成した。国連が派遣した教育分野以外の専門家の数で言えば、ハイチ人の数は六〇人で、フランスに次いで第二位だった[17,21]。

一九六三年に、コンゴでは約一〇〇〇人のハイチ人が働いていたと考えられている。一九七〇年代半ばまでに、さらに多くのハイチ人が政府に雇用されるかたちでコンゴへやってきた。当時のコンゴ政府は、鉱物資源がもたらす収入で、中等教育や高等教育を教えることのできる外国人教師を雇うことができた。それは教育の機会を提供するために必要な投資と考えられた。そうした投資には、困難な環境下でも働こうという意志を持った優秀な教師が必要だった。一九六〇年代を通して、ハイチ人教師の姿は、大都市ばかりでなく、中等教育機関が置かれた小さな地方の町でも見られるようになった。コンゴで働くハイチ人に関する本を、コンゴ人法曹人であるカミーユ・クユが書いている。本のなかでクユは、この期間コンゴで働いていたハイチ人の数を約四五〇〇人と推測している。一九六七年にキンシャサで行われた人口調査からは、約五〇〇〇人のハイチ人が首都に住んでいたことがわかるので、全国での数についてはクユの推測は大きく外れていなかったと思われる[22-25]。

独身の者もいれば、結婚し家族を帯同している者もいた。しかし困難な地域に配置された者のなかには、妻や子供を本国に残して赴任した者も多かった。こうした努力はしだいに報われた。コンゴが独立後二〇年で達成した最も大きな功績は、国民の教育レベルの劇的な改善であった。一九六〇年代後半には国家予算の二〇パーセントが教育に使われた。一九六一年にはレオポルドヴィルに教育研究所が設立された。設立当初は国連から派遣された専門家がスタッフとして働いていたが、この研究所は一九七〇年代半ばまでに、多くのコンゴ人教師を輩出するようになった[17]。

そしてもちろん、多くのハイチ人がコンゴ人女性と性的関係を持った。ブノワ・フェルハーヘンは、キサンガニの女性について書いた本のなかで、一九六五年にハイチ人教師と関係を持った貧しい一四歳の少女の心引き裂かれるような話を伝えている。子供をもうけた後、その教師は、故郷の母親に赤ん坊を見せに行くと言った。しかし二人が帰ってくることはなかった。ヨーロッパ人が長く行ってきたことと同じだった。少女は著者に、夢はキンシャサに行き、売春婦になることだと言ったという。[26]

このようなハイチ人による技術協力がHIV-1をアフリカからアメリカ大陸へと持ち出すことに貢献したというのは、最も可能性の高いシナリオである。それはHIV-1の世界的流行の次の段階を仲介するものとなった。この際に必要だったのは、たった一人の感染者だった。このハイチ人が本国へ一時的に、あるいは永久に帰国することによって、カリブ海諸島におけるウイルスの性的伝播は始まることになっただろう。

独立後のコンゴに滞在した外国人はハイチ人だけではなかった。何千人ものベルギー人もコンゴに滞在していた。多くのベルギー人がコンゴを去ったが、コンゴにとどまる者も、また、戻ってくる者もいた。とくに会社を所有する者や、民間部門で利益の上がる仕事を持つ者はそうだった。独立前、ベルギー人はレオポルドヴィルに住むヨーロッパ人の八〇パーセントを占めていた。次いでポルトガル人が七パーセント、フランス人が四パーセントとなっていた。一九六〇年代に多くのベルギー人が、コンゴで自由女性との売春によってHIVに感染した。キンシャサの大学病院の前内科部長だったジャン・ソネは、そうした状況を記述している。しかし感染したベルギー人からの感染は、その配偶者に限られていたようである。[27-28]

独立の前後には数百人の米国人がレオポルドヴィルに住んでいた。大半はプロテスタントの教会関係者で既婚者であった。したがって、ウイルスに性的に暴露された可能性は低い。第二次世界大戦の一五年前、米軍は植民地防衛のためにレオポルドヴィルを含むコンゴに駐屯していた。彼らは首都の酒場に足繁く通うことで知られていた。しかし、これが物語の残りの部分と一致するには時期が早すぎた[29]。

一九六〇年から六四年にかけて、国連軍の一部はカタンガ州や他の地域の分離派と戦った。戦闘で死亡した者も二五〇〇人ほどいたが、HIV-1に感染した者も何人かいた可能性がある。というのも、そのときまでに、ウイルスはレオポルドヴィルの外に拡大していた可能性が高いからである。一九六一年のピーク時には、国連コンゴ活動使節団は二万人強を数えた。四年間の作戦期間中、ナイジェリアやガーナ、エチオピア、マレーシアから派遣された多数の人員がコンゴを巡回した。さらに六二〇〇人のアイルランド軍、五六〇〇人のインド軍、三二五〇人のモロッコ軍、三一七五人のチュニジア軍も任務についていた。それほど多くなくても人を派遣した国もある。ギニアやマリ、スーダン、リベリア、シエラレオネ、パキスタン、インドネシア、カナダ、ノルウェー、スウェーデン、デンマーク、エジプトなどである。カタンガ州に駐屯した国連コンゴ活動使節団は、多数のレイプを行ったと非難された。派遣期間中を通して、二〇〇人のカナダ出身の通信士官がレオポルドヴィルに駐在した。多くはフランス語が話せるケベック出身者だった。彼らは酒場や売春宿に足繁く通った。にもかかわらず、初期のエイズ患者は、こうした派遣国から報告されていない。しかしそれはまた感染者がいなかったということを意味するわけでもない。結果的に疫学的袋小路に入ったまま、感染が気づかれなかったか、あるいは報告されなかっただけという可能性もある。とは言っても、次の項で明らかになる物語は、ハイチがHIV-1のアメリカ大陸への輸出の拠点となったことを強く示唆することも事実である[30-32]。

四番目の「H」

一九八一年から八二年にかけて、米国でエイズに関する最初の報告が現れたとき、ハイチ人はヘロイン使用者、同性愛者（ホモセクシャル）、血友病患者（ヘモフィリアクス）に続く第四の「H」として、すぐにリスク集団に認定された。マイアミやニューヨーク、モントリオール、ハイチに住むハイチ人からエイズが報告された。他のリスク集団と異なり、ハイチ人は容易に同定することができた。ハイチ人は妙なアクセントの英語を話す、あるいは全く英語を話せない黒人だった。さらに彼らの多くは不法移民か亡命希望者で、米国に合法的に住んでいたとしても米国国民ではなかった。フロリダなどではその頃すでに、それが専制政治から逃れるためであったとしても、数千人の難民の到着によって引き起こされた反ハイチ的感情が見られるようになっていた(33-38)。

流行の最初の数年間、この新たな病気の感染経路は明らかでなかった。そのため、集団ヒステリー的な反応も日常的に見られた。ウイルスがエイズの病因として発見される前には、多くの仮説が提唱された。ブードゥー教の実践に関連する「ハイチ・ウイルス」仮説もその一つだった。米国に住むハイチ人が偏見と差別の犠牲となった。仕事を解雇されたり、アパートを追い出されたりした者もいた。人びとはハイチ人と話をすることとさえ恐れた。病院では他の患者と分かれて順番を待つように言われた。ハイチ人の子供は嘲笑されたり、ときに殴られたりした。ハイチ人が行うビジネスは、顧客の恐怖によって破算に追い込まれた。ハイチ本国では観光業が一夜にして消滅し、何千人もの人が生活の糧を失った。一九七九年に一四万四〇〇〇人だった国外からの訪問者は、一九八二〜八三年に一万人にまで減少した。医療人類学者であるポール・ファーマーによれば、偏見という名の病気が貧しい人々の国を健康の危機へ追いやったということになる。(39-41)

米国のハイチ人社会はそうした差別や偏見に強く反発し、疾病管理予防センター（CDC）へ働きかけた。その結果、一九八五年にハイチ人はハイリスク集団から除外されることになった。それは政治的には正しかったが、疫学的には議論のあるところだった。疫学者は、全体の母集団に比較して、ある病気がより普遍的に見られる集団をリスク集団と定義する。そしてそうした集団には特別な予防手段を講じる。疾病管理予防センターに報告された最初の一〇〇〇人のエイズ患者のうち五四人、すなわち五・四パーセントがハイチ人だった。五四人のうち同性愛者は三人だけだった。当時、米国におけるハイチ生まれの人口は〇・一五パーセントを占めるにすぎなかった。後から考えてみれば、いくつかのアフリカの国でその頃すでに、ＨＩＶ-１の異性間感染が同規模で起こっていたことがわかる。しかしそうした事実は後になってわかったことで、その時点では誰も知らなかった。そのため米国に住むハイチ人は、かなり大規模な感染が起こったと報告された最初の集団となってしまった。そして、日常の接触さえ感染経路として疑われた初期の状況下で、ハイチ人たちは苦しむことになったのである。(42)

そうした偏見への反応と防御として、ＨＩＶ-１は米国の同性愛者の買春ツアーによって米国からハイチへ輸出されたという議論が起こった。この仮説はいかにももっともらしく、ハイチで疫学的研究が行われるまでは一定の評価を得ていた。事実、一九七〇年代から一九八〇年代初期にかけて、何千人もの米国人同性愛者がハイチを訪れた。同性愛ツアーは、サンフランシスコやニューヨークで組織された。何軒かの特別なホテルがこうした旅行客に対応した。アビタシオン・ルクレールは金持ちが、パンシオン・トロピカルはその他の人が利用した。米国で報告された初期のエイズ患者と多くの関係を持っていたフランス系カナダ人の客室乗務員も、そうした旅行者の一人だった。このフランス系カナダ人は「患者ゼロ」と呼ばれた。一九七九年、ポルトープランスで国際ゲイ代表者会議が開催された。その会議には多くの米国人が参加した。サンフランシスコ在住の作家ハーバート・ゴールドは、一九七〇年代後半のポルトープランスの男性同性愛者たちの様子を以下のように描写した。「魅力的な少年は米国へ輸出するために訓練された。パーティーは素晴らしかった」。こうした行為は古くからあった。シュザンヌ・コメール＝シルヴァンは、一九四〇年代後半に首都近郊のケンスコフで、カフェ従業員と外国人の間で同性愛者のパーティーが開かれていたと書いている。パーティーは、後により大きな規模で行われるようになった[43-47]。

一九八二年になっても、『スパルタクス・ゲイ・ガイド』は、男性同性愛者に対し以下のような秘密の情報を提供していた。「あなたのパートナーは提供したサービスに対し金銭的見返りを期待しています。しかし金額は名目だけのものです」と。金額とは一〇～一五米ドルだった。ハイチ人の男は、ハンサムで、才能豊かで、性的魅力が高く、性的に自由で、情感豊かであると述べられている。しかし後から振り返れば、「男性人口の大半がバイセクシャル（両性愛者）」という発言は誇張されたものだった。一九八〇年に、何人かのハイチ人の若者が、サディスティックな白人旅行者との肛門性交による外傷で入院した。それ以降、ハイチの当局者は態度を硬化させた。島のもう一つの端はドミニカ共和国だった。ゲイの旅行者、とくに小児性愛のゲイ旅行者にとっての楽園だったこの国は、旅行者たちの悪行によって悪夢の国に変わった。この旅行ガイドからは、第三世界の国々で性を買うということに対するおざなりの態度と、それを本当の名称、つまり売春と呼ぶことへの拒否がうかがえる[48]。

しかし、エイズの流行から数年が経過した一九八五年版の『スパルタクス・ゲイ・ガイド』には、デュヴァリエ政権がゲイ酒場やゲイホテルを経営する外国人を国外追放にし、旅行者は空港でスクリーニングにかけられ、ゲイと判断された者や、その名前が望ましくないリストに載っている者は、同じ飛行機で本国へ送り返されている、と記載するようになった。その二年前にポルトープランスの当局は、ハイチの男性同性愛者は六カ月間の禁固と六カ月間の社会復帰訓練が義務づけられると発表していた。事実多くの男性同性愛者が逮捕されたが、賄賂を払ったり、関係を持った相手の名前を公表すると脅かしたりして、大半の者は早急に釈放された。(49–52)

同性愛売春は、性的冒険を含むさまざまな種類の旅行者がハイチを訪れたという、より大きな見取り図の一部だった。それは深刻な貧困にあえぐ国が米国のすぐ傍に存在することの避けられない結果だとも言えた。バティスタ政権崩壊の後、キューバはもはや太陽や砂浜、「免税のセックス」のための休暇を過ごす国ではなくなった。近場の代替国が必要とされた。米国やカナダの中年女性は、ハイチの若いツバメと一、二週間の休暇を楽しんだ。白人男性異性愛者も、一〇代の少女との関係を含めてハイチでの時間を楽しんだ。もちろん、国内市場向けにも相当な規模の性産業が存在していた。(41, 43, 46)

しばらくの間、ハイチにおけるエイズ患者は、すべて同性愛によって感染したと主張された。多くのハイチ人男性のエイズ患者は、他の男性とのセックスを否定したが、それは同性愛を認めることに対する文化的障壁を反映したものだった。米国において、そうした偏見への反応が、すでに長らく偏見にさらされていたリスク集団への攻撃となって現れたことは注目に値する。(53–55)

ハイチ人が米国人から感染したのか。あるいはその逆なのか。それを明らかにする証拠はあるのだろうか。

今から振り返って見れば、ハイチの最初のエイズ疑い症例は一九七八〜七九年にさかのぼることができる。これは一九七九年以前のハイチではほとんど診断されることのなかった癌の一種、カポジ肉腫の診断にもとづいて推測された。カポジ肉腫は皮膚の癌で、トム・ハンクスがアカデミー主演男優賞を受賞した『フィラデルフィア』で、主人公が発症した病気である。エイズ関連カポジ肉腫は内臓も冒す。患者はまた多彩な皮膚病変も示すので、組織病理学的検査が可能な病院では生検は容易であった。エイズ関連カポジ肉腫は、風土病的カポジ肉腫と区別されなくてはならない。エイズ関連カポジ肉腫は強い免疫抑制や高い死亡率という特徴を有する。一方、風土病的カポジ肉腫は、ベルギー領コンゴや仏領赤道アフリカ、ウガンダといったアフリカの一部地域で風土病として知られた進行の遅い癌であった。ハイチあるいは米国在住のハイチ人で、一九七九年から八一年にかけてカポジ肉腫と診断された一八例のうち、大半の者は診断から六カ月以内に死亡した。これは明らかに、風土病的カポジ肉腫とは異なるものであった。さらに言えば、発症率は男性に高かった(54-61)。

同様に、カポジ肉腫を発症した男性同性愛者でおそらくエイズと考えられる症例が、後の調査で一九七八〜七九年の米国に発見された。こうした時間の偶然の一致は、どちらの国に最初にＨＩＶが到達したにせよ、もう一方の国にもじきに到達したことを示唆するものとなる。感染からエイズ発症までの潜伏期間の中央値は約一〇年だったが、なかには潜伏期間の短い患者もいた。こうした観察は、ウイルスがハイチや米国に、一九六〇年代末から一九七〇年代初頭にはすでに持ち込まれていたことを示唆する(62-65)。

しかし一方でそれは、ＨＩＶが両国に同時に持ち込まれたことを意味するわけではない。いくつかの理由がある。第一にカポジ肉腫は、集団にエイズが存在することを事後的に示す最も良い指標とは言えないということ。カポジ肉腫は、性的接触によって感染する別のウイルス、ヒト・ヘルペスウイルス8が引き起こす癌である。流行の初期、エイズを定義する疾病としてのカポジ肉腫は、米国において他のリスク集団より男性同性愛者の集団で多く報告された。理由の一つに、ヒト・ヘルペスウイルス8が異性間性的接触を通してより、同性間性的接触を通して感染しやすいという事実があった。カポジ肉腫は男性同性愛のエイズ患者の二一パーセントに見られた。一方、男性異性愛者のエイズ患者では六パーセント、血友病のエイズ患者ではわずかに一パーセントにしか見られなかった。ひとたびこのウイルスに感染すると、何らかの理由で男性は女性より癌を発症しやすくなる。五〇年前の中部アフリカや東アフリカでも、風土病的カポジ肉腫は、男性で女性の五倍から三三倍多かったことが知られている。そこから類推すると、ハイチにおけるカポジ肉腫の新規発生率の変化は、原因ウイルスが持ち込まれたのが男性同性/両性愛者集団であったことを反映していたのかもしれなかった。[59-61, 66]

カポジ肉腫が診断される確率は、ハイチより米国の方で高かった。米国では、カポジ肉腫を発症した個人が、組織病理学的診断のための皮膚の生検も受けず、癌登録もされないということはむしろ考えにくい。しかしハイチでは、初期のカポジ肉腫が見逃されていた可能性は否定できない。一九七八年のモントリオールで、カポジ肉腫を併発していないエイズ症例が、カナダを訪問中のハイチ人から報告された。男は治療のためにカナダを訪れていた。治療を求めて海外へ行くことができる資産を持つハイチ人は稀だった。とすれば、流行の初期に、ハイチでエイズと診断されることなく亡くなっていったハイチ人がいたとしても不思議はない。ハイチにおける最も頻度の高いエイズの日和見感染は結核だった。結核はこの貧しい島国で、HIVが出現するずっと以前からよく見られる病気だった。それもあって、新規発生率の変化や臨床パターンの変化に関係者が気づくまでには、何年もの時間が必要とされた[67]。

アフリカで行ったように、研究者たちは、保存された歴史的な血清標本を見つけ出そうと試みた。一九七七年から七九年にかけてデング熱の検査を受けた一九一人の血清標本が見つかった。しかしその一九一人のハイチ人成人のうちにHIV-1陽性者は一人もいなかった。そこで分子生物学者がハイチと米国における流行の年代推計を行った。分子時計を使った最初の研究によって、米国におけるHIV-1Mサブタイプ Bの誕生は一九六七年にさかのぼることが推測された。信頼区間は一九六〇年から七一年である。一方、分子系統樹は、ハイチから分離された七つのサブタイプBウイルスが、その他のサブタイプBウイルスより早く分岐した可能性があることを示した。これは、ハイチにおけるウイルスの持ち込みが米国に先んじていたことを示唆する結果であった[68-69]。

より正確な推定は、一九八二〜八三年にマイアミの病院で行われた研究から得られた。研究には、一九八〇年代初頭に米国へ移住してきたがウイルスにはハイチで感染したエイズ患者らの血液標本が用いられた。この歴史的標本からウイルスの塩基配列が明らかとなり、その塩基配列が、米国や他の国からのHIV-1Mサブタイプ Bの塩基配列と比較された。HIV-1が米国や他の国よりハイチに先に到達していたとすれば、ハイチ人由来のウイルスは、共通祖先のより近くから分岐し、高い多様性を示すはずであった。結果はまさにその通りだった。サブタイプBウイルスがハイチより米国へ先に持ち込まれた確率は一〇〇〇回に一回未満と推定された[70]。

遺伝子の系統分析は、中部アフリカからハイチへ、ただ一回の成功したウイルスの持ち込みがあり、ウイルスはさらに米国に再輸出されたことを支持するものであった。ハイチにおけるＨＩＶ‐１の最も直近の共通祖先は一九六六年にさかのぼった。信頼区間は一九六二年から七〇年であった。一方、米国で流行したウイルスの最も直近の共通先祖は一九六九年と推測された（信頼区間は一九六六年から七二年）。つまり、これは一九六六年にウイルスがハイチへ持ち込まれ、そこから米国へ一九六九年に輸出されたことを意味するのかもしれなかった。もちろん数年単位の誤差はあるが、この結果は、米国のサブタイプＢ株が一九六八年にさかのぼるという別の研究結果とも一致する。(70-71)

ここまでで、ほぼ疑いなく言えるのは、ＨＩＶ‐１Ｍサブタイプ Ｂウイルスは一九六六年頃に中部アフリカからハイチへ輸出され、ハイチから米国へ数年後に再輸出されたということである。コンゴで働いた四五〇〇人のハイチ人のうち、一人がＨＩＶ‐１に感染した。おそらく異性間性的接触による感染だったと思われる。その後感染者は、休暇か契約の終了によって本国であるカリブ海の島国ハイチへ帰り、そこで感染の連鎖が回り始めることになった。四五〇〇人もの成人がいれば、それがどのような集団であれ、性を買う者がいたに違いない。アフリカの中央部でＨＩＶ‐１の流行を容易にしたと同じ行動が、ハイチでの初期拡大に寄与した。ハイチに帰国した技術者が一人かそれ以上の女性にウイルスを感染させた。女はおそらく売春婦だった可能性が高い。

分子生物学や系統解析を用いいずとも、私たちは、ＨＩＶ‐１をアメリカ大陸に持ち込んだハイチ人の数についてある程度確信を持ってこう言うことができる。それは一人だった。流行初期のハイチと米国で見られたのはサブタイプＢだけであったが、これは中部アフリカでは頻度の低いサブタイプである。アフリカに存在するすべてのＨＩＶの〇・五パーセントを占めるにすぎない。そうした頻度の低さを考えれば、一九六〇年代初頭にコンゴで働いていたハイチ人の二人以上が、同じサブタイプBウイルスに感染してそれを本国に持ち帰る、という可能性は現実的にはなかったと言える。これはまさに進化生物学者が「究極の創設者効果」と呼ぶ現象の、驚くべき一例であった。

しかし疑問は残る。なぜHIV-1のハイチへの持ち込みは、一九六〇年代にコンゴでHIV-1に感染したノルウェー人船乗りやベルギー人のような疫学的袋小路に陥ることなく、拡大に成功したのだろうか。一九六六年に一人の感染者によって持ち込まれたウイルスが一五年後には、首都ポルトープランスのスラム街シテ・ソレイユ（太陽の街）で、検診に訪れた妊婦の八パーセントに感染している状態になった。それはどうすれば可能だったのだろうか。コンゴの首都（レオポルドヴィル／キンシャサ）では、同じ状態に至るまでに五〇年という年月が必要だった。ハイチには何らかの効果的な増幅機構が存在していたのだろうか。とすればそれは何だったのか。性を介したものか、注射を介したものか。それが次章の主題となる。[74]

第12章　血液貿易

本章では、ハイチでのエイズ流行の初期に、ポルトープランスのある特定の事業が、彼の地におけるＨＩＶ‐１の幾何級数的拡大に寄与した可能性について検討する。つまり、ＨＩＶ‐１の世界的流行に果たした血液貿易の役割について見ていくということになる。そのためにはまず、血液製剤を製造する過程で、ウイルスが伝播していく機序を理解する必要がある。単に血液提供者から血液受容者への伝播だけでなく、血液提供者から提供者への伝播も考慮する必要がある。「献血者」という言葉を使うことは、ここでは少しそぐわないかもしれない。というのも、ここで言う血液提供者の多くは、提供血液に対し金銭を受け取るからである。

血液は、赤血球や白血球、血小板といった細胞と血漿でできている。血漿は水分と、抗体や凝固因子、アルブミンといったタンパクに分けることができる。提供血液を最も効率的に使うためには、血液を構成要素毎に分離する必要がある。貧血や急性の血液損失の患者には、赤血球が必要とされる。血小板減少症の患者には血小板の輸血を行えばよい。血漿にはさまざまなタンパクが含まれる。そのため血漿はさまざまな用途に用いられる。治療目的での血漿の使用は、重篤な出血患者の血圧を引き上げることを目的として第二次世界大戦中に始まった。血漿は血管内の容量増量剤として用いられたのである。続いて血漿の別目的での使用も始まった。目的のために血漿中の特定のタンパク質が選別された。アルブミンは血管内の容量増量剤として用いられ、凝固因子は血友病患者や血液凝固異常の患者に対して用いられた。免疫グロブリンは免疫不全患者や旅行者をA型肝炎の感染から守るために使用された。

血漿はまた、血液中に存在するウイルスを薬剤で不活化したり、その表面抗原を精製することによって、初期のB型肝炎ワクチンの生産にも用いられた。B型肝炎ウイルス陽性血液の供給源は、男性同性愛者や先進国の囚人、成人の一五パーセントが慢性的にB型肝炎ウイルスに感染している第三世界の人々であった。少なくとも三〇〇〇万回分のB型肝炎ワクチンがこの方法によって生産された。それは遺伝子操作によってワクチンが生産可能になるまで続いた。

目的とするタンパク質が少量しか存在しない場合、何人かの血漿が一つにまとめられた上で、目的のタンパク質が精製された。とくに凝固因子の製造には、何千人もの血液提供者の血液が一つにまとめられ使用された。その結果、一人の血液提供者の病原体が血液全体を汚染し、多くの受血者が感染することになった。後に検査法の開発によって感染は劇的に減少することになるが、病原体が発見される以前に、HIV-1とC型肝炎ウイルスは凝固因子製剤を通じて世界中で何千人という血友病患者に感染し、多くの悲劇的な死をもたらすことになった

血漿からアルブミンを精製する過程では、HIVの感染リスクは高くなかった。事実上ゼロであったと言える。精製過程にはエタノールが使われ、その後、加熱によってウイルスが不活化されたからである。幸運なことに、免疫グロブリンを通した感染が報告されたこともない。それはたとえHIVに対する抗体

を含んでいたとしてもだ。ここでも、エタノールによる分画過程がウイルスを不活化した。初期のB型肝炎ワクチンも、HIVの感染について言えば無罪だった。ワクチンを不活化するために用いられた方法がHIVにも効果があったと思われる。(1-2)

HIVやC型肝炎ウイルスがまだ知られる前の、一九六〇年代から七〇年代後半、血漿由来の製剤に対する需要は急速に増加した。献血者からだけでは十分量の血液を確保することができなくなった。売血による血液提供者が勧誘され、売血者からより多くの血漿を確保するために、新たな血漿分離法も開発された。提供者から採血された血液はすぐに血球成分と血漿に分離され、血球成分は代替液とともに血液提供者へ戻された。すなわち、血液提供者は貧血になることなく、血漿をくり返し売ることができるようになったのである。それ以前は一年に二回程度が普通だった。しかし、血液を介した感染リスクが理解される以前はもちろん理解された後でさえ、感染は、最終的な受血者だけではなく、血漿分離を受けた血液提供者間でも起こっていたのである。感染は分離過程の一部の不作為で起きた。たとえば、使い捨て用に製造されたプラスティックチューブの再使用といったことからも感染は起きた。もし、誰一人として気づくことなく、HIV感染者が血液提供者のなかに紛れ込んでいたとして、そのとき予防対策が軽視されていたとすれば、同じ機械を使った血液提供者は、翌日以降数日間にわたってウイルスに感染した可能性がある。毎週売血がくり返される状況下では、売血者間におけるHIV感染者の割合は増加し、それがまた他の血液提供者に感染を起こすという連鎖をもたらした。こうした悪循環は血液提供者間の感染の幾何級数的増加をもたらした。これは、HIV感染にとって最も効率のよい感染様式だったはずである。

血漿分離センターでの感染リスクは、HIVの流行以前から知られていた。たとえば一九七三年、サウスキャロライナにある商業目的の血漿分離センターでA型肝炎ウイルスの集団感染が起こった。A型肝炎ウイルスは、血液中に短時間しか存在しないにもかかわらずである。これは、複数の血液提供者の血漿が、血球成分を分離する際に一つにまとめられることによって起こった。この過程で体内に戻すべき赤血球に血漿が混入したのである。一九七七年から七八年にかけて、オーストリアやドイツ、ポーランドといった国の血漿分離センターで、四回もの非A非B肝炎（後にC型肝炎と命名される）の突発的流行が起こった。これも体内に戻すべき赤血球に血漿が混入したことが原因だった。米国では売血者が刑務所で募集された。刑務所では薬物常用者が相対的に大きな割合を占めていた。薬物常用者はB型およびC型肝炎ウイルスのリスク集団である。感染の連鎖がそこでも見られた。(3-5)

記録された最初の売血者間でのＨＩＶ-1流行は、メキシコシティ郊外の貧しい地域で起こった。そこでは一九八六年に、二八一人の血液提供者がＨＩＶ-1に感染していることがわかった。とくに、月に一〇回以上の売血をしている人の感染割合は高かった。採血に使用される器材の再使用が原因とされた。当時メキシコには、一三の血漿分離センターがあった。血漿分離センターは、主としてメキシコシティやテキサス州と国境を接した州に置かれていた。血液提供者の大半は都市近郊の貧民街に住む若い男たちだった。男たちは、多いときには二、三日に一回売血することもあった。売血が全土で禁止された一九八七年までに、九一〇〇人いた売血者の七パーセントがＨＩＶに感染した。ある血漿分離センターでは、一九八六年六月に六パーセントだったＨＩＶ陽性率が、一一月には五四パーセントにまで増加した。売血によるウイルスの流行は、スペインのバレンシアやインドのプーナでも報告された。インドのプーナでは、一九八七年一一月の売血者のＨＩＶ陽性率はゼロパーセントだった。それが七カ月後には七八パーセントに上

昇した。これは非衛生的な血漿採血事業が、幾何級数的な感染を引き起こすことを示している。(6-11)

こうした流行は悲劇に違いなかった。しかし、血漿分離のリスクがすでに理解されて数年が経過した一九九〇年代初頭に中国で起こった流行は、悲劇と言うにはあまりに大規模なものであった。一九九〇年代初頭と言えば、血漿分離センターでC型肝炎ウイルスの感染が報告されてから数えても一〇年が経過していた。地方では貧しい農夫たちが、乏しい収入を増やすために売血を勧められた。彼らは一回の売血で、六米ドル相当の収入を得た。理論的には、同じセンターで月に二回売血を行うことができた。しかし別のセンターへ行けば、それ以上の売血も可能だった。製薬企業によって数百もの血液センターが置かれた。最も大きな影響を受けた省は、河南省、安徽省、山西省、湖北省、河北省、山東省、吉林省だった。約二五万人がＨＩＶに感染した。(12-14)

いくつかの血液センターでは、効率的な血漿分離のために、血液型が一致した血液が一つにまとめられ、まとめられた血液から分離された細胞成分がそれぞれの血液提供者に戻された。当然、誰か一人の提供者がウイルスに感染していれば、その感染は他の献血者に広がることになった。針や管の再利用もまた感染を拡大させた。献血者の九から一七パーセントがＨＩＶ陽性となり、二八パーセントがC型肝炎ウイルスに感染した地域もあった。大半の献血者が、一年の献血回数は一〇回以内だったと報告するなかで、それほど高い陽性率が見られたことは驚くべきことであった。一年間に二〇回以上の献血した者の感染率は五〇パーセントを超えた。(12, 15)

こうした物語が持つ共通の事柄は何か。短期間で得られる収入を求める貧しい人々。そのためにくり返し血液を売ろうとする貧しい人々であろう。営利を目的とする血液センターは、注射器や注射針、管の再利用によって費用を節減し、できる限り多くの利益を上げようとした。ウイルス感染の危険性については気がつかなかったか、あるいは気づかないふりをしていた。国内であれ海外であれ、血液製剤市場は利益の上がる市場であった。そして最終的には、病原体を持ち込んだ「患者ゼロ」は誰だったのか、という疑問が残ることになった。

カリブ海の吸血鬼

ここでふたたび、血液貿易が手早い利益を生んだカリブ海に話を戻そう。ポルトープランスでは、一九七一年五月から一九七二年一一月までに、ヘモカリビアンと呼ばれる血漿分離センターが開設された。これは、マイアミのビジネスマンで株式仲買人であるジョゼフ・ゴリンスタインと米国の投資家たち、そしてハイチの有名政治家ルクネル・カンブロンヌの合弁事業として始められた。

ルクネル・カンブロンヌは、一九二九年に貧しいプロテスタントの牧師の家に生まれた。銀行の出納係から出発して、最終的には大統領フランソワ・デュヴァリエ（パパ・ドク）の側近となった。フランソワ・デュヴァリエは、一九五七年に田舎の医師から大統領に選ばれた人物だった。カンブロンヌは当初、大統領の意見を伝えるただの使者にすぎなかったが、デュヴァリエはカンブロンヌを気に入り、それがやがて、カンブロンヌを国家に対する強盗のような存在に育て上げることになった。カンブロンヌは公共事業、税関といった大臣を務めた。こうした役職が汚職の機会を提供した。彼の特技は、ビジネスマンを脅迫し多額の寄付を集めることだった。拒否した者は命を縮めた。表向き、こうして集められたお金はスラム街の再建や道路の舗装に使われることになっていた。しかし大半は、デュヴァリエとカンブロンヌの銀行口座に消えた。デュヴァリエとカンブロンヌの銀行口座は、新しい街デュヴァリエヴィル建設のために作られた基金の最終到着地点ともなった。基金は公務員の給与から差し引かれた金で作られたが、新しい街にはいくつかのバンガローが建てられただけだった。それは当初の計画、カリブ海のブラジリアからは、はるかに遠いものだった(16)。

カンブロンヌは、ボスのデュヴァリエを除くと、ハイチで最も恐れられた男だった。それには十分な理由があった。彼はデュヴァリエの親衛隊で、数千人もの反体制派を殺害した悪名高いトントン・マクートの首領だったのである。カンブロンヌは次のような言葉で有名になった。「良いデュヴァリエ派の人間は、デュヴァリエのためには自らの子供を殺すことさえ厭わないし、また、子供たちはデュヴァリエのために両親を殺すことさえ厭うべきでない」。カンブロンヌは数多くのビジネスにも関係し、マイアミへの空路の独占企業であったエアハイチを始めとしてタクシー会社やイボツアーズ旅行会社を経営した。イボツアーズ旅行会社は、米国人のために一二〇〇ドルで離婚を調停することを主な事業とする会社だった。新しく成立した法律によって、離婚を申請する夫婦のうちどちらか一人がハイチに来ればよくなり、これがこの離婚事業の追い風となった。イボツアーズは他に、漁業、果物やコーヒー豆の輸出、スーパーマーケット経営、大麻栽培なども手掛けた。カンブロンヌは、死体を米国の医学校へ輸出することでも利益を上げた。また、血液事業によって「カリブ海の吸血鬼」と呼ばれることにもなった。彼はポルトープランスにある高級売春宿の常連であったし、カジノではポーカー賭博の常連であった。シャークスキンのスーツを愛用し、そのため「シャーク」とも呼ばれた。一九七二年『ニューヨーク・タイムズ』紙は、ヘモカリビアンが毎月六〇〇〇リットルの血漿を米国へ輸出していると報じた。ランパール通りにある二階建てのヘモカリビアンには、一日に三五〇人の献血者が訪れた。それを一日八五〇人にまで引き上げるために、二つ目の施設が建設された。オーストリア人の生化学者によって運営されたヘモカリビアンでは、当初一一〇人のスタッフが働き、センターは朝六時半から夜の一〇時まで週六日間稼働した。拡大後は、職員が二〇〇人に倍増し、フルタイムの医師も九人となった。献血者は貧しい国のなかでも最も貧しい人たちだった。『ニューヨーク・タイムズ』紙はそうした人々を「裸足でぼろをまとった人たち」と形容した。大半は読み書きができなかった。彼らは週に一度血液センターを訪れた。一回の献血あたり三から五米ドルが支払われた。ある人はそれを「血漿農場」と呼んだ。現地の医師は「血漿牛は疲れているが、どのみち仕事はないのだから」と言った。三から五ドルで集められた血漿は、米国で約三五ドルで売買された。著者の推計によると、毎週約六〇〇〇人のハイチ人が血漿を売っていた計算になる。これはかなり正確な数字だと思う。というのも、ゴリンスタインは一九七二年に、血液センターが平均で毎月七万ドルを献血者に支払っていたと述べているからである。(17-26) 一回の献血あたり四ドル支払ったとすれば、毎日七〇〇人、週換算で四二〇〇人の献血者がいたことになる。

もちろん血漿だけが使われ、赤血球などは献血者の体内に戻された。献血者が次の献血を行いやすくするための措置だった。凍結血漿は、カンブロンヌの会社であるエアハイチで輸出され、米国の四つの会社へ売られた。『ニューヨーク・タイムズ』紙によれば、四つの会社とは、アーマー製薬、カッター・ラボラトリーズ、デイド・リージェンツとダウケミカルだった。それ以外にドイツとスウェーデンに取引会社があった。[17]

一九七一年にパパ・ドクが死亡した後、当時一九歳だったジャン＝クロード・デュヴァリエ（ベビー・ドク）が父親の跡を継いだ。そのときカンブロンヌは内務大臣と国防大臣を兼務し、最も大きな権力を持つ男となっていた。しかし翌年カンブロンヌは失脚し、ハイチから逃亡した。彼はパパ・ドクの死後、その未亡人シモーヌ・デュヴァリエ（ママ・シモーヌ）の愛人になったという嫌疑をかけられた。カンブロンヌの失脚がその嫌疑と関係しているか否かは、未だに不明である。彼はまた、ジャン＝クロードの一番上の姉であるマリー＝ドゥニーズと対立関係にあった。マリー＝ドゥニーズは、シモーヌがたまたまマイアミに滞在しているときに、弟がカンブロンヌを追放することに協力した。ジャン＝クロードはカンブロンヌが自分の地位を望んでいると疑った。さらに『ニューヨーク・タイムズ』紙によって作り上げられた悪評に苛立ってもいた。悪評は、国外だけでなく国内にも見られた。ハイチ・カトリック教会は、血液貿易を貧者への不公平な搾取であるとして、カンブロンヌを非難する教書を出した。一九七二年一一月、ジャン＝クロードはヘモカリビアンを閉鎖する命令を出し、また離婚法を改めた。離婚にあたっては二人の当事者が両者とも、ポルトープランスで行われる調停に出席しなくてはならなくなった。マイアミの株式仲買人ゴリンスタインは、血液事業をプエルトリコへ移そうとした。カンブロンヌはその後マイアミに移り住み、二〇〇六年に平和裏に亡くなった。

何千人というハイチ人が売血をしたが、そのなかからＨＩＶ感染は一例も見つからなかったと言われてきた。しかし、ポルトープランスあるいは米国で診断されたハイチ人のエイズ患者たちが、献血の有無に関して質問されたという保証はない。ヘモカリビアンは一九七二年に閉鎖されたし、また貧しい国での感染の場合、感染から死亡までの期間は約一〇年だった。そうしたこともあって、両者の関係を考える機会は長く存在しなかったのである。[27]

ハイチ人における初期のエイズに関する記述は、単に新しい病気というものや、あるいは日和見感染の種類、免疫学的所見にもとづくものばかりであった。エイズの原因ウイルスが同定されてはじめて、研究者たちはリスク要因を探し始めた。しかしハイチのエイズ研究の多くは、対照群との比較を行っていなかった。男性同性愛、両性愛、静注薬物常用、輸血、血友病、汚染された注射、多数のパートナー、買春、性感染症の既往といった要因とHIV感染の関連が調査されたが、そうした要因はすでに米国で明らかになっていたものばかりだった。こうした要因に加えて、医療用植物の使用歴、マラリアの既往、米国への渡航歴や米国人との性交経験も調べられた。これらは現地での潜在的リスク要因と考えられたのである。初期の患者の四分の三は男性だった。多数が、ポルトープランス郊外の、売春の温床として知られる貧しい街カルフールに住んでいた。一九八二年版『スパルタクス・ゲイ・ガイド』には、ハイチへの旅行者へのアドバイスとして、とりわけカルフールの密集したスラム地域は避けるべきだとの記述がある。スラム地域には泥棒が多く、しばしば窃盗は暴力をともなったと。エイズの初期感染者に圧倒的に男性が多かったということは、同性愛によって感染が拡大したか、少数の売春婦から多数の男性が感染したか、ヘモカリビアンに来た献血者に男性が多かったかのいずれかであると言える。世界全体では、売血による献血者の性比は地域によって大きく異なっていた。メキシコでは四分の三が男性だったが、中国では大きな男女差は見られなかった。[28-36]

最初に対照群との比較が行われたのは、一九七九年から一九八四年にかけて診断されたエイズ症例についての研究だった。対照群とされたのは同性の兄弟姉妹や友人である。この研究では、同性愛かあるいは両性愛か、輸血歴、静注薬物常用の有無、過去五年間における筋肉注射の回数、注射をした人物（医療関係者かそれ以外か）、教育レベル、居住地、収入、職業、海外渡航歴が質問された。しかし、売血に関しての質問はなかった。男性エイズ患者の三分の一が、他の男性と性交渉を持ったことがあると回答した。この感染経路の重要さがうかがえる。異性間性交渉におけるパートナーの数、注射の回数、とくに医療関係者以外からの注射は、対照群に比較してエイズ患者で有意に多かった(37)。

一九八四年には、同様の研究がマイアミやニューヨークでエイズと診断されたハイチ人に対して行われた。対照群として、同じ年齢で同じ性別の健康なＨＩＶ陰性のハイチ人が選ばれた。四三人の男性エイズ患者では、買春経験、淋病の既往、梅毒血清検査の陽性結果、低い社会経済的状況、渡米後の期間といった項目で、対照群との有意な差が見られた。渡米後の期間については、それが短いハイチ人で感染率が高かった。一方で、他の男性と性交渉を持ったことがあると回答した者は一人にすぎなかった。後に、これは患者と面接員との文化的障壁を反映した可能性があると指摘された。しかし質問が、ハイチ人の面接員によってクレオール語で行われたことからすれば、同性愛を認めることを躊躇する男性がいたことも事実ではあったろうが、その可能性はそれほど高いものだったとは思われない。女性エイズ患者では、売春経験、ブードゥー教司祭を友人に持つと回答した者の割合が対照群に比較して多かった。症例と対照の間で、以下の項目では有意な差が見られなかった。輸血歴、薬物使用の有無、旅行者との売春経験、教育レベル、職業、渡米前のハイチでの居住地、中部アフリカへの渡航歴、ハイチでの注射経験、自身での注射歴、かみそりの共用、刺青、ブードゥー教の実践、マラリアの既往、動物による噛咬、伝統医学の利用である。

その際にも、売血についての情報は収集されなかった。また、ポルトープランスのスラム街シテ・ソレイユで行われた妊婦調査でも、売血に関連する情報は集められなかった[38,39]。

追跡調査では、ハイチで診断されたエイズ患者のうち同性愛者であると回答した者の割合は、一九八三年の五〇パーセントから一九八四年には二七パーセントになり、一九八五年に八パーセント、一九八六年に四パーセント、そして一九八七年の一パーセントにまで低下した。じつに急激な低下であったが、その理由ははっきりとしなかった。ただ、こうした減少は、世界の他の地域では決して見られない現象だったことは確かである。そしてやはりこの追跡調査でも、リスク要因としての売血には言及がなかった。同じ期間に輸血によって感染した人の割合も二三パーセントから七パーセントへと低下した。一九九一年に出版されたハイチのエイズに関する総説では、赤十字や公的血液銀行での感染リスクが議論されている。しかし過去のヘモカリビアンに関する言及は見られなかった[40-42]。

まとめると以下のようになる。ポルトープランスのヘモカリビアン血漿分離センターは、コンゴから輸入されたHIV-1Mサブタイプ B の非経口感染に格好の土壌を提供し、それによって感染の連鎖が回り始めることになり、さらにウイルスは、血液の国際取引を通じて他国へ輸出された。ヘモカリビアン血漿分離センターは、一九七一年から七二年にかけて事業を行った。それはまさにウイルスがハイチに持ち込まれて数年後という、ウイルスの増殖にとって格好の時期だった。HIV-1がポルトープランスの献血者集団に持ち込まれたとすれば、感染拡大はきわめて急速に起こった可能性が高い。インドやメキシコ、中国の例はそのことを教えてくれる。こうした患者の大半は、ハイチでエイズが認識される前、あるいはその直後に死亡した。そして不幸なことに初期の疫学研究は、売血という特定の危険要因に注目することなく終了した。

この仮説を疫学的に検証することは可能だろうか。ＨＩＶに感染しなかった献血者がＣ型肝炎ウイルスに感染した可能性はある。しかしながら、過去二五年間の混乱した状況は、この小さな島国で行われる医学研究を困難なものにした。そのようななかでも献身的かつ勇気をもってこの感染症に取り組んだ者は、治療の方に特化していくことになった。それはきわめて当然のことだった。そして壊滅的な地震がこの国を襲った。それは、この疑問への解答を得ることを永久に不可能にした。

赤い金（きん）

一方で、血液事業の受益者の立場に立ってみると、技術進歩がウイルスの伝播に貢献したということになるかもしれない。血友病患者は凝固因子の遺伝子に機能不全を持つ。通常は凝固系第Ⅷ（８）因子の異常であることが多い。治療が行われなければ、多くは脳出血によって早期に死亡する。全血輸血や一九五〇年代に行われた血漿輸血にはあまり効果がなかった。それらには、欠乏している凝固因子が少量しか含まれていなかったためである。一九六〇年代半ばからはクリオ製剤が使われ始めた。血漿の凍結と解凍は第Ⅷ因子の濃縮を可能にした。一回の治療には、三から六人分の献血から得られたクリオ製剤が必要とされた。不幸なことに、クリオ製剤中の第Ⅷ因子の力価は製造瓶（ロット）毎にかなりの違いが見られた。さらに言えば、クリオ製剤はマイナス四〇度で保存し、使用前にゆっくりと解凍する必要があった。

こうした欠点は、一九七二年頃開発された第Ⅷ因子の濃縮製剤の出現で解消された。製剤中の凝固因子の力価は高く、安定した状態を保った。また、濃縮製剤は粉末で保存できた。これは血友病治療における革命だった。一九七〇年代半ばから、出血の危険性の高い血友病患者には、濃縮製剤が年間四〇から六〇回予防的に投与されるようになった。しかし濃縮第Ⅷ因子製剤の製造には二〇〇〇人から二万五〇〇〇人の献血者の血漿が必要とされた。言い換えればこれは、血友病患者は一回の治療あたり、数千人から数万人の血漿中に存在する病原体に暴露されることを意味する。一本のロットの凝固因子製剤は約一二人の患者に投与された。希釈がさらに大きくなれば、献血者のウイルスはさらに多くの保存用ロット中に発見されることになったであろう。スコットランドでは、あるロット内の製剤を注射された三二人の血友病患者のうち、一八人がＨＩＶに感染した。[43-46]

ヘモカリビアン血漿分離センターから米国へ送られた血漿のうち、いく分かはアルブミンや免疫グロブリン産生のために使われた。凝固製剤とは異なり、それらの製剤では、生産過程でウイルスが不活化された。濃縮第Ⅷ因子製剤が広く普及する前に、ポルトープランスにあるこのセンターは閉鎖された。そうでなければ、状況はさらにひどいものになっていた可能性がある。[17]

ヘモカリビアン血漿分離センターがハイチのビジネス界から追放された後、血液貿易を行う者たちは供給元を他に求めた。その一つがニカラグアのマナグアにあった。そこでは血液センターが、独裁政治家であるアナスタシオ・ソモサとキューバの企業家によって所有されていた。数年間ではあったが、この中央アメリカ血漿分離センターは世界最大の血漿収集センターとなった。約二四人の医師と数百人のスタッフが一日に一〇〇〇人の献血者から血漿を集めた。ソモサは、一九七八年の地方新聞編集者の殺害を命じた張本人だった。編集者の名前はペドロ・ホアキン・チャモロ。ソモサ政権への有力な反対者であり、血液貿易への批判者でもあった。彼の葬儀の際、集まった群集は血液センターに火を付けた。それがソモサ政権の終焉の始まりとなった。チャモロの未亡人は後にニカラグア大統領となった[22,23]。

一九七〇年代後半、米国で生産される血漿の二〇パーセントは第三世界から輸入されたものだった。北米と西ヨーロッパで使用される商業血液のかなりの部分は仲買商によって取引されたものだった。最も大きな血液仲買商は、モントリオールのコンチネンタル・ファーマ・クリーオサンとチューリッヒのブランデンベルガーAGだった。一九七〇年代初期の血液貿易の最盛期には、少なくとも二五カ国の開発途上国で血漿が買い上げられ、先進国の製薬会社に輸出されていた。これまでに言及した国は別としても、リストには、ベリーズ、ブラジル、コロンビア、コスタリカ、ドミニカ共和国、エルサルバドル、グァテマラ、プエルトリコ、台湾、タイ、さらにはレソトといったアフリカの国も含まれていた。ラテンアメリカでは、血液は「赤い金（きん）」と呼ばれた[47]。

フランスの会社は別の興味深い計画を考えていた。それは胎盤から血漿を抽出するというものだった。胎盤はフランス国内だけでなく他の国からも輸出された。こうした動きは、一九七五年に開催された世界保健機関の保健大臣会合でも、全会一致で非難された。世界保健機関は、献血者と受血者、双方を保護するための法律制定を加盟国に求めることになった。それによって、騒動はようやく沈静化した。ある国では血漿の売買が違法となった。違反者には、罰金刑か懲役が科せられることになった。しかし、それによって違法な行為が消えたわけではなかった。期待される利益はそれほどに大きなものだった。たとえば一九八〇年代から九〇年代を通じて、血漿は南アフリカ共和国からベルギーやオーストリア、中国、そして

インドへ輸出され続けた。[47-49]

そうした状況のなかでは、非営利団体の掲げる倫理基準は必ずしも尊重されなかった。カナダ騎馬警察隊の調査によって、コンチネンタル・ファーマ・クリーオサンは一九八〇年、売買した血漿の供給元を偽った容疑で有罪となった。一九七七年にカナダ保健省の役人によって書かれた内部文書のメモは、同社に関して以下のように述べていた。「我々が技術的な違反以上のものに直面していることは明らかだ。世界市場へ危険な製剤の供給を可能にするために、法の抜け穴を利用しようとするビジネスに直面しているのである」。これは、カナダの法律が、同国から再輸出される血液製剤に関しては適用されないという事実を述べていた。カナダの血液供給に関するクリーヴァー委員会の調査は、コンチネンタル・ファーマ・クリーオサンが一九八三年に米国の服役囚からの血漿を購入し、それを複数の顧客会社に売却したことも明らかにした。顧客会社のなかには、カナダで唯一の血漿分離を行う会社である、トロントのコンノート・ラボラトリーズも含まれていた。米国食品医薬品局は、こうした事業を中止するよう勧告した。服役囚は当時、すでにエイズの推定病原体の感染リスクが高い集団であると考えられていたのである。アーカンソーの服役囚から血漿を購入していた会社ヘルス・マネジメント・アソシエーツは一九八三年六月、コンチネンタル・ファーマ・クリーオサンに三八ユニットの血漿を破棄するよう通知した。その三八ユニットの血漿は四人の服役囚から集められたが、四人は以前の検査でB型肝炎ウイルス抗原が陽性だったのである。たとえ直近の検査で陰性だったとしても、血漿は廃棄されるべきだと伝えられた。[50,51]

エイズが認知されてから二年が経っていた頃のことである。そのときでさえ、国際的流通を通して、こうした血漿が売買されていた。問題のユニットのうち四ユニットは、コンチネンタル・ファーマ・クリーオサンからコンノートへ売却されていた。残りの三四ユニットの血漿はスイスやスペイン、日本、イタリアの会社へ売却されていた。コンチネンタル・ファーマ・クリーオサンは、この問題の存在をコンノートへ伝えなかった。結局、ヘルス・マネジメント・アソシエーツが三八ユニットの血漿を回収し、米国食品医薬品局にそのことを伝えた。米国食品医薬品局はカナダ保健省にそのことを伝え、カナダ保健省がコンノートへ、そのことを伝えた。そのときまでコンノートは、血漿が服役囚から集められたものだということを知らなかった。血漿は、製剤製造過程で多数の献血者の血液を一つに集めて作られる。結果、四人のB型肝炎ウイルス陽性者の血液は少量ずつではあるが、二四〇九本の濃縮凝固因子製剤のなかに混入した。そのうち回収されたのは四一七本にすぎなかった。残りはすでに投与された後だった。

後に、さらにアーカンソーからの献血者の別の一人がB型肝炎ウイルス陽性だったことが判明した。服役囚は過去一〇カ月に三四回もの売血をしていた。この服役囚の血漿が混入した一九六八本の製剤のうち、回収できたのは二七本にすぎなかった。血液製剤の配付責任者であるカナダ赤十字にとっては、それだけで十分だった。カナダ赤十字はコンノートとの契約を解消した。クリーヴァー委員会は、コンノートが初期に、ルイジアナにある四つの刑務所の服役囚の血漿を扱っていたことも明らかにした。刑務所内にあった献血センターは、コミュニティー血漿センター社によって運営されていた。その会社が血漿をヘルス・マネジメント・アソシエーツに売り、ヘルス・マネジメント・アソシエーツはそれをコンチネンタル・ファーマ・クリーオサンに転売した。そしてコンチネンタル・ファーマ・クリーオサンはさらに、その血漿をコンノートに売っていたのである。一九八二年一一月から一九八三年一月にかけてのことであった。[51]

C型肝炎ウイルスに感染した血友病患者が起こした、カナダ赤十字、コンノートおよびコンチネンタル・ファーマ・クリーオサンに対する集団訴訟は、最終的に、他の関係者を含むもっと大きな訴訟の一部として解決された。被告は何百万ドルもの賠償金の支払に同意した。その大半はカナダ赤十字が資産を売却して準備した。

私たちは、どのくらいの頻度で、どういった供給源から、HIVが大陸間ネットワークに入り込んだかについて、確実な事実を知ることはないだろう。しかし重要なことは、一九七〇年代から八〇年代初期の時期に、血漿中に紛れ込んだウイルスが、それが何であれ、血液が集められて数日から数週間といった時間のなかで、世界中のあらゆる場所へ何千マイルもの旅をして、最終的に多くの人々の血液中に紛れ込むことが可能だったということである。

第13章　感染のグローバル化

初期の拡大

本章では、中部アフリカからＨＩＶがどのようにアフリカ全体に広がり、同時に、どのように大西洋を渡ったかを概観してみることにする。最初に二つの疫学的用語を紹介する。新規感染率と感染率である。第1章で説明したように、新規感染率とは、それ以前に感染していなかった人たちの集団で、ある一定の期間に新たに感染した人の割合を表す。新規感染率を知るためには、同じ人をくり返し検査する必要がある。これには多くの時間と費用が必要になる。それゆえ稀にしか行われない。感染率は、ある時点でＨＩＶに感染している人の割合を表す。いわば、その時点での流行のスナップショットとも言える。アフリカでは、ＨＩＶ感染から死亡までの平均期間は約一〇年である。すなわちＨＩＶの感染率とは、数週間前に感染した人から一〇年前に感染した人までの累積感染者数を反映するものとなる。集団の感染率は、前回の調査以降、新規感染者数が死亡者数より多ければ増加する。その反対、すなわち新たな感染より死亡者数が多ければ感染率は減少する。

一九六〇年代から七〇年代にかけて起こったＨＩＶ-1の流行動向は、ＨＩＶ-1が同定されて最初の数年に行われた調査と、歴史的標本の解析の両者を使うことによって推測された。ガボンの成人の標本やブラザヴィル・コンゴのピグミーの標本からは、一例のＨＩＶ-1感染も確認されなかった。しかし二例のＨＩＶ-2感染が、一九六七年のガボンの標本から見つかった。このことは驚くべきことだった。というのも、ガボンはＨＩＶ-2の流行国ではなかったからである。もしこの標本が現在の方法で検査されていたら結果はどうだっただろうか。興味深いところである。コンゴ民主共和国では、ヨンダのハンセン病療養所の二五〇人の血液が一九六九年から保存されていた。この二五〇人の血液標本が検査されたが、ＨＩＶ感染は見つからなかった。初期の同様の時期のＨＩＶ-1陽性例は、キンシャサやヤンブクのサンプルから出た。キンシャサでは、一九七〇年に乳幼児健診クリニックを訪れた女性の〇・二五パーセントがＨＩＶ-1に感染していた。それが一九八〇年には三・〇パーセントになった。ヤンブクでは、一九七六年の成人女性のＨＩＶ-1感染率は〇・八パーセントだった[1-4]。

つまり、ＨＩＶ-1の起源となったツェゴチンパンジーが生息しているこれらの国々では、一九二一年の種を越えた感染から五〇年ほどの間、ＨＩＶ-1の感染率は低い水準で推移したと思われる。これは、一群の症例を過去にさかのぼって見つけるには低すぎるが、ウイルスが生存し続けるには十分な水準であった。その二つは矛盾しない。西ヨーロッパや北米では、成人全体における過去二五年間のＨＩＶ-1感染率は、〇・一から〇・二パーセントで推移している。しかしそれでも、男性同性愛者や静注薬物常用者といった特定の集団では、ずっと効率的な伝播が実現され、その結果、ウイルスは消えることなく流行を維持している。一九二一年から一九七〇年までの期間、中部アフリカの成人全体の感染率も、過去二五年間の西欧でのＨＩＶ－１感染率とほぼ同じ水準だったと思われる。一方で都市の自由女性やその客、あるいは医原性感染が起きた医療施設の受診者の感染率はそれより高かった。こうした集団の存在がＨＩＶ－１の流行を担保した。そしてやがて状況が許すようになると、ウイルスは一気に拡大することとなったのである。

一九八〇年から八四年にかけて、ブラザヴィル・コンゴのサンガ地域やカメルーンのカンポ地域からは一例のＨＩＶ－１感染の報告もない。一方、アルベルト・シュヴァイツァーで有名なガボンのランバレネでは、そこの病院を受診した一四〇七人の患者から三例のＨＩＶ－１感染が報告されたし、また、地元住民の一三一三人からはさらに一例の感染が報告された。一九八四年から八五年にかけてのガボンのフランスヴィルでは、住民一六四八人のうちＨＩＶ陽性者はわずか三人であった。ガボンは、ツェゴチンパンジーの大生息地であったにもかかわらず、ＨＩＶ－１が誕生した場所でないことは確かである。というのも、感染率が過大評価されがちな医療施設での感染率からして、三〇年前の感染率はＨＩＶ－１誕生地としては低すぎるのである。(3－5)

一九八五年から八六年頃にかけて、一五歳から四四歳の標準的な男女三〇〇～五〇〇人から集められた血液標本のＨＩＶ－１感染率は、ガボンの田舎、赤道ギニア、カメルーンの小さな町やヤウンデ、ドゥアラで約〇・三パーセント、ポールジャンティで約〇・五パーセントだった。しかし同時期、フランスヴィルでの感染率は一・八パーセントであり、リーブルヴィルとバンギで四・四パーセント、ブラザヴィルでは四・六パーセントだった。妊婦の感染率はブラザヴィル、バンギ、ガボンの田舎で同じ程度、ヤウンデではやや高く一・三パーセントで、リーブルヴィルでは低く〇・五パーセントだった。ヤウンデとドゥアラにおける穏やかな感染は、こうした町がウイルスの初期の拡大に無関係であったことを示唆する。一九八四年から八五年にかけて検査されたキンシャサの献血者や病院従業員、妊婦のHIV-1感染率は、五から八パーセントだった。これはブラザヴィルの数字とほぼ同じである。そのことは、二つの都市が密接な関係にあったことを示すものである(4,6)。

同時期、ルワンダの首都キガリはHIV-1の感染率が世界で最も高く、献血者や工場労働者、病院従業員では一五から二〇パーセント、性感染症患者で五〇パーセント、売春婦で八〇パーセント以上となっていた。ブルンジの首都ブジュンブラでも比較的高く、妊婦の感染率は一六パーセントであった。売春を加速する要因としてレオポルドヴィルについて見てきた男女比の不均衡は、キガリでも見られた。一九七二年のことだが、この小さな町の六万人の住民のうち、二〇〇〇人が性を売る自由女性だった。町は巨大な売春宿の様相を呈していた。一九八〇年代初頭、キガリにおける二〇～三九歳の成人男女比は一・五七だった。ナイロビでは一・五〇、ブジュンブラでは一・三九となっていた。一方、同時期のキンシャサでは〇・九八だった。キガリにおける男性の数の多さは、宗主国の政策というより現地の習慣によるものだったと思われる。ルワンダでは伝統的に、男性は女性より結婚年齢がずっと高い。そのため、未婚者層を形成する年齢の男性が、生活の改善を求めて首都に出る男性層と重なることになった。しかし結婚することは容易でなく、性は買われる対象となった。供給は需要によってもたらされた。ルワンダ第二の都市で国立大学の所在地であるブタレでは、一万人の住民のうち二九三人が売春婦だった。そのうち八〇パーセントが、一九八三年から八四年の時点でHIV-1に感染していた。性感染症クリニックを受診した男たちの感染率は二八パーセントだった。ルワンダには男性割礼の習慣がなく、それがさらなる感染をもたら

した可能性もある。[4,7-11]

ウイルスは、いつやってきたのか。それを知るための古い保存血は見つかっていない。しかしルワンダにおける分離株の八五パーセントはサブタイプAである。一方ブルンジでは、八一パーセントがサブタイプCに属していた。サブタイプにおけるこうした乏しい多様性が意味するのは、キガリやブジュンブラにウイルスが持ち込まれたのはレオポルドヴィルよりずっと後だったということである。この二つの小さな隣接した国で見られた爆発的流行は、コンゴからウイルスが輸入されることによって起こったもので、その後それぞれの国で増殖に成功した。非常に高い感染率も、ゆるやかな伝播ではなく、過去数年の高い新規感染率を反映したものだった。[12-14]

コンゴ民主共和国では、一九八六年までにウイルスが全国に広がった。たとえば、赤道州のいくつかの小さな町の売春婦のＨＩＶ感染率は、九から一三パーセントであった。私が働いていた片田舎のニオキ病院では、献血者の二パーセント、眠り病患者の三パーセントがＨＩＶ-１に感染していた。キンシャサへの旅行は最大の危険因子だった。キンシャサの西二二五キロにあるキンペセでは、妊婦の四パーセントがＨＩＶ-１に感染していた。サブタイプの内訳は多様だったが、優位なサブタイプは首都キンシャサと同じＡだった。このようなサブタイプの多様性とサブタイプＡの優位は、ムブジ＝マイやキサンガニ、ブワマンダでも見られた。一方、国の東南端、ザンビア国境近くで首都キンシャサから一四〇〇キロメートル離れたルブンバシでは、サブタイプＣが五一パーセントを占めた。このことは、その地域にウイルスが近年になって持ち込まれたことを示している。悪路のため、ルブンバシとキンシャサの行き来には、飛行機を使う必要があった。費用はキサンガニへ向かうための川船よりはるかに高価であった。[15-19]

一九八〇年代後半に行われた売春婦に対する調査は、HIV－1の高い感染率を示した。キンシャサで二七から四〇パーセント、ブラザヴィルで三四パーセント、ポワントノワールで四六パーセント、バンギで一二から二一パーセントだった。しかしドゥアラでは六・五パーセント、ヤウンデでは七・五パーセントと比較的低い水準にあった。売春婦は、HIVの流行が始まると真っ先に感染の広がりを被る人たちであるので、これらの数値からは、ウイルスはまずキンシャサやブラザヴィル、ポワントノワールの売春婦の集団に持ち込まれ、その後カメルーンの他の都市に広がったということが言える。しかしくり返しになるが、カメルーンはHIVの初期の流行地ではない。それは、たとえカメルーン人が「患者ゼロ」である可能性が高いとしてもだ[4]。

ウイルスはコンゴ民主共和国を足場に、大陸の他の地域へ広がっていった。分子生物学的方法を用いると、HIV－1は一九七〇年代に東アフリカに到達したことがわかる。持ち込まれたのはサブタイプAで、おそらくザイールのキサンガニからやって来たのだろう。一九八〇年代半ばまでに、ナイロビやダルエスサラームの妊婦の一から二パーセントがHIV－1に感染した。同じ時期、ルサカでの妊婦の感染率は八パーセント、カンパラでは一一パーセントとなっていた[4,20]。

一方、サブタイプCは、コンゴ民主共和国のカタンガ州ルブンバシから隣国のザンビア、そして南部アフリカへと広がった。ジンバブエには、一九七〇年代初頭にサブタイプCが持ち込まれた。緩やかな感染が見られた短い期間の後に感染者数は急増した。感染者数の急増は、一九七九年から八一年にかけて、何万人もの難民や独立戦争の闘士が国に帰還した時期に一致して起こった。HIV－1の誕生に関する最良の研究試料は、マラウィ北部のカロンガからもたらされた。そこでは膨大な数の血液標本が、ハンセン病の長期研究の結果として保存されていた。一九八一年に集められた成人一〇〇〇人の保存血液からＨＩＶ感染は見つからなかった。翌年に採取された四三四五検体の保存血液からは四検体が陽性と確認された。感染率は〇・一パーセントである。一九八八年には一・一パーセントの成人の感染が確認された。こうした保存血液の検査によって、初期（一九八二～四年）にサブタイプＡ、Ｃ、Ｄがマラウィに持ち込まれたことが明らかになった。その後、サブタイプＣが爆発的に増加したが、その他のサブタイプの流行は限られたものであった。そうした事実は、サブタイプＣの感染性がより高いことを示唆する。その後、同じ歴史がくり返された。南アフリカ共和国の鉱山の町での男女比の偏りが、売春婦と鉱夫の間での急速な感染の拡大を引き起こし、休暇で帰省した鉱夫たちは南アフリカ共和国やモザンビーク、レソト、スワジランドといった国の故郷にウイルスを持ち帰った。この流行は、最終的に他の地域における流行の規模をはるかに上回るものとなった。(20-23)

大陸の別の端では、経済上の主要都市アビジャンがネットワークの中心となり、ＨＩＶ-１はその周辺から西アフリカへ広がっていった。保存された血清の検査からは、一九八〇年以前にＨＩＶ-１が存在したという証拠は見つかっていない。一方、一九六六年の血清からは、二人のＨＩＶ-２感染が見つかっている。ＨＩＶ-１は一九八〇年以降、売春婦の間で幾何級数的に広がり、一九八〇年代半ばまでには半数の売春婦が感染することになった。ＨＩＶ-２はＨＩＶ-１に取って代わられることになった。ＨＩＶ-１はＨＩＶ-２より効率的に性的接触によって感染することができたのである。優位なサブタイプはＣＲＦ02-ＡＧであった。このウイルスはコンゴ民主共和国では稀だったが、ガボンやカメルーンでは比較的多く見られた。これは、ＣＲＦ02-ＡＧが西アフリカへ向かって北へ進んでいったことの状況証拠かもしれない。経済的に発展したアビジャンは、ブルキナファソから男の農夫を、ガーナから売春婦を惹きつけた。西アフリカで唯一、男女比が不均衡な主要都市であった。二〇歳から三九歳の男女比は一九八三年に一・二三。一九五五年には一・三八であった。ガーナやセネガル、マリ、ベナンの都市では成人男女の数はほぼ同数であった。売買春の繁栄はＨＩＶ-１の流行に恰好の土壌を提供した。[4,11,24]

まとめてみると以下のようになる。一九七〇年代から一九八〇年代初頭にかけて、ウイルスはアフリカ大陸で静かに、しかし休むことなく広がっていった。同じ頃、ウイルスは大西洋を渡り、最初はハイチに、次いで米国へと広がっていった。この時点で、引き続く世界的流行は、もはや避けることのできないものとなっていたのである。

その後の流行

感染者数の増加にともなって、ウイルスが複数の供給源から世界各地に持ち込まれるようになった。その結果、創始者効果が大きな影響力を持つことはなくなった。アフリカやハイチ、米国での過去の流行を再構築した方法が、他の地域でも用いられ、何が起こったのかが過去にさかのぼって調査された。世界的流行、とくに一九八一年以降のＨＩＶ-１の拡大の歴史は、一冊の本が書けるほどである。しかしここではまず、ＨＩＶ-１の疫学的特徴や進化生物学において利用可能な方法論の有用性について、簡単に概観を示してみることとする。

一九八〇年代に入って、HIV-1Mサブタイプ B ウイルスは、米国から西ヨーロッパへ輸出された。この輸出にはいくつかの経路が存在した。第一は、男性同性愛者による経路。ニューヨークやサンフランシスコ、あるいは多数ではないがポルトープランスで休暇を過ごした複数のヨーロッパ人男性同性愛者によってウイルスは西ヨーロッパに持ち込まれた。あるいはその逆にヨーロッパで休暇を過ごす米国の男性同性愛者がウイルスをヨーロッパに持ち込んだ。一例として、イギリスでは一九八一年から八七年にかけて、最低六回のサブタイプBウイルスの持ち込みがあったことがわかっている。そのとき持ち込まれたウイルスは、一九九〇年代初頭までに、ゲイの集団で幾何級数的に広がった。もちろん、持ち込まれはしたがその後流行が維持されることなく消滅した例もあったに違いない。第二は、非加熱血液製剤による経路。一九八〇年代後半、ヨーロッパにおける血友病患者のHIV感染率は、米国から輸入された凝固因子の量に比例した。第三は、薬物常用者を通じた経路である。ヘロインやコカインを注射する際に残る血液は、少量だが、大西洋の両側で感染を成立させるに十分な量だった。西ヨーロッパのこうした三つの集団では、ほぼすべての感染がサブタイプBウイルスによるものとなった。このサブタイプBがどこから来たかというと、米国以外には考えにくい。米国はまた、HIV-1をカナダや中南米、オーストラリア、さらには南アフリカ共和国の男性同性愛者へも輸出した。(25-29)

他のサブタイプウイルスもほぼ同時期に輸入されたが、サブタイプB以外のウイルスが西ヨーロッパで広がったのは一九九〇年代に入ってからのこととなった。サブタイプB以外の感染は、当初、とくにサハラ以南アフリカなど流行地からの旅行者や移民の間で見られた。その後いくつかのヨーロッパの国で、サブタイプB以外のウイルスが何とか小さな集団のなかで生き残り、最終的には優勢になった例もある。たとえばギリシャでは、東アフリカから持ち込まれたサブタイプAが現在最も流行しているウイルスであり、これはギリシャからさらにアルバニアへ輸出された[30-31]。

一方、感染者数ということで言えば、南アフリカ共和国とナイジェリアに次いで現在世界第三位のインドでは、HIV感染は一九八六年にはじめて確認された。しかし実際には数年前から存在していた可能性が高い。ウイルスは、売春婦とその客、および静注薬物常用者の間で急速に広がった。感染全体の九五パーセントがサブタイプCであった。ウイルスは南アフリカ共和国から持ち込まれた可能性が高い。南アフリカにおけるインド人人口を考えると、この仮説は不思議ではない。彼らはインドと南アフリカを頻繁に行き来していたのである[32-36]。

南および東南アジアでは、ヘロイン密輸ルートに沿った流行に、静注薬物常用者が大きな役割を果たした。タイでは、サブタイプB変異株（タイBあるいはB′）と組み換えCRF01-AEウイルスが同時に持ち込まれ、一九八五年から八七年にかけて、その存在が知られるようになった。サブタイプB変異株は、北アメリカ大陸あるいはヨーロッパから持ち込まれ、静注薬物常用者の間で広がっていった。CRF01-AEはアフリカに起源を持ち、異性間性的接触によって広がった。静注薬物常用者の流行拡大に続いて、一九八八年から八九年には、売春婦における幾何級数的流行拡大が起こった。結局、CRF01-AEの方がより流行に適していたという結果となり、静注薬物常用者の間も含め、タイで最も流行しているサブタイプとなった。その後、このサブタイプはベトナムに輸出された。一方、サブタイプB′はミャンマーへ広がっていった[37-40]。

系統解析は、HIV-1サブタイプB′が、一九八五年頃かあるいはその少し後に、ミャンマー、ラオス、タイ、中国の国境にまたがる麻薬の一大生産地（黄金の三角地帯）から静注薬物常用者を通じて中国に持ち込まれたことを示した。数年後の一九九一年頃、サブタイプB′は売血者集団に達し、第12章で述べたように、その集団のなかで幾何級数的に広がった(41-42)。

こうした主要な出来事の他には、それぞれのサブタイプや組み換えウイルスにおける、国別、リスク集団別の膨大な数の輸出入があり、そうした動きはブラジルの僻地から旧ソ連邦の国々まで、六大陸をまたいで観察された。人類の歴史上、特定の病原体の流行過程がこれほど徹底的に調べられたことはなかった。こうしたウイルスの多様性によって、効果的なワクチンの開発や開発すべきワクチンの選択は、よりいっそう困難なものになった。

対応

こうしたＨＩＶの世界的流行に対する初期の対応を、卓越した、華やかな経歴の一人の男の短い伝記を通して見ていくことにしよう。ジョナサン・マンは一九四七年にボストンで生まれた。ハーヴァード大学で歴史を学び、一九六七年から六八年にかけての一年間、パリで政治学を学んだ。ジョナサン・マンが一九六八年五月に起こったフランスの学生運動（「いかなる禁止も禁止」）によって影響を受けたか否かはわからない。しかしこのときフランス語に堪能になったことは、彼の将来の財産となった。マンは一九七四年に医学博士号を取得した。公衆衛生局から奨学金を得ていたため、二年間を政府機関で働いた。その後、米国疾病管理予防センター（CDC）疫学調査部門のトレーニング・プログラムに参加し、サンタフェへ派遣された。そこでマンは眼科医となる夢をあきらめた。[43,44]

ニューメキシコ州の公衆衛生医として、マンはウイルス性肝炎や狂犬病、ボツリヌス、麻疹、腺ペストに興味を持った。とくに腺ペストに対しては、アルベール・カミュの傑作『ペスト』を読んだ一〇代の頃より魅せられていた。マンの妹によれば、ジョナサンは恐ろしい疫病と闘っているとき、自身をリウー博士〔ベルナール・リウー。アルジェリアのオランを襲ったペストを描いたカミュの小説『ペスト』の主人公とも言うべき医師〕に重ね合わせたという。疫病はファシズムや精神的堕落、悪魔を象徴していた。ペストは米国の南西部で緩やかな流行を起こしており、マンはそれについて一〇編以上の論文を書いた。[43,45]

一九八四年、米国疾病管理予防センターはフランス語を話せる疫学者を必要とした。ザイールのキンシャサで行われることになったエイズ研究プロジェクト「プロジェ・シダ」に参加させるためだった。新たな課題を探していたマンは、その仕事に就くことにした。それが彼の人生を変えた。滞在はたった二年間だったが、マンにとってそれは生産的な二年だった。プロジェ・シダは、米国、ベルギー、コンゴによる、最初の長期的かつアフリカに拠点を置く共同研究プロジェクトだった。それ以前のアフリカにおけるエイズ研究は、検体を集めるために数週間探検をし、集めた検体は欧米で検査されるといった「サファリ」型の研究だった。プロジェ・シダは、解析を行うための実験室やその他の施設をキンシャサに置いた。マンと彼のチーム――その多くは研究の経験のないコンゴ人医師だった――は、キンシャサにおけるHIV-1の疫学に関して約二〇編の論文を発表した。彼らの仕事は今日では初歩的なものに見えるかもしれないが、当時は、まさに新たな地平を切り開くような研究であった。[46,47]

プロジェ・シダは、アフリカにおけるウイルスの主要な感染経路が、異性間性的接触であることを示した。それは、先進国での流行初期から考えられてきた仮説——異性間性的接触は非効率的であるという仮説——を覆すものとなった。それはまた性的に活発な人はすべてＨＩＶ感染にリスクを持つことを意味した。与えた影響は大きかった。キンシャサのＨＩＶ-１感染率は成人全体で五から八パーセントだった。すでに流行は一般の集団に広がっていた。マンたちの研究は、そのことを最初に報告したものとなった。プロジェ・シダは、コンゴの子供たちが母親から感染していること、ときに輸血が感染源になっていることも明らかにした。一方、蚊からウイルスが感染するという仮説はマンたちによって否定された。研究対象には患者やママ・イェモ病院のスタッフだけでなく、売春婦も含まれた。売春婦の感染率は二七パーセントに達していた。プロジェ・シダはまた、ＨＩＶ感染における医療注射の役割についても調査した。結果は、感染者は非感染者に比較して注射の回数が多いことを示すものであった。しかしその研究では、注射が先か感染が先かを示すことはできなかった。

ジョナサン・マンは生まれついての外交官だった。過去にアフリカ経験のないマンという人物を考えると、それは驚くべきことと言えた。彼は次々と交代する保健大臣とも相互尊重的な関係を築いていった。保健大臣は、革命人民運動党の「輝かしい指導者」で、創設者である大統領の周辺で日常的に入れ替わっていた。プロジェ・シダの行う発表や出版には、すべて大臣による事前の承認が必要であった。マンは厳格にその規則にしたがった。それが、彼のチームがキンシャサで継続的に研究を続ける唯一の道だったのである。当時、多くのアフリカの国の首都では、エイズに言及することは禁忌だった。マンは泥水のなかを航海するような生活を生き延びた。腐敗が蔓延し、極度のインフレがプロジェ・シダのスタッフの給与を何週間という時間単位で価値のないものにするザイールでの生活を、マンは何とか生き延びたのである。[47]カリスマで、雄弁で、エネルギッシュで、先駆的な男として、マンはすぐに世界保健機関事務局長ハルフダン・マーラーの注意を引くことになった。マーラーは一九八六年後半、マンに世界保健機関の新たな組織であるグローバル・プログラム・オン・エイズ（GPA）を率いるよう要請した。それ以前の世界保健機関は、エイズにあまり大きな関心を示さなかった。エイズはいくつかの先進国の、さらに特定のグループに限られた病気だと考えていたのである。しかしそれは大きな間違いだったと気づいた。失われた時間を取り戻すために世界保健機関は働いた。財政的に、あるいは組織的に、このプログラムは稲妻のように成長した。その大半は、マンの外交官としての能力と資金供与団体への強力な陳情によって達成された。一九八六年に数人のスタッフで出発したグローバル・プログラム・オン・エイズは、一九九〇年には数百人のスタッフを抱える組織になり、年間予算は一億ドルを超えた。[44,47]

マンは絶えず外国を訪問した。彼はブラザヴィルにある世界保健機関の官僚組織には信頼を置かなかった。そこでこのプログラムは、直接ジュネーヴへ報告するためのスタッフを国に配した。そしてエイズと闘うための最初の中期計画が策定された。少なくとも理論上においては、保健省はそれを実行することを求められた。ロンドンで開催された特別会議で政治家たちは、エイズが真に汎世界的流行にあり、文字通りすべての人に影響を与える出来事であることを理解した。特別会議には一〇〇人を超える保健大臣が出席した。これは、南アフリカ共和国を悲劇的例外として、エイズに関わる事実を否認する態度に終止符を打った。

マンの激しい個性と高圧的な態度、国連の複雑な官僚組織と規則に対する不遜とも言える態度、上級者からの自主独立的精神は、遅かれ早かれ、彼を失脚させることになったと思われる。一九八八年にマーラーが引退し、中嶋宏が第四代事務局長になった。中嶋がマンを邪魔と考え、世界保健機関を去るように圧力をかけるまでに長い時間はかからなかった。中嶋は日本政府の強い推薦によって任命され再任された。日本政府は中嶋を支援した南半球の国々に実質的な援助を約束し、そうしなかった場合には援助を中止すると脅した。最終的には、中嶋は活力を失い意気喪失した組織を後に残して去ることになった。嫌がらせに厭きて、マンは一九九〇年のから騒ぎの最中に辞任した。

マンには、ハーヴァード公衆衛生大学院で講座を主宰してほしいとの申し出があった。それは名誉なことではあったが、事実上は降格であった。ハーヴァード大学で彼のチームは、エイズの世界的流行の状況を総覧した本を出版した。『エイズ・イン・ザ・ワールド』である。しかしマンが自身に課した任務は、人権の視点からエイズとの闘いを支援することだった。それはマンが世界保健機関にいたときから行っていた活動の一つであった。エイズは貧困や不正、搾取、脆弱性、そしてすべての種類の不平等と密接に関係していた。つまりエイズに対する対策を講じるとともに、そうした要因に対しても同時に取り組む必要があったのである。それは極彩色の夢だった。しかしマンは、蝶ネクタイをした大学の人権主義者として、彼自身が作り上げた人物像を楽しんでもいた。一九九八年はじめ、マンはフィラデルフィアにあるドレクセル大学公衆衛生大学院の初代学部長となった。(48-50)

ジョナサン・マンは、アフリカでのエイズとの闘いの最初の一〇年間をリードした人物だった。彼のキンシャサでの仕事は、感染のメカニズムや問題の大きさに関する私たちの理解を深めた。世界保健機関での彼の仕事は、エイズがすでに地球規模の課題であることを国際社会に認識させた。エイズが、西側のいくつかの周縁に位置する集団に限られたものではなく、異性間性的接触を通して、容赦ない拡大を続ける問題だということを示したのである。マンは、感染者への偏見や差別に対してたゆまぬ批判を続けた。それは感染者が、最終的に社会や政府、家族に受け入れられることを助けた。(44)

マンは現実を直視しようとしない多くの開発途上国の人々に、大きな影響を与えた。そして、より理性的なアプローチを取るように説得した。「町を閉鎖しろ」。腺ペストが町を襲ったとき、オランの当局者が命じた言葉だった。米国を含め多くの政府は、それが手遅れであると知らずに、エイズに同じ方法で対処しようとした。しかしウイルスはすでにいたるところに存在していた。その存在を認めなければ、病気と闘うことは不可能だった。この単純な真実を、マンは全大陸の政治家たちに理解させようとしたのである。

しかし後から考えると、世界保健機関、次いで大学でのマンの努力は、流行の抑制ということに関して、ほとんど影響を与えることはなかった。マンはしばしば三つの流行について話した。最初は感染の流行。次いで一〇年後のエイズの流行。そして第三が偏見と差別の流行であった。マンは、まるでウイルス感染を抑制することが不可能とでも考えていたかのように、この第三の流行に取り組んだ。二〇世紀後半、サハラ以南アフリカに大きな影響を与えた公衆衛生学的対策はすべて単純で、効果的で、安価なものだった。そうした対策は大陸全体で模倣することができた。麻疹ワクチン、経口補液、呼吸器感染症に対するマネージメント、殺虫剤処理済みの蚊帳の普及などである。もちろんエイズには魔法の弾丸、すなわち特効薬がなかったことも事実である。しかしマンが、もし一九八〇年末に大陸横断的に組織的な対応をしていれば、何百万もの感染を予防できたかもしれなかった。とくに南部アフリカ諸国において売春婦とその客に対する予防対策を講じたとすれば、何百万もの感染を防ぐことができたかもしれなかった。しかしそのことをマンが認識していたとは思えなかった。どのような感染症に対する対策も、最初の一歩はハイリスク集団の同定とそうした集団に対する対策で始められなくてはならない。少なくとも初期はそうあるべきである。エイズの場合はこの原則が無視された。試験的な介入は、売春婦への介入が現実的であり有効であることを示した。しかし、こうした介入がアフリカすべての都市で横断的事業として実施されることはなかった。すべての売買春におけるコンドーム使用の強制などを含む介入は、一九九〇年代にタイで実施され、流行進展の流れを反転させた。

アルジェリアでのベルナール・リウーは、ペスト患者を治療するための抗生物資を持たなかった。また、同僚の一人が開発した実験的抗血清が有効か否かも明らかでなかった。マンも安価な抗ウイルス薬を持たず、アフリカにおける日和見感染の治療はお粗末なものだった。オランの病院は単に死に行く場所だった。二〇世紀末のエイズ患者で溢れたアフリカの病院も同じだった。オランの医師の多くが仕事で感染したペストで死んだ。患者からHIVに感染した二〇世紀末のアフリカの医師や看護師も同じだった。勇気があって情熱的だが、流行を抑える方法を知らなかったベルナール・リウーのように、マンも、HIV感染の拡大を阻止できるとは思っていなかった可能性がある。少なくともそう見えた。リウーを創作した天才作家アルベール・カミュは、一九六〇年に自動車事故で死んだ。ジョナサン・マンは一九九八年、旧スイス航空一一一便を見舞った飛行機事故で死んだ。ジュネーヴで行われる会議に出席する途上のことだった。

カミュの小説は、次の言葉で終わる。「そしておそらくはいつか、人間に不幸と教訓をもたらすために、ペストがふたたびその鼠どもを呼びさまし、どこかの幸福な都市に彼らを死なせに差し向ける日が来るであろうということを[45]」。

第14章　パズルの組み立て

本書を通して、パズルを構成する要素を一つずつ検証してきた。そうした構成要素を組み立て、現代史上最悪の汎世界的流行となったこの疾病に関して、ここでまとめを行いたい。パズルを構成する要素には、反駁できないものもあれば、状況証拠が物語の一部を説明するが、もっともらしい仮説のまま残されているものもある。歳月が過ぎるにつれ、研究者たちが物語の筋書を変えるような新たな発見をすることはますます少なくなってきた。第2章で見てきたように、少なくとも数百年の間、中部アフリカのツェゴチンパンジーは、HIV-1に遺伝子的に相同なサル免疫不全ウイルスに感染していた。植民地時代以前のチンパンジーにおけるウイルスの分布は、今日と大差なかったものと思われる。人間からの脅威を別とすれば、チンパンジーの社会行動や性行動にも大きな変化はなかっただろう。サル免疫不全ウイルスは性的接触を通して群れのなかで広がった。一方、群れの外には散発的感染によって広がったと考えられる。しかし、その頻度は稀であったに違いない。この結果、チンパンジーにおけるサル免疫不全ウイルスの分布はまだら模様となった。ある群れには感染したチンパンジーはいなかった。一方、ある群れでは三分の一が感染しているといった状況が見られた。全体で見ると、約六パーセントのツェゴチンパンジーに感染が見られた。自然感染したチンパンジーの一部はエイズに似た症状を示したが、発症までには数年の潜伏期間があった。そのためウイルスは、無症候期に広がることができた。他の三亜種のチンパンジーはHIV-1の起源とは関係ない。その他のチンパンジー、たとえばボノボは、調査自体行われることが少なかったが、これまでのところサル免疫不全ウイルスに感染していたという証拠は見つかっていない[1]。

中部アフリカの人々は、おそらくそこに住み始めて以降ずっと、ツェゴチンパンジーと接触してきた。バンツー族は二〇〇〇年前から、ピグミーはそれ以前からその地に暮らしていた。ウイルスがチンパンジーの集団に持ち込まれて以降は、ウイルスに感染したチンパンジーとの接触をくり返してきた。とするとサル免疫不全ウイルスは、なぜ、もっと早くにHIV-1に変化しなかったのか。第一には、ヒトがチンパンジーの血液と接触する頻度は、植民地化以前には稀だったということがある。火器がなかった当時、サルの狩猟は今よりもっと難しかったに違いない。さらに言えば、深い森のなかの原始的な道はヒトとチンパンジーの接触を限られたものにしたはずである（第4章）。第二に、後に性的接触や注射器を介してSIVcpz/HIV-1に大規模な増殖を許すことになった環境は、当時まだ存在していなかったということがある。血液によって媒介されるウイルスの感染機会は、当時、伝統的切開や宗教的割礼を除けばほとんどなかった。それに、一年間に一〇〇〇人以上の男性と性交渉を持つ売春婦も存在しなかった。このように、前植民地時代に狩猟者や料理をする女性がチンパンジーのサル免疫不全ウイルスに感染したとしても、感染は疫学的袋小路に入り込み、そのまま消滅した可能性が高い。狩猟者は妻にウイルスを感染させ、料理をする妻は夫に感染させた。どちらも一〇年後にエイズで死んだ。それで終わりだった。患者数は少なかった。したがって、奴隷貿易の時代に、三〇〇年後の研究者が疫学的にあるいは系統学的に認識できるような規模でウイルスが大西洋を越えることはなかったのである。また、二〇世紀初頭にアフリカを訪れた熱帯医学の先駆者たちによって病気が発見されることもなかった。状況はHIV-1の共通祖先が出現した一九二一年頃になって大きく変わった。感染が幾何級数的に拡大する社会的基盤が整ったのである。ただこの時期、小火器の使用は増加したが、チンパンジーの血液との接触がそれほど増えたというわけではなかった。

続くページでは、一連の出来事が起こった確率と、起こらなかった確率を計算することにする。多くの誤差と推測が含まれる。それゆえ、これらの数字は正確な数学的意味を持つというより、起こったかも知れないこと、といったより一般的な意味を持つものとして扱う必要がある。たとえこうした数字を誰かが二倍にしたり、あるいは半数にしたりしたとしても、それが実質的な結論を変えることはない。

一九二一年頃、約一三五万人の成人住民がツェゴチンパンジーの生息域に暮らしていた。ツェゴチンパンジーの生息域とは、仏領カメルーン、ガボン、中央コンゴ、ウバンギ＝シャリ、赤道ギニア、そしてアンゴラのカビンダ州とコンゴ川の北に位置するベルギー領コンゴの一部である。そのことは第4章でも述べた。チンパンジーの血液への暴露頻度は現在と同じであると仮定する。そうすると、成人住民のうち〇・一パーセントが、生涯で少なくとも一回はチンパンジーの血液に暴露されたことになる。その地域で、サル免疫不全ウイルスに感染しているかもしれないチンパンジーの割合は五・九パーセントだった。すなわち成人の総数に〇・一パーセントを掛け、それにツェゴチンパンジーの感染率である五・九パーセントを掛けると、八〇という数を得ることができる。それがウイルスに暴露された人数となる。暴露による感染危険性を一パーセントとすると、約一人がチンパンジーから感染したことになる。暴露による感染危険性が三パーセントであれば、その人数は三人となる。感染リスクは、HIV感染血液に暴露した医療従事者から得られた数字を外挿したものである。以降、計算を簡便にするために中央値を使うこととする。すなわち、一九二一年、ツェゴチンパンジーが生息している国の一つにウイルスに感染した人が二人いた。その二人は男だった可能性が高い。(1-2)

当時、都市化と、都市における売春が唯一のウイルス増殖機構として働いていたとすると、二人の感染男性のうち、少なくとも一人が売春婦にウイルスを感染させる必要がある。そうした感染が起こった都市は、ヤウンデかバンギ、リーブルヴィル、ブラザヴィルあるいはレオポルドヴィルだった可能性が高い。そして感染の連鎖が回り始める。しかし、多くの要因を考慮すれば、そうした過程は「らしくない」ものになる。なぜか。以下のことを考慮する必要がある。第一に、一九二一年頃の中部アフリカの都市人口率は最大で五パーセント程度であったこと。第二に、ウイルスに感染した人というのは、チンパンジーとの接触が仕事上必要だった人の可能性が高く、そういった人たちは文字の読めない村人であった可能性が高い。そうなると彼らが都市に出ていくとは考えにくい。植民地政府や民間企業などに雇用される機会が少ないからだ。第三に、都市に住む男すべてが売春婦と性交渉を持っていたわけではないことがある。したがって、二人の感染男性から始めて、二人が都市へ移動した確率を二・五パーセント、都市住民の半数が買春した経験があるとすると、二人のうち少なくとも一人が売春婦と性交渉を持った確率は約四〇分の一となる。一方で、男から女へのHIV-1の感染確率は一〇〇パーセントではない。アフリカだけでなく世界には多くの感染状態が異なる（片方がHIV陽性であり、片方が陰性である）カップルがいる。なかには、全く保護なしのセックスをしているにもかかわらず、一人が陰性であるというカップルも存在する。一般的に、HIV-1の感染リスクは一〇〇〇回の性的接触に対し一回程度の割合であると考えられている。もちろん性感染症、とくに潰瘍形成性の性感染症があったり、男が割礼をしていなかったりすれば感染効率はもっと高くなる。チンパンジーのサル免疫不全ウイルスに感染した二人の男の両者が、あるいはそのうちのどちらかが、長年にわたって売春婦とくり返し性的接触を持っていたと仮定すれば、男から売春婦へ感染が起こる累積確率は五〇パーセント程度にまで上昇する。とすると、四〇分の一の確率は八〇分の一になる。それでも、こうしたことが実際に起こった可能性はある。その場合は、パンデミックの引き金を引いたのは偶発的な事象、悪運だったのだ、ということになる。

もし最初の性的接触を通した感染の連鎖が、都市ではなく、第3章で述べたように、コンゴ・オセアン鉄道建設のための強制労働に徴用された不運な男が居住するキャンプで起こったとしたら、こうした確率は変わっただろうか。ツェゴチンパンジーが生息しないチャドを除くと、中央コンゴとウバンギ＝シャリから一一万人の男たちが、一九二一年から一九三二年にかけて鉄道建設に従事したと推定されている。この人数は、ツェゴチンパンジーの生息地域に居住する全成人のおよそ一六パーセントに相当する。先に述べたのと同じ計算をすると、成人の数が一六パーセントだから、ウイルスに感染した人数は、上記二人の七分の一、すなわち七分の二人となる。成人男性の半数が売春婦と性交渉を持ったとして、確率は七分の一になる。一方、鉄道建設に従事した労働者は都市移住者と異なり、一、二年間の労働に従事するだけのことが多い。したがって、男から売春婦への感染確率は都市より低くなる。結局、確率は四〇分の一とか八〇分の一とかといった数字になる[3]。

しかし、もし、こうした国のどこかで、注射器や注射針の再利用を通したSIVcpz／HIV-1の感染があったとすれば、感染拡大は避けられないものになったに違いない。注射器や注射針の再利用は熱帯病治療の際に多く見られた。そのためには、ウイルスに感染した二人の男のうち少なくとも一人が熱帯病と診断され、静脈注射による薬剤投与を受ける必要がある。村部の住民にとってこれは、都市へ移住し売春婦にウイルスを感染させるより可能性が高いことだった。彼らは全く移動する必要がなかった。移動診療班は、顕微鏡と注射器、注射針を抱えて村々を訪問していた。コンゴ・オセアン鉄道の建設労働者に対しては、初歩的だが、病院が医療を提供した。当時、多くの労働者が医療を必要としていた。

注射によるウイルス感染の機会は、初期には眠り病に対する介入とともに増加し、次いでハンセン病患者に対する治療によって増加した。第8章で見たように、それはHIVにとって、まさに最適な場所で最適な時期に起こった感染機会の出現ということになった。数年後には、カメルーン南部で大規模なC型肝炎ウイルスの医原性感染が起こった。マラリア患者へのキニーネの静脈注射が原因だった。それは一九三〇年代に保健センターや病院が建設されたことと関係していた。いくつかの地域では、C型肝炎ウイルス感染はイチゴ腫と梅毒に対する大規模な介入によってさらに拡大した。イチゴ腫と梅毒の治療には主として注射による薬物投与が行われた。マラリアやイチゴ腫が流行している地域は、ツェゴチンパンジーの生息する地域と一致していた。たとえば、カメルーンのヌテム、クリビ、サナガ゠マリティム県やガボンと中央コンゴの大半では、イチゴ腫の新規発生率は一九三〇年から五〇年にかけて、人口一〇〇〇人あたり毎年二〇〇人に達した。大半の住民は、二日に一度の割合でマラリア原虫を有する蚊に刺されていた。数年といった単位で言えば、二人のウイルス感染者を含む、ほぼ全住民が注射による薬物治療を受けた可能性が高い。

薬剤の注射によるサル免疫不全ウイルスの感染効率が静注薬物常用者の感染効率と同じであるとすれば、第7章で見たように、ウイルスがひとたびそうした集団に持ち込まれた場合、感染は急速に拡大する。静注薬物常用者の場合、数年以内に半数の常用者が感染する例もあった。(4) 注射器や注射針を介したHIV-1の感染効率は、性的接触による感染効率より一〇倍も高い。注射器や注射針に残った最初の使用者からの血液が、次の使用者の血液に直接注入されるからである。HIV-1は、そうした血液中のリンパ球のなかで容易に増殖した。第二の人物——静注薬物常用者であれ、ここで仮定されているように同じ熱帯病で治療された別の患者であれ——がHIV-1感染の初期症状を発症した場合、血液一ミリリットルあたり10^5から10^7コピー（粒子）のウイルスが存在するという非常に高い水準のウイルス血症が起こる。こうした高水準のウイルス血症が二、三週間続く。その後、四から六カ月かけて血中ウイルス量は緩やかに低下し、一ミリリットルあたりのウイルス量は10^4コピー程度で安定する。ウイルス血症が高い水準にある時期、感染者の感染性はきわめて高くなる。その結果、第三の人物への感染効率は、注射器や針の共有一回あたりの平均感染率である一パーセントより高くなる。そこで、この第二の人物に使われた注射器が、同日か翌日にイチゴ腫や梅毒、眠り病、マラリアなどの治療に使われたとすれば、注射を受けた患者はHIV-1に暴露されることになる。もはや第三の人物への感染は必至であり、同じ医療機関を通じて感染は広がっていった。ルーマニアとリビアで起きたHIV-1の医原性感染は、B型肝炎やC型肝炎ウイルス、そしてHIVが発見されてすでに久しい時代に、二〇世紀初頭のアフリカとは比較にならないほど物質的に豊かな国で起こった悲劇である。これによって示されたのは、注射を介したHIV-1感染がいかに効率的であるかということだった。

カメルーンやガボンの一部では、ある年に生まれた住民の半数が医原性にC型肝炎ウィルスに感染したという事実もある。こうした事実は、HIV‐1が同じ集団に持ち込まれた場合、相当数の感染が起こることを示している。一人の感染者から数年以内に数百人が感染することもある。そうした感染拡大は、同じ病院や移動診療班によって治療を受けた患者の間に限定されるかもしれない。しかし、ひとたび感染者の数が数百人に達すると、感染者の一人が都市に移動し、売春婦を感染させ、性的接触による感染が起こる可能性も増大する。こうして、最初は小さな確率だったものが、不可避的な出来事へと変化することとなる。

初期の注射による感染拡大は、西アフリカにおけるHIV‐2の出現にも重要な役割を果たした。性交渉を介したHIV‐2の感染効率は高くないが、今なお何万人もの人に感染し続けている。そのことは第10章でも述べた。HIV‐2の感染率は、注射による感染機会が減少するにつれて徐々に低下し始めた。HIV‐2に感染している人のうちエイズや他の原因で死ぬ人の数が、新規感染者数を上回った状態が続いた結果である。こうした状況は、HIV‐1Mとは対照的だった。HIV‐1Mは、注射による感染をうまく利用した後にリンパ球や他の細胞に感染する卓越した能力を発揮し、性交渉による感染に適応した。しかし、HIV‐2はそうした適応を果たすことができなかった。HIV‐1Mの成功物語は、このウィルスが持つ本質的な生物学的性質によるものだったと言うことができる。一方でHIV‐1Nの方は、そのような注射による感染を有効に利用することができなかった。HIV‐1Nが種を越えてヒト集団に持ち込まれたのは、熱帯病に対する治療の多くが経口薬の投与に変わった、比較的最近のことだった。その結果、感染者数は限られた水準にとどまることとなった。

初期のHIV-1Mの注射による感染はツェゴチンパンジーの生息地で起こったに違いないが、次の段階、すなわち性交渉を介した感染拡大は、人々の移動と交易ルートに沿って見られた。HIV-1は田舎から、中部アフリカの生まれたばかりの都市へ移動した。地理的に考えられる候補地は、ヤウンデか、ドゥアラか、リーブルヴィルか、バンギか、ブラザヴィルか、レオポルドヴィルとなる。しかし一九八〇年代半ばのカメルーンやガボンの都市における一般成人や売春婦の低いHIV-1感染率を考慮すれば（第13章参照）、性交渉を介した初期の流行がカメルーンやガボンの都市で始まったとは考えにくい。カメルーンやガボンにおけるCRF02-AGの優位な流行も、こうした地域が初期の流行地であった可能性を排除する。組み換えウイルスは流行の初期には見られないからである。一方、一九八六年にすでに感染率が四・四パーセントであったバンギは候補地である。しかしバンギや中央アフリカ共和国南部では、現地のパスツール研究所などからも、これまでに歴史的価値のある保存血清の存在の報告はない。あるいは保存血清を使った研究が行われていたとしても、それが公表されていないとすれば残念なことである。一方、キンシャサやブラザヴィルに比較して、バンギや中央アフリカ共和国南部でのHIV-1の低い遺伝的多様性は（第1章参照）、流行がキンシャサやブラザヴィルより短期間であったことを示唆する。こうした中程度の遺伝的多様性は、どこかですでに分化したサブタイプウイルスが古い時期にこれらの国へ輸出されたことを示唆する。中央アフリカ共和国におけるHIV-1の遺伝的多様性は、ツェゴチンパンジーの生息地ではないチャドと同程度である。さらに言えば、ツェゴチンパンジーは、中央アフリカ共和国のごく一部にしか生息していないということもある。[5-6]

いくつかの研究によって、レオポルドヴィル／ブラザヴィルの都市地域がHIV-1拡大の中心地だったことが示唆されている（第1章と第13章）。理由の第一に、キンシャサやブラザヴィルから得られたＨＩＶ‐１のきわめて高い多様性がある。そこでは、すべてのサブタイプと組み換えウイルスの存在が確認されている。第二に、ＨＩＶ‐１を含む最も古い二つの標本はいずれも、一九五九年から六〇年にかけて集められた標本で、どちらもレオポルドヴィルで発見されたということがある。第三に、五つの明らかなエイズ症例の記録が残っていること。感染は、一九六〇年代後半から一九七〇年代初頭にかけて起こったと推測される。第四に、一九七〇年にキンシャサのごく普通の女性たちから得られた標本から、感染率は〇・二五パーセントと低かったが、ＨＩＶ‐１が見つかったということがある。標本が得られた女性とは、当時、五歳児以下の子供を健診に連れてきた母親たちだった。第五に、一九八〇年になると同様の女性たちの間で感染率が三パーセントに達したこと。第六に、一九八〇年代半ばに中部アフリカの都市で行われた調査が、ガボンやカメルーンでの低い感染率を示す一方で、キンシャサやブラザヴィルで高い感染率を示したこと。キンシャサやブラザヴィルでの感染率は、当時、四から八パーセントに達していた。最後になるが、レオポルドヴィル／ブラザヴィルの広域都市圏は、長い間、中部アフリカにおける商業と行政の中心地であったという事実が挙げられる。この都市圏は毎年、何千人もの移民を惹きつけ、当時から巨大な民族の坩堝（るつぼ）となっていたのである。(7-15)

レオポルドヴィル／ブラザヴィルに持ち込まれたＨＩＶ‐１の地理的起源はどこにあったのだろうか。起源がベルギー領コンゴにあったという可能性は高くない。コンゴ川の北側のバコンゴ州の一部にはツェゴチンパンジーが生息していたし、ボーマやマタディとレオポルドヴィルの間には道路や鉄道が敷設されていた。しかしこの地域は狭く、ツェゴチンパンジーの生息数も限られていた。さらに言えば、ここに棲むチンパンジーがサル免疫不全ウイルスに感染していたかどうかはわからない。結論から言えば、ウイルスはブラザヴィルに最初に到達した可能性が高い。次いで川を渡ってレオポルドヴィルに持ち込まれた。第5章で見たように、ブラザヴィルは仏領赤道アフリカの行政の中心であり、コンゴ川航路の終点であった。また、ポワントノワールや大西洋岸への鉄道の始発駅となってもいた。こうした事実は、首都とウバンギ゠シャリや中央コンゴそしてガボンの間をアフリカ人とヨーロッパ人が定期的に行き来していたことを示している。当初、中央コンゴ内に集中していた人口は、一九二〇年代にコンゴ・オセアン鉄道建設に人々が徴用されるようになると内陸へ広がり、その移動は大規模なものとなっていった。さらに、カメルーンの南東部はチンパンジーにおけるサル免疫不全ウイルスの感染率が最も高く、流行しているウイルス株がHIV-1Mに最も近縁な地域である。また、カメルーンの南東部は、ツェゴチンパンジーが生息するウバンギ゠シャリ南部を貫くサンガ川を経由してコンゴ川に流れ込む、ジャーやンゴコと呼ばれる川が流れていた。こうした地域に暮らす人々にとって、ドイツ植民地の蒸気船が定期的にカメルーン南東部とブラザヴィル／レオポルドヴィルを結ぶようになってからは、コンゴへ向かう交易はヤウンデやドゥアラへ向かう交易よりも容易となった。

ひとたびHIV-1がブラザヴィルに達すると、それがレオポルドヴィルに達するまでに、たいした時間はかからなかった。仏領赤道アフリカ内陸部からの交易商は、より良い値段で商品を売るために、一度の旅でブラザヴィルとレオポルドヴィルの二つの町を訪れることが多かった。もっとも、ウイルスがレオポルドヴィルに持ち込まれる前に、ブラザヴィルで小さな流行があったかもしれない。二つの都市を結ぶ小さな船やフェリーは三〇分間隔で運航し、所要時間はわずか二〇分ほどだった。独立以前、二つの都市間の商業は活発で、商いをする者たち——その多くは女だったが——は、二つの都市における価格差を利用して利益を上げてきた。一九六〇年の独立以降にコンゴ民主共和国の経済状況が悪化すると、バコンゴの農作物はブラザヴィルで売った方が高く売れるようになり、それにしたがって二国間の通商——通商とは言えないかもしれないが——は拡大した。高値での販売は利益を増大し、利口な商人たちはこうして得た仏領アフリカフランで、レオポルドヴィルでは不足している物資をブラザヴィルで買い求めた。自由女性たちもまた、二つの首都を行き来した。他の移住者はより良い生活を求めて、通常は川のどちらかに落ち着いた（第5章と第6章）[16]。

ウイルスは両方の都市に居場所を見つけたが、レオポルドヴィルの方がブラザヴィルより、性的接触を通したウイルスの拡大には適していた。植民地時代初期、ベルギー人の政策によってレオポルドヴィルの男女比は不均衡なものになっていた。その程度は、ブラザヴィルよりはるかに大きかった（第5章）。数十年の間、レオポルドヴィルは労働者収容所の様相を呈した。そこでは女子供は歓迎されなかった。これが売春を繁栄させる駆動力になった。第二次世界大戦後に植民地政策が穏やかになったときでさえ、レオポルドヴィルは近隣の田舎から多くの移住者を惹きつけた。真っ先にやってきたのは青年層で、それが男女比の不均衡を長引かせた。売春は川の両側で、未婚の男を巻き込んで繁栄した。一九五〇年代に入ってさえ、レオポルドヴィルで売買春に関係する人々の間では女一人に対する男の数は五人を超えていた。

最初の数十年間、レオポルドヴィルにおけるＨＩＶ-１の流行は穏やかで限られたものであった。数理モデルを用いた推計では、長い間、レオポルドヴィルには一〇〇人前後の感染者がいるだけだった（第3章）。植民地時代に存在した性を対象とした商売は、筋金入りの売春というより、今日で言うところの、付随的パートナーシップやあるいは半売春といった類のものであった（第6章）。自由女性は平均で三人ほどの顧客を持ち、彼らに対して、セックスだけでなく、さまざまなサービスを提供していた。もしそうした女性がＨＩＶ－１に感染したとしても、彼女らはウイルスを客の一人に感染させることができたにすぎなかっただろう。その客が別の自由女性にウイルスを感染させたことがあったかもしれないが、それ以上の感染の連鎖が急激に拡大することはなかった。こうした状況は、感染が持続するという意味では十分であった。流行拡大の速度は、感染者が数百人に達するまで緩やかなものであった。一九八〇年代のケニアで起こったような、ＨＩＶ－１の幾何級数的流行といった状況は存在しなかったのである。

レオポルドヴィルの自由女性への初期感染の一部は、性交渉を介したものでなく医原性に起こった可能性が高い。一九三〇年代初頭以降、自由女性は定期検査のために、レオポルドヴィル東部にある性感染症クリニックを受診することが義務づけられた（第9章）。梅毒の血清検査が陽性だった女性には、治療薬が注射によって投与された。注射の大半は経静脈注射だった。しかし、梅毒検査の結果が陽性だった女性の多くは、じつは梅毒でなく、子供の頃に感染したイチゴ腫が原因で抗体が陽性となっていた可能性が高い。一九五三年のことだが、一五万回以上の注射が一つの医療施設で行われた。その医療施設では一日に最大一〇〇〇人の患者が治療された。残された資料によれば、注射器や注射針は滅菌されるのではなく、たんに水洗いされただけで次の患者に使用された。その結果、この医療施設（性感染症クリニック）では多くの医原性Ｂ型肝炎ウイルスの感染が起こった。この出来事は、レオポルドヴィルにある本院の医師たちによっても認識されていた。こうした状況が、ＨＩＶ－１流行に格好の土壌を提供したことは間違いない。ＨＩＶ－１に医原性に感染したのが半売春婦であったとすれば、その女性が今度は性交渉を介して客にＨＩ

V-1を感染させる。こうして、完全な感染の連鎖が完成することになったのである。[17]

さらに大規模な感染の拡大は、一九六〇年から六一年頃にかけて、レオポルドヴィルの売春の様相が劇的に変化したときにもたらされた。政治的な混乱や内戦が起きて何十万人もの国内避難民が生まれ、そうした人々が首都へ流れ込んできた。その結果、大規模な貧困と失業が見られることになった（第11章）。それによって、一日に何人もの客を取る売春婦が現れ、一年間の客の総数は一〇〇〇人を超えることもあった。長い間HIV-1の流行は、客ではなく売春婦の方に感染率が高いという、限定的な感染の状態にあった。男女比の不均衡が続く限り、流行がこうした集団の外に広がる機会は限られていた。多くの男は結婚相手を見つけることが困難だったため、成人全体に感染が広がる機会は限られたものになっていたのである。都市における人口の男女比の不均衡は一九七〇年頃まで続いた。こうした限定的な段階から、広範な流行への移行は、一九七〇年から一九八〇年の間に起こった。それはまさに、キンシャサの乳幼児健診クリニックを訪れる母親の感染率が〇・二五パーセントから三パーセントへ上昇した時期に一致していた。この数字がキンシャサの成人全体の感染率を代表しているとすれば、キンシャサにおけるHIV-1の感染者数は一九七〇年の一四〇〇人から、一九八〇年の三万六〇〇〇人に増加したことになる。これは、一九七〇年代半ばから後半にかけて、ママ・イェモ病院や大学病院で、後にエイズと認識されることになる患者を医師たちが認識し始めた時期に重なる。[13,14,18-21]

ひとたびレオポルドヴィルの感染者数が拡大を始めると、それが首都の外へ広がることを防ぐことはできなかった。というのも、レオポルドヴィルは巨大な国の政治的、経済的中心であった。地方との間には、商人や役人やあらゆる経済的移民の、際限のない行き来があった。HIV-1はやがて、ルワンダのキガリに到達した。その小さな町では、割礼していない多くの男性の存在や性産業の繁栄といった、性を介した感染が起こりやすい条件が整っていた（第13章）。同じことは、ウイルスの流行株は異なるが、ブルンジの首都ブジュンブラでも見られた。中部アフリカの他の国には、ウイルスは同じ時期かもう少し早い時期に到達した。しかし、状況はウイルスの流行に対して最適と言えなかった。そのため流行は緩やかなものにとどまった。HIV-1は、中部アフリカから大陸の他の地域へ徐々に広がっていった。南部アフリカ方面に広がったのは、サブタイプCである。それはコンゴ民主共和国のカタンガ州からザンビアへもたらされ、さらに南のジンバブエとマラウィに渡り、最終的には南アフリカ共和国に到達した。東アフリカ方面へはキサンガニ経由で広がった。西アフリカでは、組み換えウイルスのCRF02-AGが流行した。この組み換えウイルスは、ガボンやカメルーンから海岸に沿って北へ延び、ナイジェリアやコートジヴォワールへと広がっていった。

一九六〇年から六六年にかけてレオポルドヴィル・コンゴに派遣された四五〇〇人の外国人教師のうち、一人のハイチ人がサブタイプBウイルスに感染した（第11章）。一九六六年頃、男はハイチへ帰国した。そしてハイチでの流行が始まった。このアフリカでは稀なサブタイプウイルスは、流行の初期から幾何級数的に拡大した。そうでなければ、一六年後のポルトープランスで女性の八パーセントが感染しているといった状況は生まれなかったに違いない。同様の流行強度がキンシャサ／ブラザヴィルで見られたのは、ウイルスが導入されてから数十年も後のことだった[22-23]。

サブタイプBウイルスの感染拡大は、ある人たちが言っているように、米国からの旅行者に性を売るハイチ人男性の同性／両性愛者を通して起こったのだろうか。私は単純な理由からそれは疑わしいと思っている。米国からの旅行者は、ポルトープランスや他の地域を含めて、ハイチに長く滞在することはなかった。しかし、後にサンフランシスコやニューヨークあるいは他の地域で見られたような、幾何級数的な流行拡大が男性同性愛を通して起こるためには、短い時間、すなわち三、四カ月の間に最初の感染者がウイルスを別の一人か二人に感染させ、感染した人たちがまたそれぞれ数人に感染させ、そこで感染した人たちがまた別の数人に感染させるといった感染の連鎖が必要となる。しかし、ハイチで男性売春夫からサブタイプBウイルスに感染した大半の米国人旅行者は、感染性の最も高い時期、すなわち高い水準のウイルス血症を発症する時期以前に米国へ帰国した。つまり、米国からの旅行者が別のハイチ人男性売春夫にHIV-1を二次感染させる機会は、ほとんどなかったということになる。むしろ本国への帰国後、米国の男性同性愛者に多くの感染者を作った可能性が高い。何人かの米国人旅行者がハイチの男性売春夫からウイルスに感染し、また、ハイチの男性売春夫の何人かを感染させた。それぞれの感染者が他の男性同性愛者を感染させた。そうした感染の連鎖が起こった。しかし、そうした感染の連鎖が、両性愛者を通して急速に異性愛者集団に拡大していくほど大規模なものだったと考えることは難しい。(24-26)

確かに、物語のこの部分は明らかになっていない。しかし、ヘモカリビアン血漿分離センター(第12章)が、ハイチ人のHIV感染者の増加に完全な土壌を提供したと信じるに十分な理由はある。それによって、異性間性的接触による感染の拡大が避けることのできないものとなった。異常なまでに急速なHIV-1の伝播は、中国やインド、メキシコといった国の商業的売血者の間でも見られた。ひとたびウイルスが売血者集団に持ち込まれれば、一年以内に集団の四分の三へと感染することもあり得た。ウイルス感染を予防する対策が、ポルトープランスで他の地域より厳密に運用されていたとは考えにくい。事実は逆だった。

ハイチの売血者たちは、他の国の売血者より貧しいことが多かったので、血液センターで行われるどんなことにも我慢しなくてはならない場合が多かった。そこで大規模感染が起こるためには、たった一人の感染者が売血者集団のなかに入るだけでよかった。翌年には、数百人の感染者が存在することになった。この段階で、ハイチにおける感染者数は、成人全体に流行するに十分な数となったのである。

こうしたことが事実であるならば、米国への血漿の輸出は、サブタイプBウイルスの米国や西ヨーロッパでの流行の引き金になったに違いない。米国では、巨大製薬企業が血液を買い、それを製剤化していた。そうした製剤化された血漿が船積みされ仲買人の在庫のなかに入り込むと、短期間のうちに、大西洋の両側で売買や転売がくり返されることになった（第12章）。ハイチのヘモカリビアンから米国やヨーロッパに送られた血漿が、すべてＨＩＶ感染の危険性のないアルブミン製剤や免疫グロブリン製剤に加工されたのか、あるいは、いくらかは第Ⅷ因子のクリオ製剤を作るために使われたのか、正確なところはわからない。血漿経由にせよ、あるいは男性同性愛者経由にせよ、ＨＩＶ－１は米国に持ち込まれた。低率ではあったが、静注薬物常用者の間では一九七〇年代半ばから流行は起こっていた。一九七九年までに、ニューヨークの静注薬物常用者の三分の一がＨＩＶに感染した。[27-28]

一九六九年のストーンウォールの暴動に続いて、米国ではゲイの人権擁護運動が現れた。サンフランシスコはそうした運動の中心地となった。当時サンフランシスコには、自由と寛容を求めて毎年五〇〇〇人の男性同性愛者が移住して来た。一九七八年までに、サンフランシスコ在住の男性同性愛者の六パーセントがＨＩＶに感染した。同年、彼らのうちから献血をした何人かを通して、ウイルスは現地の血液供給網に持ち込まれた。何世紀もの抑圧と偏見から解放されたゲイ・コミュニティーでは、異常なほど高い性的活動性が見られた。それはゲイの集団におけるエイズの爆発的流行を引き起こした。流行初期にウイルスに感染したゲイの多くは、年間一〇〇から二〇〇人もの相手と性交渉を持っていた。それはたいてい、更衣室などの場所で、お互い名前も知らないままに行われた。サンフランシスコの男性同性愛者の感染率は、一九七九年の一九パーセントから一九八〇年に三三パーセント、一九八一年には四四パーセントへと増加した。新規感染率は一九八一年六月にピークに達した。それは毎月一・四パーセントのゲイがHIVに新たに感染する、という状況であった。[25,29-31]

HIV感染は一九七八年以降、米国の血友病患者のなかから事後的に発見されるようになったが、感染率は数年の間低い水準にとどまっていた。一九七九年には、イギリスの血友病患者からも感染の報告があった。米国の血友病患者には、一九七六年にさかのぼる保存血液があった。検査から、最も古い感染は一九七八年の保存血液から見つかった。また、一九八一年から八二年にかけて血友病患者の間で、急速な流行の拡大が見られたこともわかった。ジョージア州の血友病患者の半数以上は、一九八一年までにHIVに感染した。カリフォルニアの血友病患者は、一九八四年までに八五パーセントが感染した。血友病患者からの最初のエイズ症例は一九八二年初頭に報告された。[32-35]

一九七〇年代後半までの米国では、いくつかの感染経路がときどき交差しながらも、それぞれ独立に存在していた。もちろん男性同性愛者であった血友病患者が、偶然、他の男性同性愛者にウイルスを感染させることがあったかもしれないし、また男性同性愛者から感染した男が自発的に献血や売血を行うこともあったかもしれない。こうした偶然は、ウイルスの感染源を多様化させていくことに寄与した。ウイルスは、さまざまな集団から濃縮凝固因子製剤が作られる複雑な過程に入り込んだ。一方、血友病患者は凝固因子の投与を受けている限り健康で、一定の年齢になれば性に関して活動的になっていく。何人かの血友病患者は女性の配偶者を感染させた。その女性がさらに乳児にウイルスを感染させた。しかし、こうした感染はそれほど多くは見られなかった。米国の二万人の血友病患者の約半数がＨＩＶに感染するという悲劇が起きたが、流行全体への影響は限られたものであった。全血輸血も流行拡大にはそれほど寄与しなかった。輸血を受けた患者の多くは心臓手術を受けた人であったり、白血病の治療を受けている人であったりと、高齢や病弱な人であることが多かった。そのため、性的にはあまり活発ではなかったと思われる。さらには、輸血に際して大量のウイルスが注入されることになったため、患者は早期にエイズを発症し数年以内に死亡することも多かった。薬物中毒者におけるＨＩＶ-1感染は、社会的にはより重要だった。薬を買うために、中毒者のなかには売春や売血を行う者もいた。また中毒者がゲイで、性交渉の相手を感染させることもあったし、女性の中毒者が子供にウイルスを感染させることもあった。

一九七〇年代には、他の都市を訪れ、安全でないセックスをする男性同性愛者たちによって感染が拡大した。「患者ゼロ」と呼ばれ、米国各都市の初期のエイズ患者の多くと関係を持っていたエア・カナダの客室乗務員の例については、すでに多くのことが書かれてきた。それは、移動が容易で頻繁であることと性交回数の多さが、ウイルスの性的拡大に格好の土壌を提供することを証明した。これらの要因によって、血中ウイルスの水準が高いうちに、次々に別の同性愛者に感染させることが可能になったのだった。ＨＩＶは他の性感染症の存在によって易感染性となるが、同性愛者集団にはすでに多くの性感染症が存在していた。これがＨＩＶ感染をさらに加速することになった。米国における初期の流行段階は、すべてのリスク集団を合わせた平均で、一人の感染者が毎年、別の一人を感染させるといった状況だった。米国から多

くの先進国にウィルスが再輸出された。[36,37]

約一〇年の潜伏期間の後、患者はさまざまな日和見感染症を発症した。それが、一九八一年に『疫学週報』に発表された画期的な記事による、この新たな病気の認知へとつながっていくことになったのである。エイズはこうして生まれたのであった。

第15章　エピローグ——学ぶべき教訓

これまでに二九〇〇万人もの人が亡くなった。この悲劇から学ぶべき教訓は何か。それともこの悲劇は、偶然の出来事の異常な合流が生み出したもので、もう二度とは起こり得ないのだろうか。振り返ってみれば、チンパンジーのサル免疫不全ウイルスのＨＩＶ‐１への変異を促した要因は二つあった。それぞれの要因の流行への寄与が完全に解明されることはないだろう。しかし、そうだとしても、そうした要因がなければ、おそらくエイズの世界的流行は起こらなかったに違いない。

第一の要因として、中部アフリカで見られた社会変化が挙げられる。ヨーロッパによって植民地化された中部アフリカ社会は大きく変容した。そうした社会変化が、二〇〇〇年にわたって続いてきた伝統的社会の性行動を全く異なるものへと変えた。最初は、少数の女性が金と引き換えに少数の客に性を提供するだけであったが、一九六〇年以降、彼女たちは多くの客を持つようになった。それが、伝統的な梅毒や淋病にしろ、新しいエイズにしろ、性感染症の拡大を促すことになった。これは、社会変化と病気の間の複雑な関係を示す新たな一例にすぎない。過去の例としては、まずは結核。産業革命は貧しい農民を都市に惹きつけた。都市への移住者はそこで密集した環境で暮らし始めた。それによって結核は、一九世紀ヨーロッパにおける成人の主要な死因の一つとなった。最近で言えば、二〇世紀の最後の一〇年間に想定外の肥満が蔓延し、多くの先進国で問題となっている。車やテレビの普及、ゲーム、インターネットといったものによって引き起こされる運動不足が、肥満の原因の一つである。生活様式の変化は、予想が困難でかつ避けることのできないあり方で、多くの病気の発生に影響を与える。要因のなかには、人類にとって有害なものもあれば、有益なものもある。たとえば、化石燃料の削減とグリーンエネルギーへの転換は、大気汚染関連の呼吸器疾患の発生率を低下させる。

エイズが出現した第二の要因は、滅菌されていない注射器と注射針の再利用であった。中部アフリカでは、この要因は、感染者数を性的感染の連鎖が回り始める水準にまで引き上げることで流行の拡大に寄与した。振り返ってみれば、こうした医原性感染は、静脈注射を必要とする治療薬の開発から、こうした経路で感染する感染性病原体——とくにウイルス——の認識に至るまでの、わずか五〇年足らずの間に起こった。人類が自然を完全に理解しないままそれを操作するとき、そこには常に何か予期せぬことが起こる可能性がある。

このことは、人類の生存に対して長期的に最も脅威となるのは人類そのものである、という教訓を思い出させる。これはしばらく前から自明な話である。私たちの世代、あるいはその前の世代は、核による大量破壊の恐怖とともに育った。核ミサイルの数は減ったとしても、核開発の技術を持つ国の数は増加している。そのことはある日、誰かがそのボタンを押す確率も増加していることを意味する。私たちの子供の世代は、緩やかだが破壊的な影響を持つ地球温暖化の脅威のなかで育つ。人類は新たな脅威をすばやく理解する能力に長けてはいない。ちょうど数年前のことであるが、米国大統領は「米国の生活様式は交渉の対象ではない」として、京都議定書への批准を拒否した。それはまるで、米国文明とその価値の中核とは、ビッグスリー――とはいえいずれも、当大統領の任期が終了する頃には弱体化したが――によって生産される四輪駆動車である、と言っているようなものであった。

こうした文脈のなかで、エイズがもたらした一つのメッセージは、善意の下に行われた介入が、良い結果だけでなく、微生物レベルでの危機的な状況の出現を思いがけずももたらした、ということである。人類は、何十億年という生物の自然淘汰の結果として生まれた。しかし今、私たち自身を除けば、人類を完全に破壊することのできる生物はいない。万が一そうした生物がいたとすれば、私たちが現在の地位にあることは最初からなかったに違いない。しかし、こう書いている間にも、人類を火星に送る旅への関心は高まっている。ニール・アームストロングが月に標した小さな一歩を見た子供たちは、今や、技術者や飛行士、官僚、政治家となった。彼らは、彼ら自身の世代が未開の分野を切り開く必要があると考えている。それは人類の経験の一部であり、人生の意味についてくり返し問いかけられる質問に対する回答を用意する何かであるのだろう。長い間、私は、宇宙探検は愚かなことだと考えていた。私たち人類が唯一生存できるこの惑星を日々破壊しているときに、地球を回る軌道のどこか、あるいはもっと遠くに、人類の小さな植民地を作り上げることの意味は何かと考えていた。私たち人類の資源と創意をこうした科学的冒険に使うことは賢いことではない。それはむしろ、この地球を守るために使われるべきではないだろうか。完全に異なるかたちの微生物――DNAに基盤を置かない生物の可能性もある――を地球に持ち込む危険を冒すような冒険に、ではなく。そのような微生物は何億年という自然淘汰も人類との共進化も経ていない。つまり無害であるという保証はないのだから。

補遺――レトロウイルスの分類

ウイルス学に馴染みのない読者のために、いくつかの概念を再度確認しておきたい。概要は表にまとめたとおりである。HIV-1とHIV-2は、ヒトにエイズを引き起こす二つのレトロウイルスである。レトロウイルスは自らを複製するためにRNAをDNAに転写し、転写されたDNAは宿主細胞の染色体に組み込まれる。この過程は通常起こる過程と「逆」である。通常はDNAがRNAに転写される。したがって、「逆」という意味で「レトロ」と呼ばれる。レトロウイルスはさらに三つに分類される。レンチウイルス（HIV-1やHIV-2など）、オンコウイルス（HTLV-1など。HTLV-1は、ヒトから最初に分離されたレトロウイルスでエイズを起こすことはないが、ときに、癌や麻痺を引き起こす）、スプーマウイルス（病原性は知られていない）である。

もちろん、世界的流行はHIV-1で引き起こされた。HIV-2は、HIV-1とは遺伝子レベルで異なるウイルスと考えられる。HIV-2の発生は依然として西アフリカに限定され、HIV-1より感染性や病原性は低い。HIV-1が世界中で流行する一方でHIV-2は緩やかに消えていっている。HIV-1感染は、HIV-2の一〇〇倍も多い。HIVという名称が使用されるとき、それは一般的には

ＨＩＶ‐１を指している。

サル免疫不全ウイルス（ＳＩＶ）は、サルや類人猿に感染する雑多なレトロウイルスから成る。それらは本書の物語の重大な部分を構成する。そもそも、ＨＩＶ‐１もＨＩＶ‐２も、ヒトの集団で流行することに成功したサル免疫不全ウイルスなのである。サル「免疫不全」ウイルスという呼称はやや間違ったニュアンスを与える名称とも言える。というのも、大半のサルや類人猿はＳＩＶに寛容で、実験的に自然宿主でない宿主にウイルスを感染させない限り、免疫不全を起こすことはないのである。

ウイルス	グループ	サブタイプ	分布地	疾患
HIV-1	M	A	東アフリカ，中部アフリカ，東ヨーロッパ，パキスタン	エイズ
		B	北米，西ヨーロッパ，オーストラリア，タイ，中国．中部アフリカでは稀	エイズ
		C	南部アフリカ，中部アフリカ，インド，中国．世界中のHIV-1の半数を占める	エイズ
		D	東アフリカ，中部アフリカ	エイズ
		CRF01-AE	タイ，その他のアジア諸地域，中部アフリカ	エイズ
		CRF02-AG	西アフリカ，中部アフリカの一部	エイズ
		その他の全サブタイプと組み換えウイルス	中部アフリカ，その他の諸地域	エイズ
	O		カメルーンとその近隣諸国	エイズ
	N		カメルーン	エイズ
	P		カメルーン	エイズ
HIV-2	A		ギニアビサウ，ガンビア，セネガル	エイズ
	B		象牙海岸地域	エイズ
	C-H		シエラレオネとリベリアでそれぞれ一人からのみ発見	不明
HTLV-I			世界各地	1-5% 癌 ＜5% 対麻痺
HTLV-II			南北アメリカ，アフリカ大陸	対麻痺か？
サル泡沫状ウイルス			ヒトがサルやチンパンジーに接する可能性のある世界各地	なし

訳者あとがき

二〇一一年が一二年に変わる頃、本書翻訳の話がみすず書房からもたらされた。翻訳の可能性の可否についての問い合わせとともに、後に一冊の本が送られてきた。本書の原書 *The Origins of AIDS* by Jacques Pépin（Cambridge University Press, 2011）である。その本を、読むべき本の一冊としてかばんに詰め込んだ。といっても、実際に読み始めるまでには幾分かの時間がかかったのだが。

十数年前のことになる。『エイズ――ウイルスの起源と進化』（学会出版センター）を翻訳出版したことがある。その本はオランダの研究者ヤープ・ゴズミットが、エイズの起源についてウイルス学的にかなり詳細に検討したもので、今読んでも示唆に富む内容となっている。そのことが頭にあり、同じような内容の本を再度翻訳することに少しばかりの心理的障壁があったのである。

原書を手にしたのは、東京から長崎へ向かう飛行機のなかだった。飛行機を降りて市内へ向かうバスのなか、そして大学の研究室、時間を忘れて一気に読了した。分子時計を含めて最新の科学的知見が、ヨーロッパによるアフリカの植民地化時代の社会状況と、縦と横の糸を織り成しながら物語が進んでいくことに引き込まれたのである。さらに、物語を構成する要素のいくつかが、過去十数年の自分の軌跡と重なった。本書を訳すことに決めた。

今から十数年前、一九九九年から二〇〇〇年にかけて、訳者は南部アフリカの国ジンバブエに暮らしたことがある。その時代のアフリカを、そしてアフリカにおけるエイズ流行を肌身で感じた。当時ジンバブエでは、成人の四人に一人がＨＩＶに感染しており、世界保健機関は数年以内に同国の平均寿命が三〇歳を切る可能性があると警告を発していた。病院のベッドはエイズ患者で溢れ、入院できない人は自宅で亡くなった。

ジンバブエのムガベ政権は、当時、本書の中心舞台の一つとなるコンゴ民主共和国の紛争に軍事介入し、その結果、兵士の間でＨＩＶ感染が広がった。そうした兵士たちの帰還が同国のエイズ流行をさらに悪化させたと言われた。本書でも、一九六〇年のベルギーからの独立前後のコンゴにおける政治的混乱がエイズ流行に大きな影響を与えたことが指摘されている。そこに基本的構造の共通性を強く感じた。

ハイチでは、二〇〇三年から〇四年にかけてエイズの疫学研究に従事した。すでにデュヴァリエ父子による独裁政権の時代は終わりを告げていたが、人々の間にはいまだ秘密警察暗躍の暗い記憶が残っていた。本書を読みながら、ハイチの首都ポルトープランスの町並みや人々のことを思い出した。ハイチでは、エイズに対する差別や偏見がいかに人々を苦悩の果てに追いやるかを実感した。

本書第13章でその奮闘ぶりが記されている、初期のエイズとの闘いで大きな役割を演じたジョナサン・マン博士は、訳者が大学院生時代に編訳者として参加した翻訳出版の原著 *AIDS In the World* の編纂者だった。マン博士は、訳書の最初に掲げる「日本語版の序」を執筆し、それを私たちに手渡した後、翻訳が出版される直前にスイス航空の事故で大西洋上の空に消えた。その一報は私たちに深い悲しみを与えた。本書を読み進むなかで、そんなことを思い出した。久しぶりにそのときの訳書（『エイズ・パンデミック 世界的流行の構造と予防戦略』日本学会事務センター刊）を手にしてみた。「序」のなかの博士の「翻訳の難しさは、しばしば単純な語義の問題ではなく、HIV／AIDSとそれに対する脆弱性の直接の背景となる日本の歴史的、文化的、そして社会的な特異性を反映するものである」という言葉は印象的だった。

翻訳自体は楽しいものであった。原稿の執筆は、通常、苦しみのなかで無形の何かを積み上げていく作業をくり返す。それが実際に有用な項目として生き残るか否かは別として。したがって、その間、無駄な作業をしているのではないかという不安と常に向き合うことになる。一方翻訳は、時間が成果として積み上がる。それは私に大きな充実感を与えてくれた。

主たる翻訳の場は飛行機のなかだった。その間の総飛行距離は地球約一〇周。月まで片道の距離に相当した。

今、翻訳という作業が完了したことに大きな喜びと、安堵、そして少しばかりの淋しさを感じている。移動の時間、これから何をしようかと。

本書の核心を構成する疑問のいくつかを紹介したい。第一に、現在流行しているエイズが、なぜ、一九二一年頃といった時期にヒト社会に持ち込まれたのか。第二に、ヒト社会に持ち込まれた後も、長く一〇〇人程度の感染者しかいなかったこの感染症が、なぜ、その後半世紀の間に世界全体で三〇〇〇万人を超える感染者を出すに至ったのか。偶然だったのか、あるいは必然だったのか。

これらの疑問は、感染症とヒト社会の関係を考える上で、さまざまな示唆と視点を与えてくれる。読者にもこの問題を考えてもらいたい。仮に、一九二一年前後に、現在の流行の出発点となるチンパンジーからヒトへの種を越えた感染が起こらなかったとすればどうだろう、と。あるいは、この時期にHIVの原型ウイルスがヒト社会に現れなかったとすれば、または熱帯医学のある意味の進展がその時期になく、さらには、善意にもとづいた植民地における医療行為があの時期に行われることがなければ、エイズ流行の様相はどのようになっていただろう、と。それは現在とは全く異なるものとなっていた可能性さえ否定できない。

現在、世界の主要な流行株であるHIV‐1Mは、注射による感染をうまく利用した後にリンパ球に感染する卓越した能力を発揮し、性交渉による感染に適応したが、HIV‐2はそうした適応を果たすことができなかった。一方、HIV‐1Nが種を越えてヒトに感染したのは、熱帯病の治療薬の多くが経口薬に変わった後で、比較的最近のことだった。その結果、注射を介した感染経路を利用できず、感染者の数は限られた水準にとどまることになった。

ヨーロッパの植民地政策はエイズ流行に大きな影響を与えた。二〇世紀の最初の半世紀、レオポルドヴィル／ブラザヴィルは労働収容所の様相を呈した。それが売春の繁栄を通してエイズ流行に与えた影響は何だったのか。コンゴ独立前後の政治的混乱がもたらした影響は何だったのか。それはコンゴに何十万人もの国内避難民を生み出した。大規模な貧困と失業が見られるようになった。一日に何人もの客を取る売春婦が現れた。そうした売春婦の一年間の客総数は一〇〇〇人を超えた。そうした事実が何をもたらしたのか。

本書は著者ジャック・ペパンの長年にわたる研究をまとめた書ではあるが、一般読者が十分理解し、科学的究明プロセスの醍醐味を味わえるように書かれている。日本語版では読者のさらなる便宜のために訳者注を適宜加えた。〔　〕がそれである。なお（　）内は著者による補足である。また医学に馴染みのない読者のために、HIVがエイズを生じさせる仕組みについて、ここで簡単に解説しておきたい。まずは、感染の様式について。HIVは、血液や精液、膣分泌液、母乳などを介して感染する。したがって主要な感染経路は、性的接触、血液感染、母子間の感染となる。感染が成立すると、ウイルスは体内で免疫細胞を標的として複製をくり返す。これがエイズの本態である免疫不全を引き起こす。免疫不全は、通常であれば病気を起こすほど増殖することのない微生物の増殖を通して病気を引き起こす。これを日和見感染と言う。エイズでは、結核やカリニ肺炎、帯状疱疹などの発症が知られている。また免疫不全は、癌の発症頻度を増加させる。カポジ肉腫や非ホジキンリンパ腫、子宮頸癌などが知られている。こうした日和見感染や癌がエイズ患者の病状進行を左右する。

ウイルス複製の過程は、以下のようになる。ウイルスの複製は、前期過程と後期過程に大別できる。ウイルスは宿主細胞表面に発現しているCD4受容体に結合し、そこから細胞質に侵入する。細胞質に入り込んだウイルスは、逆転写酵素を利用して、RNAで構成されたウイルス遺伝子を二本鎖のDNAに変換する。変換されたウイルスDNAは核に移行し核内で宿主の染色体に組み込まれる。ここまでが複製の前期過程となる。複製の後期過程は、以下のように進む。染色体に組み込まれたウィルス遺伝子は、さまざまな調節遺伝子の働きによって転写され、ウィルス本体の遺伝子を生み出すと同時に、ウィルスの構成に必要なさまざまなたんぱく質を作り出す。これが、宿主細胞膜直下で組み合わされ、組み合わされた粒子が膜から放出されて新たなウィルスとなる。そして次の感染を引き起こす。

感染からエイズ発症まで平均の潜伏期間は、治療をしない状況下で数年から一〇年程度となっていた。治療をしなければ、エイズ発症から平均二～三年で大半の人が死亡する。ただし現在は、効果的な治療薬と治療法の出現によって、発症までの期間は大幅に延長している。また、発症した後の日和見感染や癌の予防が可能になっている。

謝意を表したい。まずは長崎大学熱帯医学研究所国際保健学分野でともに働く／働いた仲間たち。分野所属のスタッフや学生との議論はいつも刺激的で、文理が融合した当該分野の主題に関し豊かな知識の土壌と議論の場を提供してくれた。順不同だが、彼／彼女らに謝意を表したい。奥村順子氏、橋爪真弘氏、砂原俊彦氏、江口克之氏、和田崇之氏、蔡国喜氏、張卓氏、角泰人氏、大木美香氏、猪飼桂氏、水本憲治氏、高橋宗康氏、高山義浩氏、さらにこの間に当分野を修了した外国からの留学生たち、ウビドゥル・ハク氏、クナフォン・センチャン氏、ムニール・イスラム氏、ヴ・ハイ・ハ氏。学部学生として研究室に出入りした本田徳鷹氏、塚田幸絵氏、中西美枝氏、山下真理子氏、飛永祥平氏、松本充生氏、山成康洋氏。秘書として研究室を支えてくれた林暁子氏、新井聡子氏、短い期間だが秘書として在籍した松崎和子氏、研究補助員として働いてくれた藤井秀文氏、江崎拓也氏、岡部塁氏にも心からお礼申し上げる。予見できない頻度で変わる予定や出張業務、講義日程のすり合わせなど、彼／彼女たちの支援がなければ無事に過ごすことはできなかった。

長崎大学学長である片峰茂先生、本書を翻訳している時期に四〇年近い大学教員としての職務を終えられ退任を迎えた長崎大学医学部漕艇部部長の丹羽正美先生。いつも暗に陽に励まされているこの二人の恩師にも感謝の意を表したい。

みすず書房の中川美佐子氏には心からの謝意を捧げる。本書を翻訳し出版する過程で、氏は常に最初の読者であり、図表や用語を統一する上でのよき協働者であり、そして何よりよき理解者であった。氏の編集者としての真摯さ、そして本つくりへの情熱には多くを教えられた。

最後になるが、最近年老いてきた両親、なのに迷惑ばかりかけている両親、莞爾、そして敬子と大地に「いつもありがとう」の一言を贈りたい。

二〇一三年六月朔日

中島公園の見える札幌のホテルの一室にて

山本　太郎

索引

ア

アストリッド王女熱帯医学研究所　Princess Astrid Institute of Tropical Medicine　216
アトキシル　atoxyl　179-80, 183
アルジェリア　Algeria　173, 312
アル＝ファテ病院　Al-Fateh Pediatric Hospital　158
アルブミン　albumin　278-79, 291, 329
アンゴラ　Angola　15, 23-24, 107, 145, 158, 224, 247, 254;「カビンダ」も見よ
アンチモン　antimonial drug　196
アントネッティ，ラファエル　Antonetti, Raphael　55
アントワープ熱帯医学研究所　Antwerp, Institute of Tropical Medicine　12, 80, 205, 216, 221, 223

イ

医学研究協議会研究所　Medical Research Council Laboratories　8
医原性（感染）　iatrogenic　エボラ出血熱　14; エジプトのC型肝炎　160-61; B型肝炎　166-68; カメルーンのC型肝炎　162-63; HIV　155-60; ガス壊疽　186; ウイルスの伝播　150-53
イタリア　Italy　85, 110, 118, 129, 154
イチゴ腫　yaws　特徴　187; 制圧　222, 318; 疫学　187-88, 200, 211, 233-34, 250; 治療　187-91, 206, 211, 230, 250
イリフェ，ジョン　Iliffe, John,　6
インド　India　93, 96, 99, 257
インドシナ　Indochina　155, 268
インドネシア　Indonesia　155, 158, 268

ウ

ウィスター研究所　Wistar Institute　75-77
ウイルス血症　viraemia　125, 204, 252, 319
ウィンターボトム，トマス　Winterbottom, Thomas　173
ヴォロノフ，セルジュ　Voronoff, Serge　82-85
ウガンダ　Uganda　15, 24, 30, 39-40, 78, 273;「カンパラ」も見よ
ウスンブラ　Usumbura　「ブジュンブラ」を見よ
ウバンギ＝シャリ　Oubangui-Chari　「中央アフリカ共和国」を見よ
ウバンギ川　Ubangui River　30-31
ウルンジ　Urundi　「ブルンジ」を見よ

エ

HIV 遺伝子の多様性　19, 22-26, 32, 36, 204, 237, 239, 243-44, 275, 300, 306, 321-22
HIV-1 グループM　19-20, 25, 38, 42-44, 60-63, 73-74, 183, 237-41, 248, 275-76, 289, 304, 320-21, 323
HIV-1 グループN　19, 42-43, 61, 73, 237, 239-41, 320
HIV-1 グループO　16, 19, 42, 44, 61, 73, 237-41
HIV-1 グループP　19, 61, 73, 237, 240
HIV-1 のサブタイプ　19-28, 60, 62, 157-58, 238-39, 275-77, 289, 300-302, 304-306, 321-22, 327
HIV-2　2, 8-9, 15, 19, 37-38, 74, 87, 91, 152, 237, 241-49, 251-52, 297, 302, 320
『疫学週報』 *Morbidity and Mortality Weekly Report*　5, 332
エジプト　Egypt　82, 160-62, 169, 179, 196, 208, 212, 221, 268
エチオピア　Ethiopia　24, 208, 268
エディンバラ　Edinburgh　154
エブエ，フェリックス　Éboué, Félix　110
エボラ出血熱　Ebola fever　13-14, 31, 65, 218
エメチン　emetin　196
エリザベートヴィル　Elisabethville　「ルブン

バシ」を見よ

オ

黄熱　yellow fever　79, 90, 166, 197, 217–19, 246
オグアール，プロスペール　Augouard, Prosper　94–96, 143
オクレール，ジャン　Auclert, Jean　56, 58
オステルリート，パウル　Osterrieth, Paul　77
オピタル・デ・コンゴレ　Hôpital des Congolais　232
オピタル・デ・ノワール（ボーマ）　Hôpital des Noirs（Boma）　206
オピタル・デ・ノワール（レオポルドヴィル）　Hôpital des Noirs（Léopoldville）　216
オピタル・デ・ブラン　Hôpital des Blancs 133
オルサニン　orsanin　180, 183

カ

ガイアナ　Guyana　90, 110
買春ツアー　270
革命人民運動党　Mouvement Populaire de la Révolution　308
カサイ州　Kasaï province　128, 210–11, 261
カサヴブ，ジョゼフ　Kasavubu, Joseph　259–62
ガス壊疽　gas gangrene　186
カストロ，フィデル　Castro, Fidel　23
河川盲目症　onchocerciasis　197
カタンガ州　Katanga province　101, 112, 211, 218, 220, 257, 261–63, 268, 302, 327
脚気　beriberi　54
カッター・ラボラトリーズ　Cutter Laboratories　285
割礼　circumcision　202, 299, 314, 317, 327
カトリック教会　84, 103, 131, 145, 208, 255, 286
ガーナ　Ghana　15, 124, 244, 247, 256, 268, 303
カナダ　Canada　8, 17, 238, 268, 271–72, 274, 294, 304, 331
カナダ赤十字　Canadian Red Cross　294–95
カピタ，ビラ　Kapita, Bila　49
カビンダ　Cabinda　31, 70, 90, 103, 145, 315
カペル，エマニュエル　Capelle, Emmanuel　112, 138
カポジ肉腫　Kaposi's sarcoma　219, 273–74
カーボヴェルデ　Cabo Verde　241–42, 244
ガボン　Gabon　チンパンジー　31, 36, 67, 84; 経済　91, 323; C 型肝炎　162–63, 320; 歴史　3–4, 91–92, 94, 96; HIV　238, 246, 297–98, 302, 320–21, 327; 医療　168–69, 186, 190, 320; 人口　70, 103, 135; 売春　135; 奴隷　90;「リーブルヴィル」「ポールジャンティ」も見よ
カミュ，アルベール　Camus, Albert　307, 312
カメルーン　Cameroon　チンパンジー　31, 39, 41–43, 69–70; C 型肝炎　162–63, 200–203, 318, 320; 歴史　4, 66, 98–100, 120–21, 323; HIV　25, 238–40, 298, 301–302, 321–23, 327; 医療　168, 170–98, 250, 297–98, 318; 人口　70, 103; 売春　127–28, 138; 奴隷　89;「ドゥアラ」「ヤウンデ」も見よ
狩り／狩猟　48, 65–69, 73–74, 86, 130, 203, 235, 243, 252, 314
カリフォルニア　California　5, 330
カレル，アレクシ　Carrel, Alexis　83
カロリンスカ研究所　Karolinska Institute　78
カロンコバ　Caloncoba　192, 194, 199, 211
肝炎　hepatitis　76, 153, 164–66, 232, 307
肝炎（A 型）　hepatitis A　166, 279, 281
肝炎（B 型）　hepatitis B　疫学　151, 153, 161, 279, 281; 医原性感染　166–68, 200, 232, 235–36, 293–94, 325;　奴隷貿易　90
肝炎（C 型）　hepatitis C　疫学　151–53; 医原性感染　153, 158–59, 179, 183, 199–203, 232, 280, 294–95, 318–19; 静注薬物　155; 血漿提供者の感染　280–82; 奴隷貿易　90
肝癌　152, 219
カンパラ　Kampala　255, 301
ガンビア　The Gambia　8, 173, 243–44
カンブロンヌ，ルクネル　Cambronne, Luckner　283–87

キ

キヴ州　Kivu province　211, 215
キガリ　Kigali　11–12, 125, 299–300
キサンガニ（旧スタンレーヴィル）　Kisangani　歴史　91–93, 113, 137, 257, 262, 267; HIV

300, 327; 医療　206; 人口　113; 公衆衛生研究所　75-78, 218-20
キナクリン　quinacrine　196
ギニア　Guinea　30, 82, 84, 243-44, 268
ギニア（スペイン領／エスパニョーラ）　Guinea Espanola　99, 198;「赤道ギニア」も見よ
ギニア（ポルトガル領）　Guiné Portuguesa　249-50;「ギニアビサウ」も見よ
ギニアビサウ　Guinea-Bissau　8, 152, 241-49, 251
キニーネ　quinine　94, 195-96, 201, 214-15, 252, 318
騎馬警察隊（カナダ）　Royal Canadian Mounted Police　293
ギャレット，ローリー　Garrett, Laurie　6
キューバ　Cuba　23-24, 254, 272, 291
凝固因子　coagulation factor concentrates　278-79, 290-91, 294, 304, 330-31;「血友病」も見よ
キンシャサ（旧レオポルドヴィル）　Kinshasa　経済活動　46; ハイチ人　266; 歴史　103-20, 255-68; HIV　11-12, 17-18, 25-26, 49, 60-62, 235-36, 267, 297, 299-301, 307-308, 321-27; マラリア　201; 医療　206, 214-18, 225-36; 人口　116-18, 299; 売春　125-26, 133-34, 136-42, 144-49, 267, 301

ク

グァテマラ　Guatemala　90, 292
組み換え（流行）型　circulating recombinant forms　20, 22-25, 60, 159, 305-306, 321-22, 327
クユ，カミーユ　Kuyu, Camille　266
クラミジア　chlamydia　133, 231, 234
クリーヴァー委員会　Krever Commission　294
クリオ製剤　cryoprecipitates　290, 329
クロス川　Cross River　30
クロロキン　chloroquine　196
クワンゴ州　Kwango region　116, 128, 207

ケ

ゲイ　gay men　「同性愛者」を見よ
経口ポリオワクチン　oral poliomyelitis vaccine　6, 74-78
系統樹　phylogenetic trees　35-36, 60, 78, 240, 275
血漿　plasma　278-82, 285, 290-94, 329
血漿分離　plasmapheresis　280-83, 289, 291, 293, 328
血漿貿易　plasma trade　292-95
血友病　haemophiliacs　151, 154, 269, 274, 279, 287, 290-91, 294, 304, 330-31
ケニア　Kenya　15, 24, 140, 325

コ

公安軍　Force Publique　138, 206, 221
睾丸移植　83-85
コキラヴィル　Coquilhatville　113, 218-19
国際連合　United Nations　2, 12, 127, 134, 147, 179, 261-63, 265-66, 268, 309,
国際連盟　League of Nations　4, 66, 99-100, 127, 179, 220
国立自然保護連合　International Union for Conservation of Nature　30
国立生物学的製剤研究所　National Institute for Biological Standards and Control　77
コートジヴォワール　Côte d'Ivoire　15, 30, 243-44, 246-48, 327
コトヌー　Cotonou　124, 140
古病理学　palaeopathology　51-52
コプロフスキー，ヒラリー　Koprowski, Hilary　75-76
コメール＝シルヴァン，シュザンヌ　Comhaire-Sylvain, Suzanne　138, 148, 271
ゴリラ　gorillas　22, 32, 42, 44, 67-69, 81, 240
ゴリンスタイン，ジョゼフ　Gorinstein, Joseph　283, 285-86
ゴールド，ハーバート　Gold, Herbert　271
コレージュ・ド・フランス　Collège de France　82, 85
コンゴ・オセアン鉄道　Chemin de Fer Congo-Océan　52-54, 56-58, 136, 143, 317-18, 323
コンゴ（キンシャサ・コンゴ）　Congo-Kinshasa　「コンゴ民主共和国」を見よ
コンゴ（ブラザヴィル・コンゴ）　Congo-Brazzaville　チンパンジー　31, 70; 経済　323; 歴史　4, 52, 66, 95-96, 256, 317-18; HIV　26, 297-98; 医療　52, 194, 318; 人口

70, 103, 120;「ブラザヴィル」「ポワントノワール」も見よ
コンゴ（フランス領コンゴ）　Congo Français　92-96;「フランス領赤道アフリカ」も見よ
コンゴ川　Congo River　30-31, 88, 90-94, 103, 105, 111, 118-19, 315, 322-23
コンゴ国民運動　Mouvement National des Congolais　259
コンゴ自由国　État indépendent du Congo　4, 93, 100, 108, 130, 206, 216, 220, 225;「コンゴ民主共和国」も見よ
『コンゴ人の声』　*Voix du Congolais*　140-41
コンゴ赤十字　Croix-Rouge du Congo　225-28, 233
コンゴ民主共和国　République Démocratique du Congo　チンパンジー　30-31, 46-47, 66-68, 75-78; ハイチ人　264-67; 歴史　91-93, 100-120, 254-68; HIV　11-12, 17-18, 25-26, 61-62, 235-36, 298-301, 307-308, 322-27; 狩り　66-67; 医療　205-36; 売春　127-34, 136-42, 144-49, 225-36, 300-301; 性感染症　133, 225-34; 奴隷　92-93; 結核　224-25;「キンシャサ」も見よ
婚資　112, 128, 132, 134-35, 138-39, 141-42
コンスタンツァ　Constanta　157
コンチネンタル・ファーマ・クリーオサン　Continental Pharma Cryosan　292-95
コンドーム　125, 321
コンノート・ラボラトリーズ　Connaught Laboratories　293-94
ゴンベ国立公園　Gombe reserve　29, 34, 40, 44, 71

サ

ザイール　Zaire　「コンゴ民主共和国」を見よ
サナガ川　Sanaga River　30-31, 70
サハラ砂漠　Sahara desert　110, 151, 153, 156, 168, 304, 311
サル　monkeys　34, 37, 46, 48, 64-65, 67-69, 74, 76, 78, 80-81, 86, 104, 216, 218, 242, 314
サル空胞ウイルス　simian vacuolating virus　74
サル痘　monkeypox　64
サル泡沫状ウイルス　simian foamy virus　65, 68
サル免疫不全ウイルス（スーティーマンガベイ）　SIVsmm　74, 242-44, 251
サル免疫不全ウイルス（チンパンジー）　SIVcpz　6, 36-44, 47-48, 58, 63-64, 68-70, 72-73, 76, 78, 86, 102, 104, 126, 130, 162, 203-204, 217, 235, 239-40, 313-15, 317, 319, 323-33
ザンビア　Zambia　15, 24, 140, 300-301, 327
サンフランシスコ　San Francisco　85, 270-71, 304, 328-30

シ

シエラレオネ　Sierra Leone　15, 79, 173, 242-44, 247, 268
ジッド，アンドレ　Gide, André　54
疾病管理予防センター（米国）　Centers for Disease Control and Prevention（CDC）　5, 77, 270, 307
シテ・ソレイユ　Cité Soleil　277, 289
シマオン・メンデス国立病院　Simão Mendes National Hospital　248
社会医学センター　Centre de Médecine Sociale　227
ジャー川　Dja River　323
ジャモ，ユジェーヌ　Jamot, Eugène　172-80, 210, 250
ジャンティ，エミール　Gentil, Emile　96-97
シュヴァルツ，アルフ　Schwarz, Alf　146
シュヴェッツ，ジャック　Schwetz, Jacques　206, 210
『週刊仏領赤道アフリカ』　*La Semaine de l'AEF*　145
住血吸虫症　schistosomiasis　90, 160-61, 179, 196, 219, 212
自由女性　femmes libres　「売春」を見よ
自由フランス軍　Forces françaises libres　110
静注薬物常用者　21, 151, 154-56, 160, 287-88, 297, 305-306, 319, 329
食品医薬品局（米国）　Food and Drug Administration　293-94
植民地交通公社　Office des transports coloniaux　104
シルツ，ランディ　Shilts, Randy　6
ジンバブエ　Zimbabwe　15, 301, 327
人類博物館　Musée de l'Homme　52

ス

水銀塩　mercury salts　187, 190
スウェーデン　Sweden　17, 143, 268, 285
スコットランド　Scotland　291
スーダン　Sudan　30, 268
スタンレーヴィル　Stanleyville　「キサンガニ」を見よ
スーティーマンガベイ　sooty mangabey　73-74, 152, 242-44, 248, 251
ストレプトマイシン　streptomycin　9, 152, 197, 231, 249
『スパルタクス・ゲイ・ガイド』　*Spartacus Gay Guide*　271-72, 287
スペイン　Spain　89, 154-55, 198, 281, 294
スラミン　suramin　183, 197, 222
スルホン　sulphones　194, 251
スワジランド　Swaziland　15, 302

セ

性感染症　ベルギー領コンゴ　133, 140, 225-34; カメルーン　134; ブラザヴィル・コンゴ　55, 135-36; ガボン　133, 135; HIV　15, 124-25, 299; 不妊　116; ウバンギ＝シャリ　136; 売春婦　132-36
成人T細胞白血病ウイルス　human T-cell lymphotropic virus type 1　90, 170, 200-203, 223
セイビン，アルバート　Sabin, Albert　75
世界保健機関　World Health Organization　2, 265, 292, 309-11
赤道ギニア　Equatorial Guinea　チンパンジー　31; 歴史　99; HIV　25, 298; マラリア　201; 医療　196-97; 人口　70, 103
赤道州　Equateur province　13, 300
赤痢　dysentery　54-57, 97, 217-21
切除　excision　152, 249-50, 252
セネガル　Senegal　15, 24, 30, 84, 95, 243-44, 247, 303;「ダカール」も見よ

ソ

蒼鉛　bismuth salts　187, 190, 211, 231
創始者効果　founder effect　21, 23, 28, 303
ソシエテ・ジェネラル・ド・ベルジック　Société Générale de Belgique　101
組織病理学　histopathology　51, 219, 273-74
ソネ，ジャン　Sonnet, Jean　267
ソモサ，アナスタシオ　Somoza, Anastasio　291-92
ソ連　Soviet Union　160, 262, 306

タ

タイ　Thailand　155, 292, 305-306, 312
第一次世界大戦　4, 83, 99-100, 173, 175, 220
第二次世界大戦　4-5, 52, 107-108, 110-11, 118, 120, 128, 138, 145, 165, 182, 188, 196, 208, 218, 221, 224-25, 251, 255, 268, 279, 323-24
大風子　chaulmoogra　192, 194, 199, 211, 219
ダウケミカル　Dow Chemical　285
ダカール　Dakar　97, 178, 255
脱植民地化　decolonisation　254, 258
ダルエスサラーム　Dar es Salaam　301
タンザニア　Tanzania　15, 24, 29-30, 32, 39-40, 71, 78
男女比の不均衡　gender imbalance　105, 107, 112, 114, 117, 121, 136-37, 139, 142, 299, 303, 324, 326

チ

チャウシェスク，ニコラエ　Ceausescu, Nicolae　156
CHAT ワクチン　CHAT vaccine　「経口ポリオワクチン」を見よ
チャド　Chad　C型肝炎　163; 歴史　53-54, 94, 96; HIV　25, 247, 321; 医療　52, 173, 188
チャモロ，ペドロ・ホアキン　Chamorro, Pedro Joaquin　292
中央アフリカ共和国　Central African Republic　3-4, 25, 30-31, 43, 70, 96, 162-63, 202, 321;「バンギ」も見よ
中国　282, 287, 289, 292, 306, 328
チョンベ，モイーズ　Tshombe, Moise　120
チンパンジー（ケナガ）　Pan troglodytes schweinfurthii　30-32, 38-40, 42, 67, 71, 75, 78, 80-81
チンパンジー（ツェゴ）　Pan troglodytes troglodytes　生息地　86, 114, 198, 211, 223, 317, 321-22; 成人T細胞白血病ウイルス　90;

サル免疫不全ウイルス　6, 37-44, 69-72, 239-40, 313-14
チンパンジー（ナイジェリア）　Pan troglodytes ellioti　30, 40, 42, 63
チンパンジー（マスク）　Pan troglodytes verus　30-31, 40, 63, 80, 82, 86

テ

デイド・リージェンツ　Dade Reagents　285
デュヴァリエ，ジャン＝クロード　Duvalier, Jean-Claude　286
デュヴァリエ，フランソワ　Duvalier, François　265, 272, 283-84
デュボイス研究所　Du Bois Institute　89
デュボワ，アルベール　Dubois, Albert　226
デング熱　dengue fever　275

ト

ドイツ　Germany　94, 98-99, 110, 120, 175, 281, 285
ドゥアラ　Douala　97-98, 100, 104, 120-21, 134, 298-99, 301, 321, 323
同性愛者　homosexuals　5, 14, 21, 23, 269, 270-74, 279, 289, 297, 304, 328-31
同性愛者の買春ツアー　270
トーゴ　Togo　15, 98, 247
都市化　10, 98, 112, 123, 125, 224, 316
吐酒石　tartar emetic　161, 179, 183, 212
ロックフェラー研究所　Rockefeller Institute　179
トリポキシル　trypoxyl　183
ドミニカ共和国　Dominican Republic　90, 271, 292
トリパルサミド　tryparsamide　179-80, 183, 199, 216
奴隷貿易　53, 89-92, 173, 314
トントン・マクート　Tontons Macoutes　284

ナ

ナイジェリア　Nigeria　チンパンジー　30; 歴史　98, 221, 268; HIV　15-16, 24-25, 238, 244, 247, 305, 327; 奴隷　89
ナイロビ　Nairobi　15, 105, 124-25, 127, 148, 299, 301
中嶋宏　310
ナハティガル，グスタフ　Nachtigal, Gustav　98
南西アフリカ　South-West Africa　99
軟性下疳　chancroid　124

ニ

ニオキ　Nioki　8, 50, 300
日本　108, 294, 310
ニューモシスティス・カリニ　Pneumocystis jiroveci（carinii）　5
ニューヨーク　New York　5, 85, 154, 262, 269-70, 288, 304, 328
『ニューヨーク・タイムズ』紙　*The New York Times*　285-86
ニュングェ森林保護区　Nyungwe reserve　40

ネ

眠り病（アフリカ）　African trypanosomiasis　特徴　173; 制圧　173, 175-77, 183-86, 206-210, 222-23, 250; 疫学　173, 182-83, 203, 209-10; 治療　9, 174-75, 179-86, 198, 206-208, 215

ノ

ノルウェー人船乗り　16, 241, 277

ハ

肺炎　pneumonia　5, 54-56, 172, 217
肺炎球菌　pneumococcus　55-56, 217-18
売春　ベルギー領コンゴ　105, 113-16, 127-34, 136-42, 224-34, 324; ベナン　124, 140; カメルーン　127-28, 134; ブラザヴィル・コンゴ　55, 58, 129, 135-36, 142-45; コンゴ民主共和国　146-49, 263, 268, 300, 325; ガボン　128, 135, 男女比の不均衡　105, 113; ガーナ　124; ギニアビサウ　245-46; ハイチ　270-72, 328; 実践者における HIV 感染　11, 15, 123-24, 300, 302, 308; 不妊　116; ケニア　15, 124-25, 140; ウバンギ＝シャリ　136; 性感染症　132-33; タイ　305, 312; 種類　123-27; ザンビア　140
売春宿　132, 134, 145, 147-49, 268, 284, 299

ハイチ　Haiti　7, 90, 265, 277-78, 283-89, 291, 303, 327-29;「ポルトープランス」も見よ
梅毒　syphilis　制圧　149, 178, 222, 228-31, 234-35; 疫学　135, 187-88, 212, 233-34, 250-51; 歴史　80, 165; 治療　133, 165, 187-90, 206-208, 211, 228-30, 234-35, 325
ハーヴァード公衆衛生大学院　Harvard School of Public Health　310
パキスタン　Pakistan　155, 268
バコンゴ州　Bas-Congo province　144, 211, 214, 322, 324
パスツール研究所（パリ）　Institut Pasteur　78, 81, 241
パスツール研究所（バンギ）　Institut Pasteur de Bangui　321
パスツール研究所（ブラザヴィル）　Institut Pasteur de Brazzaville　56, 103, 173, 218
バティニョール建設会社　Société de Construction des Batignolles　53
ハマーショルド，ダグ　Hammarskjold, Dag　261
パル，レオン　Pales, Léon　51-59
バルバ　Baluba　115, 128, 139
バルンブ　Barumbu district　140, 147, 227
バレンシア　Valencia　154, 281
バンギ　Bangui　94, 96-97, 104, 108, 136, 298, 301, 316, 321
ハンセン病　leprosy　特徴　191-92; 疫学　214, 234, 251; 治療　192-94, 199-200, 211, 219, 251, 318
バンツー族　Bantu　65, 89, 200, 314

ヒ

ピアス，ルイーズ　Pearce, Louise　216
ピオット，ピーター　Piot, Peter　12
ピグミー　pygmies　65, 68, 89, 200, 297, 314
ビスマルク，オットー・フォン　Bismarck, Otto von　98-99
砒素系薬剤　arsenical drugs　9, 165, 175, 177, 179-80, 187-88, 190, 203, 207-208, 211, 231-33
ヒドノカルプス油　hydnocarpus oil　211
ヒト・ヘルペスウイルス8　human herpesvirus 8　274

フ

ファン・ウィン，ジョゼフ　Van Wing, Joseph　106, 138
ファン・ビルゼン，ジェフ　Van Bilsen, Jef　256
ファン・ホーフ，ルシアン　Van Hoof, Lucien　220-23
FIMA 社　FIMA ferries　118
プエルトリコ　Puerto Rico　286, 292
フェルハーヘン，ブノワ　Verhaegen, Benoit　269
フェルメールス，アルチュール　Vermeersch, Arthur　129
ブカヴ　Bukavu　113, 219
ブジュンブラ　Bujumbura　299-300, 326
プティ，オーギュスト　Pettit, Auguste　81
不妊　115-16, 133, 141, 144
フーパー，エドワード　Hooper, Edward　6, 75-77
ブラザ，ピエール（ピエトロ）・サヴォルニャン・ド　Brazza, Pierre (Pietro) Savorgnan de　92-97, 129
ブラザヴィル　Brazzaville　経済活動　53, 110, 118-19, 323-24; 歴史　93-95; 103-104, 110; HIV　91-98, 298-99, 301, 321-24; 医療　50, 56-57, 95, 173, 218; 人口　106, 108-110, 112, 118-19; 売春　135, 142-45
ブラジル　Brazil　90, 200, 292, 306
フラミンゴ（バー）　flamingos　147-48
フランス　France　仏領赤道アフリカ　92-96; 仏領カメルーン　4, 66, 99-100, 103, 120-21, 127, 134; 植民地医療　171-203; ブラザヴィル・コンゴ　54-55, 92, 110; HIV　238-40, 248; 血漿貿易　292
フランスヴィル　Franceville　36-37, 298
フランス領赤道アフリカ　Afrique Équatoriale Française　経済　323-24; C 型肝炎　162, 200; 歴史　4, 96-98, 103, 110-11; カポジ肉腫　273; 医療　54-57, 168, 170-97; 人口　103, 108; 売春　136, 143-45;「ガボン」「コンゴ（ブラザヴィル）」「チャド」「中央アフリカ共和国」も見よ
フランス領西アフリカ　Afrique Occidentale Française　94, 96, 178
プリニウス（大）　Pliny the Elder　11

ブリュッセル　Brussels　37, 80, 101, 174, 205, 227, 256-59
ブルキナファソ　Burkina Faso　244, 303
ブルンジ　Burundi　3, 12, 17, 100, 299-300, 327
プロジェ・シダ　Projet Sida　11, 26, 216-17, 307-308
ブワマンダ　Bwamanda　31, 70, 90, 103, 145, 315
分子時計　molecular clocks　59, 60, 63, 88, 159, 161-62, 247-75
糞線虫症　strongyloidiasis　79

ヘ

ペスト　plague　217, 219, 307, 311-12
『ペスト』（カミュ）　*La Peste*　307
ベナン　Benin　140, 303
ペニシリン　penicillin　166, 187, 190-91, 217-18, 231-33, 250-52
ヘモカリビアン　Hemo-Caribbean　283, 285-87, 289, 291, 328-29
ベルギー　Belgium　コンゴの植民地化　100-102, 108-110; コンゴの脱植民地化　254-65; 実験　81; HIV　17, 238, 267; 血漿貿易　292; 第二次世界大戦　225-26
ベルギー赤十字　Belgian Red Cross　225
ベルギー領コンゴ　Belgian Congo　「コンゴ民主共和国」を見よ
ヘルス・マネジメント・アソシエーツ　Health Management Associates　293-94
ヘルペスBウイルス　Herpes B virus　64
ベルリン条約　Berlin treaty　93-94, 98
ベンガジ　Benghazi　158-59
ペンタミジン　pentamidine　5, 183-84, 186, 199, 203, 222-23, 249

ホ

ボードゥアン国王　King Baudouin　258, 260
ボノボ　bonobo　30, 46-47, 67-68, 75, 81
ボーマ　Boma　92, 103, 113-14, 130, 133, 206, 220, 225, 322
ポーランド　Poland　76, 281
ポールジャンティ　Port-Gentil　3, 108, 298
ポルトガル　Portugal　89, 94-95, 145, 172, 198, 223, 244-51, 256, 267
ポルトープランス　Port-au-Prince　7, 271-72, 277-78, 283-84, 286-87, 289, 291, 304, 327-28
ホルモン　hormones　82-85
ポワントノワール　Pointe-Noire　52, 104, 108, 301, 323
ボンゴロ，アンリ　Bongolo, Henri　138-39

マ

マイアミ　Miami　269, 275, 283-84, 286, 288
マカラ地区　Makala district　117
マタディ　Matadi　94, 97, 103, 113, 130, 257, 261, 322
マックス・プランク研究所　Max Planck Institute　78
マテテ地区　Matete district　147
マナグア　Managua　291
マハレ国立公園　Mahale park　40
ママ・イェモ病院　Hôpital Mama Yemo　11, 49, 308, 326
マヨ・ケッビ地区　Mayo Kebbi district　197
マヨンベ　Mayombe　31, 52-54, 57-58, 70, 211, 220
マヨンベの悪液質　Cachexie du Mayombe　57
マーラー，ハルフダン　Mahler, Halfdan　309-10
マラウィ　Malawi　15, 301-302, 327
マラリア　malaria　チンパンジー　79-81; 疫学　194-95; 治療　194-95, 201-202, 214-15, 318
マリ　Mali　15, 84, 244, 247, 268, 303
マルセイユ　Marseilles　2, 52, 56, 171, 173-74, 179
マルセイユ熱帯医学研究所（ル・ファロ）　École du Pharo　2, 52, 171, 179
マールブルグ出血熱　Marburg haemorrhagic fever　65
マレボプール　Malebo Pool　92-93, 95, 129
マン，ジョナサン　Mann, Jonathan　306-12

ミ

南アフリカ共和国　South Africa　6, 12, 15, 21, 105, 256, 292, 302, 304-305, 309, 327

ム

ムブジ＝マイ　Mbuji-Mayi　25, 300

メ

メキシコ　Mexico　90, 281, 287, 289, 328
メチレンブルー　methylene blue　192, 194, 199, 211
メラルソプロール　melarsoprol　9, 183, 249
免疫グロブリン　immunoglobulins　279, 291, 329

モ

モザンビーク　Mozambique　15, 244, 247, 302
モブツ，ジョゼフ＝デジレ（セセ・セコ）　Mobutu, Joseph Désiré (Mobutu Sese Seko)　4, 11, 120, 138, 260, 262, 264
モントリオール　Montreal　269, 274, 292

ヤ・ユ・ヨ

ヤウンデ　Yaoundé　C型肝炎　163, 200; 歴史　120-21; HIV　238, 298, 301; 人口　104, 112; 売春　140
ヤンセン，エミール　Janssens, Émile　260
ヤンブク　Yambuku　13-14, 297
輸血　17, 153-54, 156-57, 159, 168, 195, 219, 226-27, 232, 247, 278, 287-90, 308, 331
ユニオン・ミニエール・デュ・オ＝カタンガ　Union Minière du Haut-Katanga　101
ヨンダ　Yonda　297

ラ

ラネ，アレクサンドル　Lasnet, Alexandre　54
ラフォンテーヌ，ジャン　La Fontaine, Jean　146
ランカン，ジュール　Renkin, Jules　100
ランボット，クロード　Lambotte, Claude　226

リ

リウー医師　Rieux, Dr　307, 312
リオ・ムニ　Rio Muni　198
リクマン，ピエール　Ryckmans, Pierre　111
リーバブラザーズ社　Lever palm oil company　104
リビア　Libya　110, 145, 158-60, 319
リーブルヴィル　Libreville　91-92, 95, 103-104, 108, 298, 316, 321
リベリア　Liberia　15, 243-44, 247, 268
リンガラ語　Lingala　113, 131, 147
リンパ性フィラリア症　lymphatic filariasis　90
淋病　gonorrhoea　14, 79, 128, 133, 136, 217, 228, 230-31, 234, 288, 333

ル

ルーヴァン・カトリック大学　Université Catholique de Louvain　2, 66, 255
ルグラン，ジャンヌ　Legrand, Jeanne　226-27
ルクレール将軍（フィリップ・ド・オートクローク）　Leclerc, Philippe de Hautecloque dit　110, 182
ルブンバシ（旧エリザベートヴィル）　Lubumbashi　4, 300-301
ルムンバ，パトリス　Lumumba, Patrice　113, 258-63
ルルアブール　Luluabourg　113, 219
ルワンダ　Rwanda　チンパンジー　30, 40; 歴史　100; HIV　11, 299, 326-27

レ

レイメイカーズ，ポール　Raymaekers, Paul　146
レオポルドヴィル　Léopoldville　「キンシャサ」を見よ
レオポルド二世　King Léopold II　92-94, 100, 260
レソト　Lesotho　15, 292, 302

ロ

ロアンゴ Loango 90, 94
ロヴァニウム大学 Lovanium University 255
ロシア Russia 82, 86, 155, 206
ロシュ・モレキュラー・システム Roche Molecular Systems 78
ロスアラモス国立研究所 Los Alamos National Laboratory 60
ロデン，ジェローム Rodhain, Jérôme 80-81, 221, 223
ロマニウク，アナトール Romaniuk, Anatole 146
ロンドル，アルベール Londres, Albert 54
ロンドン London 85, 174, 309

ワ

ワクチン 6, 74-79, 151, 153, 157, 166, 168, 197-98, 217-19, 231, 279-80, 306, 311

参照文献

はじめに

1. Gottlieb M et al. Pneumocystis carinii pneumonia, *MMWR* (1981), 30: 250–2.
2. Shilts R. *And the Band Played on* (Penguin Books, 1987).〔『そしてエイズは蔓延した』ランディ・シュルツ／曽田能宗訳（草思社 1991)〕*
3. UNAIDS. *Global Report. UNAIDS report on the global AIDS epidemic,* 2010.
4. UNAIDS. *AIDS epidemic update 2009.*
5. Garrett L. *The Coming Plague* (Penguin Books, 1994).〔『カミング・プレイグ』ローリー・ギャレット／山内一也ほか訳（河出書房新社 2000)〕**
6. Iliffe J. *The African AIDS Epidemic* (Ohio University Press, 2006).
7. Fassin D. *When Bodies Remember* (University of California Press, 2007).
8. Mukudi E et al. *HIV/AIDS in Africa* (Africa World Press, 2008).
9. Nolen S. *28 Stories of AIDS in Africa* (Vintage Canada, 2008).
10. Denis P et al. *L'épidémie du sida en Afrique subsaharienne* (Karthala, 2006).
11. Hooper E. *The River* (Little Brown and Company, 1999).
12. Pepin J et al. Parenteral transmission during excision and treatment of tuberculosis and trypanosomiasis may be responsible for the HIV-2 epidemic in Guinea-Bissau. *AIDS* (2006), 20: 1303–11.
13. Schmid GP et al. Transmission of HIV-1 infection in sub-Saharan Africa and effect of elimination of unsafe injections. *Lancet* (2004), 363: 482–8.

第1章　アウト・オヴ・アフリカ

1. Piot P et al. AIDS in a heterosexual population in Zaire. *Lancet* (1984), 2: 65–9.
2. Van de Perre P et al. Female prostitutes: a risk group for infection with HTLV- III. *Lancet* (1985), 2: 524–7.238.
3. Quinn T et al. AIDS in Africa: an epidemiologic paradigm. *Science* (1986), 234: 955–63.
4. Desmyter J et al. Anti LAV-HTLV-III in Kinshasa mothers in 1970 and 1980. Paris: International Conference on AIDS, June 1985.
5. Nzila N et al. The prevalence of infection with HIV over a 10-year period in rural Zaire. *N Eng J Med* (1988), 318: 276–9.
6. Byers R et al. Estimating AIDS infection rates in the San Francisco cohort. *AIDS* (1988), 2: 207–10.
7. Foley B et al. Apparent founder effect during the early years of the San Francisco HIV-1 epidemic (1978–79). *AIDS Res Hum Retrovir* (2000), 15: 1463–9.
8. Moore JD et al. HTLV-III seropositivity in 1971–72 parenteral drug abusers: a case of false positives or evidence of viral exposure. *N Eng J Med* (1986), 314: 1387–8.
9. Garrett L. *The Coming Plague* (Penguin Books, 1994).**
10. Ebola haemorrhagic fever in Zaire 1976. Report of an international commission. *Bull World Health Organ* (1978), 56: 271–93.
11. Wendler I et al. Seroepidemiology of HIV in Africa. *Br Med J* (1986), 293: 782–5.
12. Kawamura M. HIV-2 in West Africa in 1966. *Lancet* (1989), 1: 385.

13. Chiodi F et al. Screening of African sera stored for more than 17 years for HIVantibodies by site-directed serology. *Europ J Epidemiol* (1989), 5: 42-6.
14. US Census Bureau. *HIV/AIDS Surveillance Data Base*, 2006.
15. Otu A et al. Antibody to the AIDS virus in Kaposi's sarcoma in Nigeria. *J Surg Oncol* (1988), 37: 152-5.
16. Levy J et al. Absence of antibodies to HIV in sera from Africa prior to 1975. *Proc Natl Acad Sci USA* (1986), 83: 7935-7.
17. Tabor E et al. Did HIV and HTLV originate in Africa? *JAMA* (1990), 264: 691-2.
18. Sher R et al. Seroepidemiology of HIV in Africa from 1970 to 1974. *N Eng J Med* (1987), 317: 50-1.
19. Piot P et al. Retrospective seroepidemiology of AIDS virus infection in Nairobi populations. *J Infect Dis* (1987), 155: 1108-12.
20. Vangroenweghe D. The earliest cases of HIV-1 group M in Congo-Kinshasa, Rwanda and Burundi and the origin of AIDS. *Phil Trans R Soc Lond B* (2001), 356: 923-5.
21. Lyons H et al. Pneumocystis carinii pneumonia unassociated with other disease. *Arch Intern Med* (1961), 108: 929-36.
22. Hooper E. *The River* (Little Brown, 1999).
23. Shilts R. *And the Band Played on* (Penguin Books, 1987) *
24. Froland S. HIV-1 infection in a Norwegian family before 1970. *Lancet* (1988), 1: 1344-5.
25. Jonassen T et al. Sequence analysis of HIV-1 group O from Norwegian patients infected in the 1960s. *Virol* (1997), 231: 43-7.
26. Bygbjerg I. AIDS in a Danish surgeon (Zaire 1976). *Lancet* (1983), 1: 925.
27. Nemeth A et al. Early case of AIDS in a child from Zaire. *Sex Transm Dis* (1986), 13: 111-13.
28. Rogan E et al. A case of AIDS before 1980. *Can Med Assoc J* (1987), 137: 637-8.
29. Sonnet J et al. Early AIDS cases originating from Zaire and Burundi (1962-1976). *Scand J Infect Dis* (1987), 19: 511-17.
30. Clumeck N et al. AIDS in African patients. *N Eng J Med* (1984), 310: 492-7.
31. Motulsky A et al. Population genetics study in the Congo. I. Glucose-6-phosphate deficiency, hemoglobin S, and malaria. *Am J Hum Gene* (1966), 18: 514-37.
32. Nahmias A et al. Evidence for human infection with HTLV-III/LAV-like virus in Central Africa, 1959. *Lancet* (1986), 1: 1279-80.
33. Zhu T et al. An African HIV-1 sequence from 1959 and implications for the origin of the epidemic. *Nature* (1998), 391: 594-7.
34. Worobey M et al. Direct evidence of extensive diversity of HIV-1 in Kinshasa by 1960. *Nature* (2008), 55: 661-4.
35. Geretti A. HIV-1 subtypes: epidemiology and significance for HIV management. *Curr Opin Infect Dis* (2006), 19: 1-7.
36. Butler I et al. HIV genetic diversity: biological and public health consequences. *Curr HIV Res* (2007), 5: 23-45.
37. Los Alamos National Laboratory. The circulating recombinant forms. www.hiv.lanl.gov/content/sequence/HIV/CRFs/CRFs.html.
38. Paleebu P et al. Effect of HIV-1 envelope subtypes A and D on disease progression in a large cohort of HIV-1 positive persons in Uganda. *J Infect Dis* (2002), 185: 1244-50.
39. John-Stewart G et al. Subtype C is associated with increased vaginal shedding of HIV-1. *J Infect Dis* (2005), 192: 492-6.
40. Novitsky V et al. Viral load and CD4+ T-cell dynamics in primary HIV-1 subtype C infection. *JAIDS* (2009), 50: 65-76.
41. Vidal N et al. Distribution of HIV-1 variants in the Democratic Republic of Congo suggests increase

of subtype C in Kinshasa between 1997 and 2002. *JAIDS* (2005), 40: 456-62.
42. Salemi M et al. Different epidemic potentials of the HIV-1 B and C subtypes. *J Mol Evol* (2005), 60: 598-605.
43. van Harmelen J et al. An association between HIV-1 subtypes and mode of transmission in Cape Town. *AIDS* (1997), 11: 81-7.
44. Taylor B et al. The challenge of HIV-1 subtype diversity. *N Eng J Med* (2008), 358: 1590-602.
45. Peeters M et al. Genetic diversity of HIV in Africa: impact on diagnosis, treatment, vaccine development and trials. *AIDS* (2003), 17: 2547-60. 地図2はこれをもとに改変.
46. Hemelaar J et al. Global and regional distribution of HIV-1 genetic subtypes and recombinants in 2004. *AIDS* (2006), 20: W13-W23.
47. Nadal Y et al. HIV-1 epidemic in the Caribbean is dominated by subtype B. *PLoS ONE* (2009), 4: e4814.
48. CuevasMet al. High HIV-1 genetic diversity in Cuba. *AIDS* (2002), 16: 1643-53.
49. Falk P. Cuba in Africa. *Foreign Affairs* (1987), 65: 1077-96.
50. Kahn O. Cuba's impact in southern Africa. *J Interam Stud World Aff* (1987), 29: 33-54.
51. Abecasis A et al. HIV-1 genetic variants circulation in the north of Angola. *Infect Genet Evol* (2005), 5: 231-7.
52. Bartolo I et al. Highly divergent subtypes and new recombinant forms prevail in the HIV/AIDS epidemic in Angola: new insights into the origins of the AIDS pandemic. *Infect Genet Evol* (2009), 9: 672-82.
53. Nkengasong J et al. Genotypic subtypes of HIV-1 in Cameroon. *AIDS* (1994), 8: 1405-12.
54. Delaporte E et al. Epidemiological and molecular characteristics of HIV infection in Gabon, 1986-94. *AIDS* (1996), 10: 903-10.
55. Mboudjeka I et al. Genetic diversity of HIV-1 group M from Cameroon and Republic of Congo. *Arch Virol* (1999), 144: 2291-311.
56. Ortiz M et al. Molecular epidemiology of HIV-1 subtypes in Equatorial Guinea. *AIDS Res Hum Retrovir* (2001), 17: 851-5.
57. Muller-Trutwin Met al. Increase of HIV-1 subtype A in Central African Republic. *JAIDS* (1999), 21: 164-71.
58. Vidal N et al. High genetic diversity of HIV-1 strains in Chad, West Central Africa. *JAIDS* (2003), 33: 239-46.
59. Vidal N et al. Unprecedented degree of HIV-1 group Mgenetic diversity in the Democratic Republic of Congo suggests that the HIV-1 pandemic originated in Central Africa. *J Virol* (2000), 74: 10498-507.
60. Kalish M et al. Recombinant viruses and early global HIV-1 epidemic. *Emerg Infect Dis* (2004), 10: 1227-34.
61. Niama F et al. HIV-1 subtypes and recombinants in the Republic of Congo. *Infect Genet Evol* (2006), 6: 337-43.

第2章　起源

1. Peterson D. *Jane Goodall* (Houghton Mifflin, 2006).
2. Greene M. *Jane Goodall. A Biography* (Greenwood Press, 2005).
3. Goodall J. *Through a Window* (Houghton Mifflin, 1990).
4. Wildman DE et al. Implications of natural selection in shaping 99.5% nonsynonymous DNA identity between humans and chimpanzees: enlarging genus Homo. *Proc Natl Acad Sci USA* (2003), 100: 7181-8.

5. International Union for Conservation of Nature. *West African chimpanzees. Status survey and conservation action plan* (2004).
6. Teleki G. Population status of wild chimpanzees and threats to survival. In Hetne P and Marquardt L (eds.), *Understanding chimpanzees* (Harvard University Press, 1989).
7. Mathis M. *Vie et moeurs des anthropoides* (Payot, 1954).
8. Mathis C. *L'oeuvre des pastoriens en Afrique Noire, Afrique Occidentale Française* (PUF, 1946).
9. Wilbert R et al. 'Pastoria', centre de recherches biologiques et d'élevage de singes. *Bull Soc Pathol Exot* (1931), 24: 131–48.
10. Leroy E et al. Multiple Ebola virus transmission events and rapid decline of central African wildlife. *Science* (2004), 303: 387–90.
11. Tutin C et al. Nationwide census of gorilla and chimpanzee populations in Gabon. *Am J Primatol* (1984), 6: 313–36.
12. Tutin C et al. *Regional action plan for the conservation of chimpanzees and gorillas in Western Equatorial Africa*. www.primate-sg.org//PDF/ApesRAP.French2.pdf.
13. Manson J et al. Intergroup aggression in chimpanzees and humans. *Curr Anthropol* (1991), 32: 369–90.
14. Vigilant L et al. Paternity and relatedness in wild chimpanzee communities. *Proc Natl Acad Sci USA* (2001), 98: 12890–5.
15. Tutin C. Saving the gorillas and chimpanzees of the Congo basin. *Reprod Fertil Dev* (2001), 13: 469–76.
16. Peeters M et al. Isolation and partial characterization of an HIV-related virus occurring naturally in chimpanzees in Gabon. *AIDS* (1989), 3: 625–30.
17. Huet T et al. Genetic organization of a chimpanzee lentivirus related to HIV-1. *Nature* (1990), 345: 356–9.
18. Janssens W et al. Phylogenetic analysis of a new chimpanzee lentivirus SIVcpz-gab2 from a wild-captured chimpanzee from Gabon. *AIDS Res Hum Retrovir* (1994), 10: 1191–2.
19. Peeters M et al. Isolation and characterization of a new chimpanzee lentivirus from a wildcaptured chimpanzee. *AIDS* (1992), 6: 447–51.
20. Vanden HaeseveldeMet al. Sequence analysis of a highly divergent HIV-1 related lentivirus isolated from a wild captured chimpanzee. *Virology* (1996), 221: 346–50.
21. Gao F et al. Origin of HIV-1 in the chimpanzee Pan troglodytes troglodytes. *Nature* (1999), 397: 436–41. 図1はこれをもとに改変.
22. Gilden R et al. HTLV-III antibody in a breeding chimpanzee not experimentally exposed to the virus. *Lancet* (1986), 1: 678–9.
23. Corbet S et al. env sequences of simian immunodeficiency viruses from chimpanzees in Cameroon are strongly related to those of HIV group N from the same geographic area. *J Virol* (2000), 74: 529–34.
24. Santiago M et al. SIVcpz in wild chimpanzees. *Science* (2002), 295: 465.
25. Keele B et al. Chimpanzee reservoirs of pandemic and nonpandemic HIV-1. *Science* (2006), 313: 523–6. 図3はこれをもとに改変.
26. Santiago M et al. Foci of endemic SIV infection in wild-living eastern chimpanzees. *J Virol* (2003), 77: 7545–62. 図2はこれをもとに改変.
27. Sharp P et al. SIV infection in chimpanzees. *J Virol* (2005), 79:3891–902.
28. Li Y et al. Molecular epidemiology of SIV in eastern chimpanzees and gorillas. Abstract presented at the 17th Conference on Retroviruses and Opportunistic Infections, San Francisco, February 2010.
29. Prince A et al. Lack of evidence for HIV type 1-related SIVcpz infection in captive and wild chimpanzees in West Africa. *AIDS Res Hum Retrovir* (2002), 9: 657–60.

30. Van Heuverswyn F et al. Genetic diversity and phylogeographic clustering of SIVcpz in wild chimpanzees in Cameroon. *Virology* (2007), 368: 155–71.
31. Neel C et al. Molecular epidemiology of simian immunodeficiency virus infection in wild-living gorillas. *J Virol* (2010), 84: 1464–76.
32. Van Heuverswyn F et al. SIV infection in wild gorillas. *Nature* (2006), 444: 164.
33. Takehisa J et al. Origin and biology of SIV in wild-living western gorillas. *J Virol* (2009), 83: 1635–48.
34. de Waal F et al. *Bonobo* (University of California Press, 1997).
35. de Waal F. Behavioral contrast between bonobo and chimpanzee. In Heltne P and Marquardt L (eds.), *Understanding Chimpanzees* (Harvard University Press, 1989).
36. Kaon T. The sexual behaviour of pygmy chimpanzees. In Heltne P and Marquardt L (eds.), 上掲書所収．
37. Van Dooren S et al. Lack of evidence for SIV infection among bonobos. *AIDS Res Hum Retrovir* (2002), 18: 213–16.
38. Lowenstine LJ et al. Seroepidemiologic survey of captive old-world primates for antibodies to human and simian retroviruses, and isolation of a lentivirus from sooty mangabeys. *Int J Cancer* (1986), 38: 563–74.
39. Sharp P et al. The evolution of HIV-1 and the origin of AIDS. *Phil Trans R Soc B* (2010), 365: 2487–94.

第3章　タイミング

1. Iliffe J. *The African AIDS Epidemic* (Ohio University Press, 2006).
2. Kapita B. *Sida en Afrique* (Éditions Centre de Vulgarisation Agricole, 1988).
3. Pales L. État actuel de la paléopathologie. Contribution à l'étude de la pathologie comparative. 医学博士論文. ボルドー大学 1929 年.
4. Gabai M. *L'ambulance chirurgicale légère 222 du Corps d'Armée coloniale dans la guerre 1939–1940* (Jouve et Cie, 1941).
5. Trezenem E. *L'Afrique Équatoriale Française* (Éditions Maritimes et Coloniales, 1955).
6. Archives Nationales d'Outre-Mer, Aix-en-Provence. Files 3H7, 3H9, 3H12, 3H13, 3H14, 3H34, 3H36, 3H37, 3H52, 3H53.
7. Sautter G. Notes sur la construction du chemin de fer Congo-Océan (1921–34). *Cah Etud Afr* (1967), 7: 219–99.
8. Coquery-Vidrovitch C. *Le Congo au temps des grandes compagnies concessionnaires 1898–1930* (Éditions de l'EHESS, 2002).
9. Headrick R. *Colonialism, Health and Illness in French Equatorial Africa, 1885 -1935* (African Studies Association Press, 1994).
10. Lefrou G. Contribution à l'étude de l'utilisation de la main d'œuvre indigène. Considérations médicales sur le personnel des chantiers de construction du chemin de fer Congo-Océan. *Ann Med Pharm Col* (1927), 25: 5–51.
11. Pales L. Les lésions anatomopathologiques de la pneumococcie en AEF d'après 85 autopsies. *Bull Soc Pathol Exot* (1933), 26: 1182–91.
12. Pales L. Les lésions anatomopathologiques de la pneumococcie en AEF d'après 85 autopsies. *Bull Soc Pathol Exot* (1934), 27: 45–55.
13. Pales L. La tuberculose des Noirs vue d'Afrique Équatoriale Française. *Revue de la Tuberculose* (1938), 4: 190–8.
14. Auclert J. Contribution à l'étude de la tuberculose des Noirs et de ses lésions anatomiques en Afrique

Équatoriale Française. 医学博士論文. マルセイユ大学 1937 年.
15. Korber B et al. Limitations of a molecular clock applied to considerations of the origin of HIV-1. *Science* (1998), 280: 1868–71.
16. Korber B et al. Timing the ancestor of the HIV-1 pandemic strains. *Science* (2000), 288: 1789–96.
17. Yusim K et al. Using HIV-1 sequences to infer historical features of the AIDS epidemic and HIV evolution. *Phil Trans R Soc London B* (2001), 356: 855–66.
18. Sharp P et al. The origins of acquired immune deficiency syndrome viruses: where and when? *Phil Trans R Soc London B* (2001), 356: 867–76.
19. Mokili J et al. The spread of HIV in Africa. *J Neurovirol* (2005), 111(suppl 1): 66–75.
20. Weiss RA. Natural and iatrogenic factors in HIV transmission. *Phil Trans R Soc London B* (2001), 356: 947–53.
21. Worobey M et al. Direct evidence of extensive diversity of HIV-1 in Kinshasa by 1960. *Nature* (2008), 55: 661–4.
22. Wertheim JO et al. Dating the age of the SIV lineages that gave rise to HIV-1 and HIV-2. *PLoS Comput Biol* (2009), 5: e1000377.

第4章　カットハンター

1. Calattini S et al. Simian foamy virus transmission from apes to humans, rural Cameroon. *Emerg Infect Dis* (2007), 13: 1314–20.
2. Wolfe N et al. Naturally acquired simian retrovirus infection in central African hunters. *Lancet* (2004), 363: 932–7.
3. SwitzerWet al. Frequent simian foamy virus infection in persons occupationally exposed to non-human primates. *J Virol* (2004), 78: 2780–9.
4. Briat RL. Cameroun, Togo. Encyclopédie coloniale et maritime,1951.
5. Le chimpanzé. *Congo Illustré* (1894): 23–4.
6. Tutin C. Écologie et organisation sociale des primates de la forêt tropicale africaine: aide à la compréhension de la transmission des rétrovirus. *Bull Soc Pathol Exot* (2000), 93: 157–61.
7. Ndembi N et al. HIV-1 infection in Pygmy hunter gatherers is from contact with Bantu rather than from nonhuman primates. *AIDS Res Hum Retrovir* (2003), 19: 435–9.
8. Leplae E. *La chasse et la pêche au Congo Belge* (Ceuterick, 1939).
9. Tutin C. Saving the gorillas and chimpanzees of the Congo basin. *Reprod Fertil Dev* (2001), 13: 469–76.
10. *Rapport annuel du gouvernement français sur l'administration sous mandat des territoires du Cameroun pour l'année 1922* (1923).
11. *Rapport annuel sur l'administration de la colonie du Congo belge pendant l'année, présenté aux Chambres législatives* (1927, 1945).
12. Leplae E. *Les grands animaux de chasse du Congo Belge* (Ministère des Colonies, 1925).
13. De Limbourg J. La faune congolaise en péril. *Bulletin du Centre d'Études des Problèmes Sociaux Indigènes* (1957), 39: 27–45.
14. Frechkop S. *Mammifères et oiseaux protégés au Congo Belge* (Institut des Parcs Nationaux du Congo Belge, 1936).
15. Guernier E. *Afrique Équatoriale Française*. Encyclopédie coloniale et maritime (1950).
16. Perrois L. *Peuples et civilisations de la grande forêt* (ORSTOM,1967).
17. Ngoma B. Herméneutique de quelques interdits et structures de défoulement en société yombe. *Zaire-Afrique* (1976), 16: 489–500.
18. Staner P. *Chasse et pêche au Congo belge* (Larcier, 1948).

19. Wolfe N et al. Exposure to non-human primates in rural Cameroon. *Emerg Infect Dis* (2004), 10: 2094-9.

20. Neel C et al. Molecular epidemiology of simian immunodeficiency virus infection in wild-living gorillas. *J Virol* (2010), 84: 1464-76.

21. Ondoa P et al. In vitro susceptibility to infection with SIVcpz and HIV-1 is lower in chimpanzees than in human peripheral blood mononuclear cells. *J Med Virol* (2002), 67: 301-11.

22. Sharp P et al. SIV infection in chimpanzees. *J Virol* (2005), 79: 3891-902.

23. Kestens L et al. Phenotypic and functional parameters of cellular immunity in a chimpanzee with a naturally acquired SIV infection. *J Infect Dis* (1995), 172: 957-63.

24. Novembre F et al. Development of AIDS in a chimpanzee infected with HIV-1. *J Virol* (1997), 71: 4086-91.

25. Novembre F et al. Rapid CD4 T-cell loss induced by HIV-1 in uninfected and previously infected chimpanzees. *J Virol* (2001), 75: 1533-9.

26. O'Neill S et al. Progressive infection in a subset of HIV-1-positive chimpanzees. *J Infect Dis* (2000), 182: 1051-62.

27. Santiago M et al. Foci of endemic SIV infection in wild-living eastern chimpanzees. *J Virol* (2003), 77: 7545-62

28. Keele BF et al. Increased mortality and AIDS-like immunopathology in wild chimpanzees infected with SIVcpz. *Nature* (2009), 460: 515-19.

29. Heeney J et al. Transmission of simian immunodeficiency virus SIVcpz and the evolution of infection in the presence and absence of concurrent HIV-1 infection in chimpanzees. *J Virol* (2006), 80: 7208-18.

30. Ondoa P et al. Longitudinal comparison of virus load parameters and CD8 T-cell suppressive capacity in two SIVcpz-infected chimpanzees. *J Med Primatol* (2001), 30: 243-53.

31. Brenner BG et al. High rates of forward transmission events after acute/early HIV-1 infection. *J Infect Dis* (2007), 195: 951-9.

32. Ippolito G et al. Occupational HIV infection in health care workers: worldwide cases through September 1997. *Clin Infect Dis* (1999), 28:365-83.

33. Cardo D et al. A case-control study of HIV seroconversion in health care workers after percutaneous exposure. *N Eng J Med* (1997), 337: 1485-90.

34. Hooper E. *The River* (Little Brown and Company, 1999).

35. Plotkin S. Chimpanzees and journalists. *Vaccine* (2004), 22: 1829-30.

36. Plotkin S. CHAT oral polio vaccine was not the source of HIV-1 groupM for humans. *Clin Infect Dis* (2001), 32: 1068-84.

37. Osterrieth P. Oral polio vaccine: fact versus fiction. *Vaccine* (2004), 22: 1831-5.

38. Blancou P et al. Polio vaccine samples not linked to AIDS. *Nature* (2001), 410: 1045-6.

39. Poinar H et al. Molecular analyses of oral polio vaccine samples. *Science* (2001), 292: 743-4.

40. Berry N et al. Vaccine safety: analysis of oral polio vaccine CHAT stocks. *Nature* (2001), 410: 1047.

41. Worobey M et al. Contamination polio vaccine theory refuted. *Nature* (2004), 428: 820.

42. Gilks C. AIDS, monkeys and malaria. *Nature* (1991), 354: 262.

43. Blacklock D et al. A parasite resembling Plasmodium falciparum in a chimpanzee. *Ann Trop Med Parasitol* (1922), 16: 99-106.

44. BlacklockDet al. The pathological effects produced by Strongyloides in a chimpanzee. *Ann Trop Med Parasitol* (1922), 16: 283-91.

45. Troisier A. Le groupe sanguin II de l'homme chez les chimpanzés. *Ann Inst Pasteur* (1928), 42: 363.

46. Contacos P et al. Experimental adaptation of simian malarias to abnormal hosts. *J Parasitol* (1963), 49: 912-18.

47. Rodhain J et al. Sur la spécificité des plasmodiums des anthropoides de l'Afrique centrale. *Compt Rend Soc Biol* (1938), 127: 1467–8.
48. Rodhain J. Les plasmodiums des anthropoides de l'Afrique centrale et leurs relations avec les plasmodiums humains. *Ann Soc Bel Med Trop* (1940), 20: 489–505.
49. Rodhain J. Les plasmodiums des anthropoides de l'Afrique centrale et leurs relations avec les plasmodiums humains. Réceptivité de l'homme au Plasmodium malariae (Plasmodium rodhaini Brumpt) du chimpanzé. *Compt Rend Soc Biol* (1940), 133: 276–7.
50. Rodhain J. Les plasmodiums des anthropoides de l'Afrique centrale et leurs relations avec les plasmodiums humains. *Bull Acad R Med Belgique* (1941), 6: 21–60.
51. Rodhain J et al. L'infection à Plasmodium malariae du chimpanzé chez l'homme. Étude d'une première souche isolée de l'anthropoide Pan satyrus verus. *Ann Soc Bel Med Trop* (1943), 23: 19–46.
52. Rodhain J et al. Contribution à l'étude du Pl. schwetzi E. Brumpt (3ème note). L'infection à Plasmodium schwetzi chez l'homme. *Ann Soc Bel Med Trop* (1955), 35: 757–75.
53. Pettit A. *Sérothérapie antipoliomyélitique d'origine animale* (Masson, 1936).
54. Réal J. *Voronoff* (Stock, 2001).
55. Le prix du singe. *Le Figaro*, 27 October 1922.
56. On avait même songé à ça. *L'Étoile de l'AEF*, 18 January 1934.
57. Voronoff S et al. *Testicular Grafting from Ape to Man*. (Brentano's, 1929).

第5章　過渡期のアフリカ社会

1. Ndaywel è Nziem I. *Histoire générale du Congo* (Duculot, 1996).
2. Curtin P. *The Atlantic Slave Trade* (University of Wisconsin Press, 1969).
3. Klein H. *The Atlantic Slave Trade* (Cambridge University Press, 1999).
4. Eltis D et al. *The Trans-Atlantic Slave Trade.* A database on CD-ROM (Cambridge University Press, 1999).
5. Hotez PJ et al. The neglected tropical diseases of Latin America and the Caribbean: a review of disease burden and distribution and a roadmap for control and elimination. *PLoS Negl Trop Dis* (2008), 2: e300. doi:10.1371/ journal.pntd. 0000300.
6. Lammie P et al. Eliminating lymphatic filariasis, onchocerciasis, and schistosomiasis from the Americas: breaking a historical legacy of slavery. *PLoS Negl Trop Dis* (2007), 1: e71. doi:10.1371/ journal. pntd.0000071.
7. Morgan J et al. Schistosoma mansoni and Biomphalaria: past history and future trends. *Parasitology* (2001), 123: S211-S228.
8. Marr J. Merchants of death: the role of slave trade in the transmission of disease from Africa to America. *Pharos of Alpha Omega Honor Medical Society* (1982): 31–5.
9. Martial J. Hepatitis C virus (HCV) genotypes in the Caribbean island of Martinique: evidence for a large radiation of HCV-2 and for a recent introduction from Europe of HCV-4. *J ClinMicrobiol* (2004), 42: 784–91.
10. Andernach IE et al. Slave trade and Hepatitis B virus genotypes and subgenotypes in Haiti and Africa. *Emerg Infect Dis* (2009), 15: 1222–8.
11. Verdonck K et al. HTLV-1: recent knowledge about an ancient infection. *Lancet Infect Dis* (2007), 7: 266–81.
12. Rego F et al. HTLV-1 molecular study in Brazilian villages with African characteristics giving support to the post-Columbian introduction hypothesis. *AIDS Res Hum Retrovir* (2008), 24: 673–7.
13. Casseb J et al. Lack of tax diversity for tropical spastic paraparesis/HTLV-1 associated myelopathy development in HTLV-1 infected subjects in Sao Paulo, Brazil. *Mem Inst Oswaldo Cruz* (2006),

101:273-6.

14. Van Dooren S et al. Evidence for a post-Columbian introduction of HTLV-1 in Latin America. *J Gen Virol* (1998), 79: 2695-708.
15. Gessain A et al. Low degree of HTLV-1 genetic drift in vivo as a means of monitoring viral transmission and movement of ancient human populations. *J Virol* (1992), 66: 2288-95.
16. Pakenham T. *The Scramble for Africa* (HarperCollins, 2003).
17. De St-Moulin L. Contribution à l'histoire de Kinshasa. *Zaire-Afrique* (1976), 108: 461-73.
18. Hochschild A. *King Leopold's Ghost* (Mariner Books, 1999).
19. Ngalla DN. *Les missions catholiques et l'évolution sociale au Congo Brazzaville de 1880 à 1930* (Éditions Presse et Culture, 1993).
20. Goyau G. *Monseigneur Augouard* (Plon, 1926).
21. Beslier G. *L'apôtre du Congo. Mgr Augouard* (Éditions de la Vraie France, 1946).
22. Mathieu M. *Monseigneur Augouard. Un poitevin roi du Congo* (Geste Éditions, 2006).
23. Frey R. Brazzaville. *Capitale de l'Afrique Équatoriale Française*. Encyclopédie mensuelle d'outre-mer, 1954.
24. Coquery-Vidrovitch C. *Le Congo au temps des grandes compagnies concessionaires 1898-1930* (Éditions de l'EHESS, 2002).
25. Martin J. *Savorgnan de Brazza, 1852-1905* (Les Indes Savantes, 2005).
26. Villien F et al. *Bangui, capitale d'un pays enclavé d'Afrique centrale* (CRET, 1990).
27. Ngando BA. *La France au Cameroun 1916-1939* (L'Harmattan, 2002).
28. Maurel A. *Le Congo* (L'Harmattan, 1992).
29. Naval Intelligence Division. Geographical Handbook Series. *The Belgian Congo* (1944).
30. Headrick R. *Colonialism, Health and Illness in French Equatorial Africa, 1885-1935* (African Studies Association Press, 1994).
31. *Rapport annuel adressé par le gouvernement français au conseil de la Société des Nations conformément à l'article 22 du pacte sur l'administration sous mandat du territoire du Cameroun pour l'année 1931* (1932).
32. Gondola C. *The History of Congo* (Greenwood Press, 2002).
33. Franqueville A. *Yaoundé* (ORSTOM,1984).
34. Lotte A. Aperçu sur la situation démographique de l'AEF. *Med Trop* (1953), 13: 304-19.
35. Pouquet J. *L'Afrique Équatoriale Française et le Cameroun* (PUF, 1954).
36. Capelle E. *La cité indigène de Léopoldville* (Centre d'Étude des Problèmes Sociaux Indigènes, 1947).
37. Baumer G. *Les centres indigènes extracoutumiers au Congo belge* (Éditions Domat-Monchrestien, 1939).
38. Leleux A. *La cité indigène de Kinshasa* (Courrier d'Afrique,1934).
39. Romaniuk A. *La fécondité des populations congolaises* (Mouton,1967).
40. Gondola C. Oh, rio-ma! Musique et guerre des sexes à Kinshasa, 1930- 90. *Rev Fr Hist O-M* (1997), 84: 51-81.
41. Comité Franco-Belge d'Études Coloniales. *La crise économique au Congo Belge et en Afrique Équatoriale Française* (1931).
42. Jewsiewicki B. The great depression and the making of the colonial economic system in the Belgian Congo. *Afr Econ Hist* (1977): 153-76.
43. Comhaire-Sylvain S. *Food and Leisure among the African Youth of Leopoldville* (University of Cape Town, 1950).
44. Gondola C. *Villes miroirs* (L'Harmattan, 1997).
45. La Fontaine JS. *City Politics* (Cambridge University Press, 1970).
46. Shapiro D. *Kinshasa in Transition* (University of Chicago Press, 2003).

47. Devauges R. *Le chômage à Brazzaville en 1957* (ORSTOM, 1959).
48. McDonald G et al. *Area Handbook for the People's Republic of the Congo* (The American University,1971).
49. Vanderlinden J. *Pierre Ryckmans 1891-1959* (De Boeck Université, 1994).
50. De St-Moulin L. L'effort de guerre 1940-1945 au Zaire. *Zaire-Afrique* (1985), 142: 91-104.
51. Van Wing J. Quelques aspects de l'état social des populations congolaises. *Bulletin des séances de l'Institut Royal Colonial Belge* (1947), 18: 185-201.
52. Van Wing J. Le Congo déraille. 上掲年報 (1951), 22: 1-8.
53. Trezenem E. *L'Afrique Équatoriale Française* (Éditions Maritimes et Coloniales, 1955).
54. MacGaffey G et al. *US Army Area Handbook for the Republic of Congo* (The American University, 1962).
55. Biaya TK. La culture urbaine dans les arts populaires d'Afrique. *Can J Afr Stud* (1996), 30: 345-70.
56. Gondola C. O, Kisasa makambo! Métamorphose et représentations urbaines de Kinshasa à travers le discours musical des années 1950-60. *Le Mouvement Social* (2003): 109-29.
57. Colin P. *Un recensement des activités indépendantes à la cité indigène de Léopoldville* (Éditions de la Direction de l'Information, 1956).
58. Comhaire-Sylvain S. *Femmes de Kinshasa, hier et aujourd'hui* (Mouton, 1968).
59. Centre d'études des questions économiques africaines. *Le revenu des populations indigènes du Congo-Léopoldville* (Université Libre de Bruxelles, 1963).
60. Romaniuk A. *Démographie congolaise au milieu du XXe siècle* (Presses Universitaires de Louvain, 2006).
61. Baeck L. Léopoldville, phénomène urbain africain. *Zaire* (1956), 10: 613-36.
62. Denis J. *Le phénomène urbain en Afrique centrale* (Académie Royale des Sciences Coloniales, 1958).
63. Lamal F. L'exode massif des hommes adultes vers Léopoldville. *Zaire* (1959), 13: 365-77.
64. Congo Belge. *Enquêtes démographiques. Cité Léopoldville* (1957).
65. Raymaekers P. *L'organisation des zones de squatting* (Éditions Universitaires, 1964).
66. Akoto Mandjale E et al. Démographie zairoise. In Janssens PG (ed.), *Médecine et Hygiène en Afrique centrale de 1885 à nos jours* (Fondation Roi Beaudoin, 1992).
67. McDonald G et al. *Area Handbook for the Democratic Republic of the Congo* (The American University, 1971).
68. Bernard G. L'Africain et la ville. *Cah Etud Afr* (1973), 13: 575-86.
69. Mbumba N. *Kinshasa 1881-1981* (Centre de Recherches Pédagogiques, 1982).
70. Pain M. Kinshasa. *La ville et la cité* (ORSTOM, 1984).
71. République démocratique du Congo. *Étude socio-démographique de Kinshasa 1967* (1969).
72. Ziavoula RE. *Brazzaville, une ville à reconstruire* (Karthala, 2006).
73. Gondola C. Kinshasa et Brazzaville: brève histoire d'un mariage séculaire. *Zaire-Afrique* (1990), 249: 493-501.
74. Entre Kin et Brazza: le 'pont Fima'. *Zaire* : 18-23.
75. *Rapport annuel du gouvernement français à l'assemblée générale des Nations-Unies sur l'administration du Cameroun placé sous la tutelle de la France. Année 1957* (1958).
76. Franqueville A. *Une Afrique entre le village et la ville* (ORSTOM,1987).

第6章　最古の商売

1. Côté AM et al. Transactional sex is the driving force in the dynamics of HIV in Accra, Ghana. *AIDS* (2004), 18: 917-25.
2. Alary M et al. The central role of clients of female sex workers in the dynamics of heterosexual HIV

transmission in sub-Saharan Africa. AIDS (2004), 18: 945–7.

3. Piot P et al. Retrospective seroepidemiology of AIDS virus infection in Nairobi populations. *J Infect Dis* (1987), 155: 1108–12.
4. Lauro A. Coloniaux, ménagères et prostituées au Congo belge (Éditions Labor, 2005).
5. Gouvernement français. *Rapport au Ministre des Colonies sur l'administration des territoires occupés du Cameroun pendant l'année 1921*(1922).
6. Songué P. *Prostitution en Afrique* (L'Harmattan, 1986).
7. Rich J. Une Babylone noire: interracial unions in colonial Libreville, c.1860–1914. *Fr Colon Hist* (2003), 4: 145–70.
8. Colle P. *Les Baluba* (Dewit, 1913).
9. Torday E et al. *Notes ethnographiques sur des populations habitant les bassins du Kasai et du Kwango oriental* (Musée du Congo Belge, 1922).
10. West R. *Brazza of the Congo* (Jonathan Cape, 1972).
11. Romaniuk A. *La fécondité des populations congolaises* (Mouton, 1967).
12. Martin P. *Loisirs et société à Brazzaville pendant l'ère coloniale* (Karthala, 2005).
13. Castellani C. *Les femmes au Congo* (Flammarion, 1898).
14. Vermeersch A. *La femme congolaise* (Dewit, 1914).
15. Eynikel H. *Congo belge* (Duculot, 1984).
16. Jeurissen L. Quand le métis s'appelait mulâtre. *Cah Migr* (2003), 29: 14–44.
17. Coppens P. Le problème des mulâtres. *Zaire* (1947), 1: 733–53.
18. Bolamba AR. A propos de la prostitution. *Voix du Congolais* (1952): 330–2.
19. Biaya T. La culture urbaine dans les arts populaires d'Afrique: analyse de l'ambiance Zairoise. *Can J Afr Stud* (1996), 30: 345–70.
20. Hunt NR. STDs, suffering, and their derivatives in Congo-Zaire: notes towards an historical ethnography of disease. In Becker C et al. (eds.), *Vivre et penser le sida en Afrique/Experiencing and Understanding AIDS in Africa* (Codesria, Karthala, IRD, 1999).
21. Congo Belge. Hôpital des Noirs de Boma. *Rapport annuel* (1909).
22. Congo Belge. *Rapport sur l'hygiène publique* (1912).
23. Congo Belge. Hôpital des Blancs de Léopoldville. *Rapport annuel* (1912).
24. *Rapport annuel du gouvernement français sur l'administration sous mandat des territoires du Cameroun pour l'année 1922* (1923).
25. 上掲報告書 1923 年版 (1924).
26. De Baudre. *Le danger vénérien* (Imprimerie du Gouvernement,1928).
27. *Rapport annuel du gouvernement français aux Nations-Unies sur l'administration du Cameroun placé sous la tutelle de la France. Année 1947* (1948).
28. Rousseau. Les maladies transmissibles observées dans les colonies françaises et territoires sous mandat (MTOCFTSM) pendant l'année 1927. *Ann Med Pharm Col* (1929), 27: 237–41.
29. Ledentu. MTOCFTSM pendant l'année 1929. *Ann Med Parm Col* (1931), 29: 661–851.
30. Marque. MTOCFTSM pendant l'année 1931. *Ann Med Pharm Col* (1933), 31: 123–322.
31. Ledentu. MTOCFTSM pendant l'année 1933. *Ann Med Pharm Col* (1935), 33: 552–815.
32. Territoire du Moyen-Congo. *Rapport annuel* (1945).
33. Territoire du Moyen-Congo. Rapport médical annuel. Deuxième partie *Commentaires* (1954).
34. Afrique Équatoriale Française.Colonie du Gabon. Service de Santé. *Rapport médical annuel* (1932).
35. 上掲報告書 (1933).
36. Afrique Équatoriale Française.Oubangui-Chari. Service de Santé. *Rapport annuel* (1929).
37. 上掲報告書 (1945).
38. 上掲報告書 (1932).

39. Sautter G. Notes sur la construction du chemin de fer Congo-Océan (1921-1934). *Cah Etud Afr* (1967), 7: 219-99.
40. Coquery-Vidrovitch C. *Le Congo au temps des grandes compagnies concessionnaires 1898-1930* (Éditions de l'EHESS, 2002).
41. Headrick R. *Colonialism, Health and Illness in French Equatorial Africa, 1885- 1935* (African Studies Association Press, 1994).
42. Gondola C. *Villes miroirs* (L'Harmattan, 1997).
43. Congo Belge. *Rapport sur l'hygiène* (1932).
44. Capelle E. *La cité indigène de Léopoldville* (Centre d'Étude des Problèmes Sociaux Indigènes, 1947).
45. Pons V. *Stanleyville* (Oxford University Press, 1969).
46. Verhaegen B. *Enquête démographique par sondage 1955-57 - Province Orientale - District de Stanleyville - District du Haut-Uele* (Les cahiers du CEDAF, 1978).
47. Verhaegen B. *Le centre extra-coutumier de Stanleyville* (Les cahiers du CEDAF, 1981).
48. Comhaire-Sylvain S. *Food and Leisure among the African Youth of Leopoldville* (University of Cape Town, 1950).
49. Mwepu B. La vie des femmes légères, dites 'libres', au centre extracoutumier d'Elisabethville. *Bulletin du Centre d'Études des Problèmes Sociaux Indigènes* (1951), 17: 175-83.
50. Bongolo H. A propos des 'coutume indigènes' qui se pratiquent à la cité indigène de Léopoldville. 上掲年報 (1948), 5: 36-46.
51. Van Wing J. La polygamie au Congo Belge. *J Int Afr Inst* (1947), 17: 93-102.
52. La Fontaine JS. *The Free Women of Kinshasa* (Athlone Press, 1974).
53. Denis J. *Le phénomène urbain en Afrique centrale* (Académie Royale des Sciences Coloniales, 1958).
54. Bruaux P et al. La lutte contre les infections vénériennes à Léopoldville. *Ann Soc Bel Med Trop* (1957), 37: 801-13.
55. Tshingi K. *Kinshasa à l'épreuve de la désagrégation nationale* (L'Harmattan, 2007).
56. Romaniuk A. *L'aspect démographique de la stérilité des femmes congolaises* (Éditions de l'Université, 1963).
57. Morison L et al. Commercial sex and the spread of HIV in four cities in sub-Saharan Africa. *AIDS* (2001), 15: S61-S69.
58. Ngandu E. La prostitution ronge le Congo. *Voix du Congolais* (1945): 209-21.
59. Mupenda JE. Prostitution et polygamie. *Voix du Congolais* (1947): 821-2.
60. Wassa F. Liberté de la femme noire et prostitution. *Voix du Congolais* (1947): 71-2.
61. Omari AJ. Remèdes contre la prostitution. *Voix du Congolais* (1951): 59-63.
62. Omari AJ. Les conséquences de la prostitution sur les mariages. *Voix du Congolais* (1952): 134-5.
63. Mathieu M. *Monseigneur Augouard* (Geste Éditions, 2006).
64. Ngalla DN. *Les missions catholiques et l'évolution sociale au Congo Brazzaville de 1880 à 1930* (Éditions Presse et Culture, 1993).
65. Balandier G. *Sociologie des Brazzaville noires* (Presses de la Fondation Nationale des Sciences Politiques, 1985).
66. Soret M. *Démographie et problèmes urbains en AEF* (Mémoires de l'Institut d'Études Centrafricaines, 1954).
67. Balandier G. *Ambiguous Africa* (Pantheon Books, 1966).
68. Mokondzi O et al. Halte à la prostitution. *La Semaine de l'AEF*, 23 July to 24 September 1955.
69. Schwarz A. Illusion d'une émancipation et aliénation réelle de l'ouvrière zairoise. *Can J Afr Stud* (1972), 6: 183-212.
70. Raymaekers P. *L'organisation des zones de squatting* (Éditions Universitaires, 1964).
71. Gondola C. Bisengo ya la joie. Fête, sociabilité et politique dans les capitales congolaises. In Goerg O

(ed.), *Fêtes urbaines en Afrique* (Karthala, 1999).
72. Yoka L. *Kinshasa, signes de vie* (L'Harmattan, 1999).
73. Comhaire-Sylvain S. *Femmes de Kinshasa, hier et aujourd'hui* (Mouton, 1968).
74. Congo: la prostitution se camoufle. *Zaire*, 13 April 1970, 10-11.
75. L'histoire naturelle des filles de joie. *Zaire* (1969), 42:10-15.

第７章　ウイルスの感染と伝播

1. Drucker E et al. The injection century: massive sterile injections and the emergence of human pathogens. *Lancet* (2001), 358: 1989-92.
2. Morgan D et al. HIV-1 infection in rural Africa: is there a difference in median time to AIDS and survival compared with that in industrialized countries? *AIDS* (2002), 16: 597-603.
3. Pepin J et al. Parenteral transmission during excision and treatment of tuberculosis and trypanosomiasis may be responsible for the HIV-2 epidemic in Guinea-Bissau. *AIDS* (2006), 20: 1303-11.
4. Carreira A. *Mandingas da Guiné Portuguesa* (Centre de Estudos da Guiné Portuguesa, 1947).
5. Mast EE et al. Risk factors for perinatal transmission of Hepatitis C virus and the natural history of HCV infection acquired in infancy. *J Infect Dis* (2005), 192: 1880-9.
6. Vandelli C. Lack of evidence of sexual transmission of Hepatitis C among monogamous couples: results of a 10-year prospective follow-up study. *Am J Gastroenterol* (2004), 99: 855-9.
7. Des Jarlais D et al. HIV-1 infection among intravenous drug users in Manhattan, New York City. *JAMA* (1989), 261: 1008-12.
8. Robertson JR et al. Epidemic of AIDS related virus (HTLV-III/LAV) infection among intravenous drug users. *Br Med J* (1986), 292: 527-9.
9. Angarano G et al. Rapid spread of HTLV-III among drug addicts in Italy. *Lancet* (1985), 2: 1302.
10. Rodrigo JM et al. HTLV-III antibodies in drug addicts in Spain. *Lancet* (1985), 2: 156-7.
11. Robert CF et al. Behavioural changes in intravenous drug users in Geneva: rise and fall of HIV infection, 1980-1989. *AIDS* (1990), 4: 657-60.
12. Nicolosi A et al. Incidence and prevalence trends of HIV infection in intravenous drug users attending treatment centers in Milan and Northern Italy. *JAIDS* (1992), 5: 365-73.
13. Choopanya K et al. Risk factors and HIV seropositivity among injecting drug users in Bangkok. *AIDS* (1991), 5: 1509-13.
14. Strathdee SA et al. Needle exchange is not enough: lessons from the Vancouver injecting drug use study. *AIDS* (1997), 11: F59-F65.
15. Emmanuel F et al. Factors associated with an explosive HIV epidemic among injecting drug users in Sargodha, Pakistan. *JAIDS* (2009), 51:85-90.
16. Kaplan EH et al. A model-based estimate of HIV infection via needle sharing. *JAIDS* (1992), 5: 1116-18.
17. HudgensMGet al. Subtype-specific transmission probabilities for HIV-1among injecting drug users in Bangkok. *Am J Epidemiol* (2002), 155:159-68.
18. Mathers BM et al. Global epidemiology of injecting drug use and HIV among people who inject drugs. *Lancet* (2008), 372:1733-45.
19. Patrascu IV et al. HIV-1 infection in Romanian children. *Lancet* (1990), 1: 672.
20. Hersh B et al. AIDS in Romania. *Lancet* (1991), 338: 645-9.
21. Hersh B et al. The epidemiology of HIV and AIDS in Romania. *AIDS* (1991), 5: S87-S92.
22. Hersh B et al. Risk factors for HIV infection among abandoned Romanian children. *AIDS* (1993), 7: 1617-24.

23. Kozinetz CA et al. The burden of pediatric HIV/AIDS in Constanta. *BMC Infect Dis* (2001), 1: 7.
24. Apetrei C et al. HIV-1 diversity in Romania. *AIDS* (1998), 12: 1079-85.
25. Guimaraes ML et al. Close phylogenetic relationship between Angolan and Romanian HIV-1 subtype F1 isolates. *Retrovirology* (2009), 6: 39.
26. Yerly S et al. Nosocomial outbreak of multiple bloodborne viral infections. *J Infect Dis* (2001), 184: 369-72.
27. Visco-Comandini U et al. Monophyletic HIV type 1 CRF02_AG in a nosocomial outbreak in Benghazi, Libya. *AIDS Res Hum Retrovir* (2002), 18: 727-32.
28. Hirsch M. Justice in Libya? Let scientific evidence prevail. *J Infect Dis* (2007), 195: 467-8.
29. de Oliveira T et al. HIV-1 and HCV sequences from Libyan outbreak. *Nature* (2006), 44: 836-7.
30. Bobkov A et al. Molecular epidemiology of HIV-1 in the former Soviet Union: analysis of env V3 sequences and their correlation with epidemiologic data. *AIDS* (1994), 8: 619-24.
31. Frank C et al. The role of parenteral antischistosomal therapy in the spread of hepatitis C virus in Egypt. *Lancet* (2000), 355: 887-91.
32. Strickland GT. Liver disease in Egypt: Hepatitis C superseded schistosomiasis as a result of iatrogenic and biological factors. *Hepatology* (2006), 43: 915-22.
33. Pybus OG et al. The epidemiology and iatrogenic transmission of hepatitis C virus in Egypt: a Bayesian coalescent approach. *Molecular Biology & Evolution* (2003), 20: 381-7.
34. Madhava V et al. Epidemiology of chronic hepatitis C virus infection in sub-Saharan Africa. *Lancet Infect Dis* (2002), 2: 293-302.
35. Nerrienet E et al. Hepatitis C virus infection in Cameroon: a cohorteffect. *J Med Virol* (2005), 76: 208-14.
36. Delaporte E et al. Hepatitis C in remote populations of southern Cameroon. *Ann Trop Med Parasitol* (1994), 88: 97-8.
37. Louis F et al. Grandes variations de la prévalence de l'infection par le virus C des hépatites en Afrique centrale. *Med Trop (Mars)* (1994), 54: 277-8.
38. Kowo M et al. Prevalence of hepatitis C virus and other blood-borne viruses in Pygmies and neighbouring Bantus in southern Cameroon. *Trans R Soc Trop Med Hyg* (1995), 89: 484-6.
39. Nkengasong J et al. A pilot study of the prevalence of hepatitis C virus antibodies and hepatitis C virus RNA in southern Cameroon. *Am J Trop Med Hyg* (1995), 52: 98-100.
40. Njouom R et al. High rate of hepatitis C virus infection and predominance of genotype 4 among elderly inhabitants of a remote village of the rain forest of South Cameroon. *J Med Virol* (2003), 71: 219-25.
41. Laurent C et al. HIV and hepatitis C virus coinfection, Cameroon. *Emerg Infect Dis* (2007), 13: 514-16.
42. Njouom R et al. The hepatitis C virus epidemic in Cameroon: genetic evidence for rapid transmission between 1920 and 1960. *Infect Gen Evol* (2007), 7: 361-7.
43. Ndong-Atome G et al. High prevalence of hepatitis C virus infection and predominance of genotype 4 in rural Gabon. *J Med Virol* (2008), 80: 1581-7.
44. Louis F et al. High prevalence of anti-hepatitis C virus antibodies in a Cameroon rural forest area. *Trans R Soc TropMed Hyg* (1994), 88: 53-4.
45. Delaporte E et al. High level of hepatitis C endemicity in Gabon, Equatorial Africa. *Trans R Soc Trop Med Hyg* (1993), 87: 636-7.
46. Pepin J et al. Noble goals, unforeseen consequences: the control of tropical diseases in colonial Central Africa and the iatrogenic transmission of blood-borne viruses. *Trop Med Inter Health* (2008), 13: 744-53.
47. Yazdanpanah Y et al. Risk factors for hepatitis C virus transmission to health care workers after

occupational exposure. *Clin Infect Dis* (2005), 41: 1423-30.
48. Jagger J et al. Occupational transmission of Hepatitis C virus. *JAMA* (2002), 288: 1469-70.
49. Apetrei C et al. Potential for HIV transmission through unsafe injections. *AIDS* (2006), 20: 1074-6.
50. Blanchard M. *Précis d'épidémiologie* (Vigot, 1938).
51. Levaditi C et al. *Les ultravirus des maladies humaines* (Maloine,1948).
52. Reynes V. *Précis d'épidémiologie et prophylaxie des grandes endémies tropicales* (Éditions M. Leconte, 1950).
53. Vaucel M. *Médecine Tropicale* (Flammarion, 1952).
54. Bigger JW. Jaundice in syphilitics under treatment. *Lancet* (1943), 1: 457-8.
55. Salaman MH et al. Prevention of jaundice resulting from antisyphilitic treatment. *Lancet* (1944), 2: 7-8.
56. Sheehan HL. Epidemiology of infective hepatitis. *Lancet* (1944), 2: 8-11.
57. Laird SM. Syringe-transmitted hepatitis. *Glasgow Med J* (1947), 28:199-219.
58. Hughes RR. Post-penicillin jaundice. *Br Med J* (1946), 1: 685-8.
59. Seeff L et al. A serologic follow-up of the 1942 epidemic of postvaccination hepatitis in the United States army. *N Eng J Med* (1987), 316: 965-70.
60. Zuckerman AJ. Syringe-transmitted hepatitis. *Br Med J* (1978), 2: 696.
61. Ledentu. *Cours technique des infirmiers de l'Assistance Médicale Indigène* (Agence Économique de l'Afrique Équatoriale Française, 1931).

第8章　植民地医学の遺産（1）

1. Lapeyssonie L. *La médecine coloniale* (Seghers,1988).
2. Eyidi MB. Le vainqueur de la maladie du sommeil (1950).
3. Lapeyssonie L. *Moi, Jamot, le vainqueur de la maladie du sommeil* (Éditions Louis Musin, 1987).
4. Ducloux M. Eugène Jamot: un fils du Limousin. *Bull Soc Pathol Exot* (1988), 81: 419-26.
5. Milleiri JM. Jamot, cet inconnu. *Bull Soc Pathol Exot* (2004), 97: 213-22.
6. Jamot E. Essai de prophylaxie médicale de la maladie du sommeil dans l'Oubangui-Chari. *Bull Soc Pathol Exot* (1920), 13: 343-76.
7. Naval Intelligence Division. Geographical Handbook Series. *The Belgian Congo* (1944).
8. Kérandel J. Un cas de trypanosomiase chez un médecin. *Bull Soc Pathol Exot* (1910), 3: 644-62.
9. David J. Observation de trypanose humaine. *Ann Soc Bel Med Trop* (1922), 2: 227-30.
10. Pepin J et al. Noble goals, unforeseen consequences: the control of tropical diseases in colonial Central Africa and the iatrogenic transmission of blood-borne viruses. *Trop Med Inter Health* (2008), 13: 744-53. 図 10-14 はこれをもとに改変.
11. Cameroun Français. Service de Santé & Services de santé publique. Rapport annuel. Yaoundé, 1936, 1939 to 1951, 1955 to 1959.
12. Moyen-Congo [Colonie du; Territoire du]. Rapport annuel. Brazzavillle, 1930, 1931, 1933, 1934, 1945, 1947 to 1954, 1955 to 1958.
13. Oubangui-Chari [Colonie de l'; Territoire de l']. Service de Santé & Direction de la santé publique. Rapport annuel. Bangui, 1932, 1933, 1945, 1946, 1948, 1950 to 1957, 1959.
14. Gabon [Colonie du; Territoire du] (1931-57) Service de Santé. Rapport annuel. Libreville, 1931 to 1933, 1945, 1947 to 1950, 1952 to 1957.
15. Afrique Équatoriale Française. Rapport médical sur le fonctionnement durant l'année 1935 des services sanitaires et médicaux civils de l'Afrique Équatoriale Française (1936).
16. Afrique Équatoriale Française. Inspection Générale des Services Sanitaires et Médicaux. Rapport annuel (1936-44).

17. Afrique Équatoriale Française. Direction Générale de la Santé Publique. Rapport annuel (1945-56).
18. Afrique Équatoriale Française. Service Général d'Hygiène Mobile et de Prophylaxie de l'Afrique Équatoriale Française. Rapport annuel (1947-58).
19. *Rapport annuel adressé par le gouvernement français au conseil de la Société des Nations conformément à l'article 22 du pacte sur l'administration sous mandat du territoire du Cameroun pour l'année* (1921 to 1938).
20. *Rapport annuel du gouvernement français aux Nations-Unies sur l'administration du Cameroun placé sous la tutelle de la France* (1947 to 1957).
21. Rousseau et.al (1927-38) Les maladies transmissibles observées dans les colonies françaises et territoires sous mandat. Annales de Médecine et de Pharmacie Coloniales. http://web2.bium.univ-paris5.fr/livanc/?cote=131132&do=livre.
22. Ministère de la France d'Outre-Mer. Direction du Service de Santé. Statistique médicale de l'année (1946-9).
23. Ministère de la France d'Outre-Mer. Situation médicale des territoires français d'outre-mer (1950-6).
24. Letonturier et al. La prophylaxie de la maladie du sommeil au Cameroun dans les secteurs du Haut-Nyong et de Doumé. *Ann Instit Past* (1924), 38: 1053-110.
25. Jamot E. La maladie du sommeil au Cameroun en janvier 1929. *Bull Soc Pathol Exot* (1929), 22: 473-96.
26. Muraz G. État actuel des traitements chimiothérapiques de la maladie du sommeil. *Les grandes endémies tropicales* (Vigot Frères, 1936).
27. Vamos S. Traitement de trypanosomés dans un secteur du Moyen-Chari (AEF): étude de 3705 observations. *Bull Soc Pathol Exot* (1936), 29:1015-22.
28. Millous. Le traitement de la maladie du sommeil au Cameroun. *Ann Med Pharm Col* (1936), 34: 966-95.
29. Jamot E. La lutte contre la maladie du sommeil au Cameroun. *Ann Instit Past* (1932), 48: 481-539.
30. Vaucel M. État de la maladie du sommeil au Cameroun en 1939. *Ann Instit Past* (1941), 67: 189-215.
31. Demarchi J. Rapport sur la chimioprophylaxie de la trypanosomiase à T. gambiense. In International Scientific Committee for Trypanosomiasis Research, 7th Meeting. 1958.
32. Waddy BB. Chemoprophylaxis of human trypanosomiasis. In Mulligan HWand PottsWH(eds.), *The African Trypanosomiases* (George Allen and Unwin, 1970).
33. Richet P. Quelques considérations sur la chimio-prophylaxie de la trypanosomiase humaine en AEF. In International Scientific Committee for Trypanosomiasis Research, 5th Meeting. 1954.
34. Haut Commissariat de la République en Afrique Équatoriale Française. Direction Générale de la Santé Publique, Rapport confidentiel 707/DGSP. 22 April 1953. Brazzaville.
35. Cartron. Le pian et sa répartition dans les colonies françaises. Considérations étiologiques, cliniques, sérologiques, thérapeutiques et prophylactiques. *Ann Med Pharm Col* (1937), 35: 5-73.
36. Vaucel MA. Le pian dans les territoires français. *Bull World Health Organ* (1953), 8: 183-204.
37. Joyeux C. *Précis de médecine tropicale* (Masson, 1944).
38. Montel M. *Mémento thérapeutique du praticien colonial* (Masson,1945).
39. Vaucel M. *Médecine tropicale* (Flammarion, 1952).
40. De Baudre. *Le danger vénérien* (Imprimerie du Gouvernement,1928).
41. Richet P. Une question d'actualité: la maladie de Hansen en AEF. *Ann Soc Bel Med Trop* (1954), 34: 589-602.
42. Gaud J. Les bilharzioses en Afrique occidentale et en Afrique centrale. *Bull World Health Organ* (1955), 13: 209-58.
43. Brunel M. La tuberculose pulmonaire au Cameroun en 1958, endémie tuberculeuse, formes

cliniques, traitement prophylaxie. *Bull Soc Pathol Exot* (1958), 51: 920-35.
44. Echenberg M. For their own good: the Pasteur Institute and the quest for an anti-yellow fever vaccine in French Colonial Africa. In Bado JP (ed.), *Conquêtes médicales* (Karthala, 2005).
45. Hackett CJ. Extent and nature of the yaws problem in Africa. *Bull World Health Organ* (1953), 8: 129-82.
46. Direccion general de marruecos y colonias. Seccion de estadistica de la delegacion del trabajo del gobierno general de los territorios espanoles del golfo de Guinea. Resumenes de los anos: 1944 to 1953.
47. Alonso C. Diferentes aspectos de la tripanosomiasis africana (su importancia en Africa y Guinea ecuatorial espanola). *Med Trop (Madr)* (1966), 42: 157-83.
48. Vicente G et al. Importancia de las grandes enfermedades transmisibles en la sanidad publica de Guinea ecuatorial y su relacion con las grandes campanas de masas. *Med Trop (Madr)* (1968), 44: 282-97.
49. Yazdanpanah Y et al. Risk factors for hepatitis C virus transmission to health care workers after occupational exposure. *Clin Infect Dis* (2005), 41: 1423-30.
50. Moudgil K et al. Global overview of the prevalence of hepatitis B virus markers in leprosy patients. *Trop Gastroenterol* (1988), 9: 184-90.
51. Verdier M et al. Antibodies to human T lymphotropic virus type 1 in patients with leprosy in tropical areas. *J Infect Dis* (1990), 161: 1309-10.
52. Denis F et al. Prevalence of antibodies to hepatitis C virus among patients with leprosy in several African countries and the Yemen. *J Med Virol* (1994), 43: 1-4.
53. LechatMet al. Decreased survival of HTLV-I carriers in leprosy patients from the Democratic Republic of the Congo: a historical prospective study. *JAIDS* (1997), 15: 387-90.
54. Moraes Braga A et al. Leprosy and confinement due to leprosy show high association with hepatitis C in Southern Brazil. *Acta Trop* (2006), 97: 88-93.
55. Louis F et al. Grandes variations de la prévalence de l'infection par le virus C des hépatites en Afrique centrale. *Med Trop (Mars)* (1994), 54: 277-8.
56. Kowo M et al. Prevalence of hepatitis C virus and other blood-borne viruses in Pygmies and neighbouring Bantus in southern Cameroon. *Trans R Soc Trop Med Hyg* (1995), 89: 484-6.
57. Delaporte E et al. Seroepidemiological survey of HTLV-I infection among randomized populations of western central African countries. *JAIDS* (1989), 2: 410-13.
58. Louis J et al. Epidemiological features of retroviral infection by HTLV-1 in central Africa. *Bull Soc Pathol Exot* (1993), 86: 163-8.
59. Hay S et al. Annual Plasmodium falciparum entomological inoculation rates across Africa: literature survey, internet access and review. *Trans R Soc Trop Med Hyg* (2000), 94: 113-27.
60. Hay S et al. Urbanization, malaria transmission and disease burden in Africa. *Nature Rev* (2005), 3: 81-90.
61. Hay S et al. A world malaria map: Plasmodium falciparum endemicity in 2007. *PLoS Med* (2009), 6: e1000048.
62. Pepin J et al. HCV transmission during medical interventions and traditional practices in colonial Cameroon: potential implications for the emergence of HIV-1. *Clin Infect Dis* (2010), 51: 768-76.
63. Pepin J et al. Iatrogenic transmission of human retrovirus HTLV-1 and of Hepatitis C virus through parenteral treatment and chemoprophylaxis of sleeping sickness in colonial Equatorial Africa. *Clin Infect Dis* (2010), 51: 777-84.

第9章　植民地医学の遺産（2）

1. Schwetz J. *L'évolution de la médecine au Congo Belge* (Office de Publicité, 1946).
2. Fédération pour la défense des intérêts belges à l'étranger. *L'assistance médicale dans l'État Indépendant du Congo* (Bulens Frères, 1907).
3. Rodhain J. La maladie du sommeil dans l'Ouellé. *Bull Soc Pathol Exot* (1916), 9: 38–72.
4. Schwetz J. Rapport sur les travaux de la mission médicale antitrypanosomique du Kwango-Kasaï 1920–1923. *Ann Soc Bel Med Trop* (1924), 4: 1–138.
5. Janssens PG. Eugène Jamot et Émile Lejeune, pages d'histoire. *Ann Soc Bel Med Trop* (1995), 75: 1–12.
6. Rapport annuel de la direction générale des services médicaux du Congo Belge (1958).
7. Congo Belge. Rapport sur l'Hygiène. (1940, 1941–4, 1945, 1946,1947, 1948, 1949).
8. Congo Belge. Rapport sur l'Hygiène (1924–1930).
9. David J. *Vade-mecum à l'usage des infirmiers et des assistants médicaux indigènes* (Vromant & Co., 1931).
10. Chesterman C. *Manuel du dispensaire tropical* (Lutterworth Press, 1947).
11. Ministère des Colonies. *Rapport de la Commission de la Lèpre* (1939).
12. Dupuy L. L'endémie pianique au cours de l'année 1934 dans les territoires soumis à l'action du Fonds Reine Elisabeth pour l'assistance médicale aux indigènes du Congo Belge. *Ann Soc Bel Med Trop* (1936),16: 189–97.
13. Kivits M et al. Le traitement du pian par voie buccale au STB et au Stovarsol. *Ann Soc Bel Med Trop* (1951), 31: 37–49.
14. Gillet J et al. Les bilharzioses humaines au Congo Belge et au Ruanda-Urundi. *Bull World Health Organ* (1954), 10: 315–419.
15. Dubois A. *La lèpre au Congo Belge en 1938* (Académie Royale de Belgique, 1940).
16. Kivits M. *La lutte contre la lèpre au Congo belge en 1955* (Académie Royale des Sciences Coloniales, 1956).
17. Duren A. *Un essai d'étude d'ensemble du paludisme au Congo Belge* (Institut Royal Colonial Belge, 1937).
18. Duren A. Essai d'étude sur l'importance du paludisme dans la mortalité au Congo Belge. *Ann Soc Bel Med Trop* (1951), 31: 129–47.
19. Gillet J. *Le paludisme au Congo Belge et au Ruanda Burundi* (Institut Royal Colonial Belge, 1953).
20. Gillet J. *Atlas général du Congo et du Ruanda-Urundi* (Institut Royal Colonial Belge, 1954).
21. Congo Belge. Rapport des services médicaux (1958).
22. Duren A. La santé des Européens au Congo. *Arch Med Soc Hyg* (1940), 5: 385–97.
23. Mense. Rapport de l'état sanitaire de Léopoldville de novembre 1885 à mars 1887 (Publications de l'État Indépendant du Congo,1888).
24. Pierquin L. *Historique du laboratoire médical de l'institut de médecine tropicale princesse Astrid à Léopoldville* (Graphicongo, 1958).
25. Whyms. *Les services médicaux et sanitaires de Léopoldville* (Office de Publicité, 1952).
26. Van Hoof L. Immunité et guérison spontanée de singes cercopithèques infectés par Trypanosoma gambiense. *Bull Soc Pathol Exot* (1934), 27:167–9.
27. Van Hoof L et al. Guérisons spontanées, état réfractaire et immunité des singes pour certains trypanosomes pathogènes. *Bull Soc Pathol Exot* (1937), 30: 727–37.
28. Peel E et al. Sur des filaridés de chimpanzés Pan paniscus et Pan satyrus au Congo Belge. *Ann Soc Bel Med Trop* (1946), 26: 117–56.

29. Van Hoof L et al. Contribution à l'épidémiologie de la maladie du sommeil au Congo Belge. *Ann Soc Bel Med Trop* (1938), 18: 143-201.
30. Arnaud. Vaccin antigonococcique actif contre l'écoulement. *Ann Soc Bel Med Trop* (1934), 14: 5-6.
31. Brutsaert P. La méningite cérébrospinale au Katanga. Résultats de la vaccination prophylactique et de la sérothérapie antiméningocociques obtenus à l'Union Minière du Haut-Katanga. *Ann Soc Bel Med Trop* (1931), 11: 11-39.
32. Anonymous. Le laboratoire de Léopoldville. *Congo Illustré* (1941): 5-9.
33. Dedet JP. *Les Instituts Pasteur d'outre-mer* (L'Harmattan, 2002).
34. Bosmans E and Janssens PG. Laboratoires médicaux et d'hygiène. In Janssens PG (ed.), *Médecine et hygiène en Afrique centrale de 1885 à nos jours* (Fondation Roi Beaudoin, 1992).
35. Congo Belge. Province Orientale. Service Médical. Rapport annuel.Stanleyville, 1952 to 1957.
36. Rodhain J. Nécrologie. Lucien Van Hoof. *Ann Soc Bel Med Tro*p (1948), 28: 381-4.
37. Thomas AC. Hommage au Docteur L. Van Hoof. *Ann Soc Bel Med Tro*p (1954), 34: 559-67.
38. Duren A. Lucien Van Hoof. *Bulletin des séances de l'Institut Royal Colonial Belge* (1949), 20: 147-54.
39. Kivits M. Lucien Van Hoof. *Biographie belge d'outre-mer* (Académie Royale des Sciences d'Outre-Mer, 1968).
40. Rodhain J et al. Contribution à l'étude des plasmodiums des singes africains. *Ann Soc Bel Med Trop* (1938), 18: 237-53.
41. Van Hoof L. Observations on trypanosomiasis in the Belgian Congo. *Trans R Soc Trop Med Hyg* (1947), 40: 728-54.
42. Van Hoof L et al. Chimioprophylaxie de la maladie du sommeil par la pentamidine. *Ann Soc Bel Med Trop* (1946), 26: 371-84.
43. Van Hoof L et al. Pentamidine in the prevention and treatment of trypanosomiasis. *Trans R Soc Trop Med Hyg* (1944), 37: 271-80.
44. Van Hoof L et al. A field experiment on the prophylactic value of pentamidine in sleeping sickness. *Trans R Soc Trop Med Hyg* (1946), 39: 327-9.
45. Van Hoof L et al. Sur la chimiothérapie de l'onchocercose. *Ann Soc Bel Med Trop* (1947), 27: 173-7.
46. Mouchet R. Le problème de la tuberculose humaine en Afrique tropicale et spécialement au Congo Belge. *Ann Soc Bel Med Trop* (1937), 17: 509-54.
47. Congo Belge. Service d'Hygiène du District Urbain de Léopoldville. Rapport annuel. Léopoldville, 1949, 1950, 1951, 1956, 1958.
48. Michiels A. *L'oeuvre de la Croix-Rouge au Congo belge* (Université Libre de Bruxelles, 2000).
49. Du sang en conserve. *Zaire*, 31 January 1972, 12-17.
50. Dubois A. *La Croix-Rouge du Congo* (Académie Royale des Sciences d'Outre-Mer, 1969).
51. Croix Rouge du Congo. Rapport annuel. Brussels, 1929 to 1959.
52. Beheyt P. Contribution à l'étude des hépatites en Afrique. *Ann Soc Bel Med Trop* (1953), 33: 297-340.
53. Institut d'Hygiène Marcel Wanson. Rapport annuel (1956).
54. Congo Belge. Rapport des Services Médicaux de la Province de Léopoldville (1957).
55. Congo Belge. Service d'Hygiène du District Urbain de Léopoldville.Rapport annuel (1958).

第10章　その他のヒト免疫不全ウイルス

1. De Leys R et al. Isolation and partial characterization of an unusual human immunodeficiency retrovirus from two persons of west-central African origin. *J Virol* (1990), 64: 1207-16.
2. Loussert-Ajaka I et al. Variability of HIV-1 group O strains isolated from Cameroonian patients living in France. *J Virol* (1995), 69:5640-9.

3. Nkengasong J et al. Antigenic evidence of the presence of the aberrant HIV-1ant70 virus in Cameroon and Gabon. *AIDS* (1993), 7: 1536–8.
4. Peeters M et al. Geographical distribution of HIV-1 group O viruses in Africa. *AIDS* (1997), 11: 493–8.
5. Mauclère P et al. Serological and virological characterization of HIV-1group O infection in Cameroon. *AIDS* (1997), 11: 445–53.
6. Ayouba A et al. HIV-1 group O infection in Cameroon, 1986–1998. *Emerg Infect Dis* (2001), 7: 466–7.
7. Brennan C et al. The prevalence of diverse HIV-1 strains was stable in Cameroonian blood donors from 1996 to 2004. *JAIDS* (2008), 49:432–9.
8. Barin F et al. Prevalence of HIV-2 and HIV-1 group O infections among new HIV diagnoses in France: 2003-2006. *AIDS* (2007), 21: 2351–3.
9. Arien KK et al. The replicative fitness of primary HIV-1 group M, HIV-1 group O, and HIV-2 isolates. *J Virol* (2005), 79: 8979–90.
10. Vergne L et al. Biological and genetic characteristics of HIV infections in Cameroon reveals dual group M and O infections and a correlation between SI-inducing phenotype of the predominant CRF02_AG variant and disease stage. *Virology* (2003), 310: 254–66.
11. Lemey P et al. The molecular population genetics of HIV-1 group O. *Genetics* (2004), 167: 1059–68.
12. Roques P et al. Phylogenetic analysis of 49 newly derived HIV-1 group O strains: high viral diversity but no group M-like subtype structure. *Virology* (2002), 302: 259–73.
13. Yamaguchi J et al. Near full-length genomes of 15 HIV-1 group O isolates. *AIDS Res Hum Retrovir* (2003), 19: 979–88.
14. Simon F et al. Identification of a new HIV-1 distinct from group M and group O. *Nat Med* (1998), 4: 1032–7.
15. Yamaguchi J et al. Identification of HIV-1 group N infections in a husband and wife in Cameroon: viral genome sequences provide evidence for horizontal transmission. *AIDS Res Hum Retrovir* (2006), 22: 83–92.
16. Corbet A et al. env sequences of SIV from chimpanzees in Cameroon are strongly related to those of HIV group N from the same geographic area. *J Virol* (2000), 74: 529–34.
17. Vallari A et al. Four new HIV-1 group N isolates from Cameroon: prevalence continues to be low. *AIDS Res Hum Retrovir* (2010), 26: 109–15.
18. Takehisa J et al. Origin and biology of SIV in wild-living western gorillas. *J Virol* (2009), 83: 1635–48.
19. Neel C et al. Molecular epidemiology of simian immunodeficiency virus infection in wild-living gorillas. *J Virol* (2010), 84: 1464–76.
20. Plantier JC et al. A new human immunodeficiency virus derived from gorillas. *Nature Med* (2009), 15: 871–2.
21. Clavel F et al. Isolation of a new human retrovirus from West African patients with AIDS. *Science* (1986), 233: 343–6.
22. Clavel F et al. HIV-2 infection associated with AIDS in West Africa. *N Eng J Med* (1987), 316: 1180–5.
23. Hirsch V et al. An African primate lentivirus (SIVsm) closely related to HIV-2. *Nature* (1989), 339: 389–91.
24. Marx PA et al. Isolation of a simian immunodeficiency virus related to HIV-2 from a west African pet sooty mangabey. *J Virol* (1991), 65:4480–5.
25. Gao F et al. Human infection by genetically diverse SIVsm-related HIV-2 in West Africa. *Nature* (1992), 358: 495–9.
26. Rey-Cuillé MA et al. SIV replicates to high levels in sooty mangabeys without inducing disease. *J*

Virol (1998), 72: 3872–86.
27. Santiago ML et al. Simian immunodeficiency virus infection in freeranging sooty mangabeys (Cercocebus atys atys) from the Tai forest. *J Virol* (2005), 79: 12515–27.
28. Chen Z et al. Genetic characterization of new West African SIVsm. *J Virol* (1996), 70: 3617–27.
29. Chen Z et al. HIV-2 seroprevalence and characterization of a distinct HIV-2 subtype from the natural range of SIV-infected sooty mangabey. *J Virol* (1997), 71: 3953–60.
30. Poulsen AG et al. Prevalence of and mortality from HIV-2 in Bissau, West Africa. *Lancet* (1989), 1: 827–31.
31. Poulsen AG et al. 9-year HIV-2 associated mortality in an urban community in Bissau, west Africa. *Lancet* (1997), 349: 911–14.
32. Ricard D et al. The effects of HIV-2 in a rural area of Guinea-Bissau. *AIDS* (1994), 8: 977–82.
33. Gottlieb GS et al. Lower levels of HIV-1 RNA in semen in HIV-2 compared with HIV-1 infection. *AIDS* (2006), 20: 895–900.
34. Ghys P et al. The association between cervicovaginal HIV shedding, sexually transmitted diseases and immunosuppression in female sex workers in Abidjan, Côte d'Ivoire. *AIDS* (1997), 11: F85-F93.
35. Van der Loeff M et al. Towards a better understanding of the epidemiology of HIV-2. AIDS (1999), 13: S69-S84.
36. Poulsen AG et al. Risk factors of HIV-2 seropositivity among older people in Guinea-Bissau. *Scand J Infect Dis* (2000), 32: 169–75.
37. Norrgren H et al. HIV-1, HIV-2, HTLV-I/II and Treponema pallidum infections: incidence, prevalence and HIV-2 associated mortality in an occupational cohort in Guinea-Bissau. *JAIDS* (1995), 9: 422–8.
38. Wilkins A et al. The epidemiology of HIV infection in a rural area of Guinea-Bissau. *AIDS* (1993), 7: 1119–22.
39. Larsen O et al. Declining HIV-2 prevalence and incidence among men in a community study from Guinea-Bissau. *AIDS* (1998), 12: 1707–14.
40. Holmgren B et al. Dual infections with HIV-1, HIV-2 and HTLV-I are more common in older women than in men in Guinea-Bissau. *AIDS* (2003), 17: 241–53.
41. Da Silva ZJ et al. Changes in prevalence and incidence of HIV-1, HIV-2 and dual infections in urban areas of Bissau, Guinea-Bissau: is HIV-2 disappearing? *AIDS* (2008), 22: 1195–202.
42. Spiegel P et al. Prevalence of HIV infection in conflict affected and displaced people in seven sub-Saharan countries. *Lancet* (1997), 369: 2187–95.
43. Gomes P et al. Transmission of HIV-2. *Lancet Infect Dis* (2003), 3: 683–4.
44. Supervie V et al. Assessing the impact of mass rape on the incidence of HIV in conflict-affected countries. *AIDS* (2010), 24: 2481–7.
45. Piedade J. Longstanding presence of HIV-2 in Guinea-Bissau. *Acta Trop* (2000), 76: 119–24.
46. Kawamura M et al. HIV-2 in West Africa in 1966. *Lancet* (1989), 1: 385.
47. US Census Bureau. *HIV/AIDS surveillance data base* (2006).
48. Bryceson A et al. HIV-2 associated AIDS in the 1970s. *Lancet* (1988), 2: 221.
49. Saimot AG et al. HIV-2/LAV-2 in Portuguese man with AIDS (Paris, 1978) who had served in Angola in 1968–74. *Lancet* (1987), 1: 688.
50. Ancelle R et al. Long incubation period for HIV-2 infection. *Lancet* (1987), 1: 688–9.
51. Mota-Miranda A et al. HIV-2 infection with a long asymptomatic report. *J Infect* (1995), 31: 163–4.
52. Lemey P et al. Tracing the origin and history of the HIV-2 epidemic. *Proc Natl Acad Sci USA* (2003), 100: 6588–92.
53. Wertheim JO et al. Dating the age of the SIV lineages that gave rise to HIV-1 and HIV-2. *PLoS Comput Biol* (2009), 5: e1000377.

54. Mansson F et al. Trends of HIV-1 and HIV-2 prevalence among pregnant women in Guinea-Bissau, West Africa: possible effect of the civil war 1998–1999. *Sex Transm Infect* (2007), 83: 463–7.
55. Pepin J et al. Parenteral transmission during excision and treatment of tuberculosis and trypanosomiasis may be responsible for the HIV-2 epidemic in Guinea-Bissau. *AIDS* (2006), 20: 1303–11.
56. Ferreira FS. História da doença do sono na Guiné Portuguesa: Ivperíodo de 1927 a 1932. *Boletim cultural da Guiné Portuguesa* (1961), 16: 139–57.
57. Ferreira FS. História da doença do sono na Guiné Portuguesa: V- período de 1933 a 1946. *Boletim cultural da Guiné Portuguesa* (1961), 16: 313–47.
58. Ferreira FS. História da doença do sono na Guiné Portuguesa:VII- período de 1947 a 1956. *Boletim cultural da Guiné Portuguesa* (1961), 16: 569–606.
59. Carreira A. *Mandingas da Guiné Portuguesa* (Centre de Estudos da Guiné Portuguesa, 1947).
60. Johnson MC. Becoming a Muslim, becoming a person: female circumcision, religious identity, and personhood in Guinea-Bissau. In Shell-Duncan B and Hernlund Y (eds.), *Female Circumcision in Africa* (Lynne Rienner Publishers, 2000).
61. Jamot E. La lutte contre la maladie du sommeil au Cameroun. *Ann Instit Pasteur* (1938), 48: 481–539.
62. Pepin J et al. Noble goals, unforeseen consequences: the control of tropical diseases in colonial Central Africa and the iatrogenic transmission of blood-borne viruses. *Trop Med Inter Health* (2008), 13: 744–53.
63. Pinto AR. Relatório sobre a actividade da missão permanente de estudo e combate da doença do sono e outros endemas na Guiné Portuguesa: referente ao ano de 1955. *An Inst Med Trop* (1956), 13: 275–332.
64. Pinto AR. Relatório anual da missão permanente de estudo e combate da doença do sono e outros endemas na Guiné Portuguesa (1958). *An Inst Med Trop* (1960), 17: 817–905.
65. Pinto AR and da Costa FC. La lutte contre la lèpre en Guinée Portuguaise. *Boletim cultural da Guiné Portuguesa* (1959), 14: 603–32.

第11章 コンゴからカリブ海へ

1. Bezy F. Principes pour l'organisation du développement économique au Congo. *Zaire* (1959), 13: 3–55.
2. Romaniuk A. *Démographie congolaise au milieu du XXe siècle* (Presses Universitaires de Louvain, 2006).
3. Gondola C. *The History of Congo* (Greenwood Press, 2002).
4. Romaniuk A. *La fécondité des populations congolaises* (Mouton,1967). 5. Schwers GA. Quand y aura-t-il des médecins noirs en Afrique centrale? *Bulletin du Centre d'Études des Problèmes Sociaux Indigènes* (1952), 19: 91–111.
6. MacGaffey G et al. *US Army Area Handbook for the Republic of Congo* (The American University, 1962).
7. Ndaywel è Nziem I. *Histoire générale du Congo* (Duculot, 1996).
8. Bouvier P. *L'accession du Congo belge à l'indépendance* (Université Libre de Bruxelles, 1965).
9. Ministère des Affaires Africaines. *La situation économique du Congo belge et du Ruanda-Urundi en 1959* (1960).
10. Gordon K. *The United Nations in the Congo* (Carnegie Endowment for International Peace, 1962).
11. Ryelandt B. Inflation et structure des prix en période de décolonisation. *Cah Econ Soc* (1965), 3: 3–48.
12. Willame JC. *Patrice Lumumba* (Karthala, 1990).

13. De Witte L. *The Assassination of Lumumba* (Verso, 2001).
14. Caprasse P et al. Les conditions de vie des familles d'enseignants à Léopoldville. *Cah Econ Soc* (1965), 3: 411-54.
15. Houyoux C et al. Les conditions de vie dans soixante familles à Kinshasa. *Cah Econ Soc* (1970), 8: 99-132.
16. Huybrechts A et al. *Du Congo au Zaire, 1960-1980* (CRISP, 1980).
17. House A. *The UN in the Congo* (University Press of America, 1978).
18. Gendebien PH. *L'intervention des Nations Unies au Congo, 1960-1964* (Mouton, 1967).
19. Centre de Recherche et d'information socio-politique. *Congo 1963* (CRISP, 1964).
20. Shilts R. *And the Band Played on* (Penguin Books, 1987).*
21. Fullerton G. *L'UNESCO au Congo* (UNESCO, 1964).
22. Kuyu C. *Les Haitiens au Congo* (L'Harmattan, 2006).
23. Kuyu C. 著者による聞き取り.
24. République démocratique du Congo. *Étude socio-démographique de Kinshasa 1967* (1969).
25. Rotberg R. Haiti. *The Politics of Squalor* (Houghton Mifflin, 1971).
26. Verhaegen B. *Femmes zairoises de Kisangani* (Centre d'Histoire de l'Afrique, 1990).
27. Denis J. Léopoldville. Étude de géographie urbaine et sociale. *Zaire* (1956), 10: 563-611.
28. Sonnet J et al. Early AIDS cases originating from Zaire and Burundi (1962-1976). *Scand J Infect Dis* (1987), 19: 511-17.
29. Kolonga Molei. *Kinshasa, ce village d'hier* (1979).
30. Findlay T. *The Blue Helmets' First War* (Canadian Peacekeeping Press, 1999).
31. Van Grunderbeeck R et al. *Quarante-six hommes en colère* (Guyot, 1962).
32. Spooner KA. *Canada, the Congo Crisis, and the UN peacekeeping, 1960-64*. (UBC Press, 2009).
33. Centers for Disease Control. Opportunistic infections and Kaposi's sarcoma among Haitians in the United States. *MMWR* (1982), 31: 353-61.
34. Vieira J et al. Opportunistic infections in previously healthy Haitian immigrants. N Eng J Med (1983), 308: 125-9.
35. Moskowitz LB et al. Unusual cause of death in Haitians residing in Miami. *JAMA* (1983), 250: 1187-91.
36. Malebranche R et al. Acquired immunodeficiencies syndrome with severe gastrointestinal manifestations in Haiti. *Lancet* (1983), 2: 873-8.
37. Pitchenik A et al. Opportunistic infections and Kaposi's sarcoma among Haitians: evidence of a new acquired immunodeficiency state. *Ann Int Med* (1983), 98: 277-84.
38. Laverdière M et al. AIDS in Haitian immigrants and in a Caucasian woman closely associated with Haitians. *Can Med Assoc J* (1983), 129: 1209-12.
39. Farmer P. *AIDS and Accusation* (University of California Press, 2006).
40. Francisque E. *La structure économique et sociale d'Haiti* (Imprimerie Henri Deschamps, 1986).
41. Barros J. *Haiti. De 1804 à nos jours* (L'Harmattan, 1984).
42. Jaffe H. AIDS in the United States: the first 1000 cases. *J Infect Dis* (1983), 148: 339-45.
43. Boncy M et al. Acquired immunodeficiency in Haitians. *N Eng J Med* (1983), 308: 1419-20.
44. Greco R. Haiti and the stigma of AIDS. *Lancet* (1983), 2: 515-16.
45. Gold H. *Best Nightmare on Earth* (Prentice Hall Press, 1991).
46. Péan LJR. *Haiti, économie politique de la corruption* (Maisonneuve et Larose, 2007).
47. Comhaire-Sylvain S. *Les montagnards de la région de Kenscoff* (CEEBA, 1984).
48. Stanford JD. *Spartacus International Gay Guide 1982* (Spartacus, 1982).
49. Stanford JD. *Spartacus 85. Guide for Gay Men* (Spartacus,1985).
50. Fettner AG et al. *The Truth about AIDS* (Holt, Rinehart and Winston, 1985).

51. Saint-Gérard Y. *L'état de mal* (Eché, 1984).
52. Saint-Gérard Y. *Haiti. Mort d'une dictature* (Privat, 1986).
53. Altema R et al. Only homosexual Haitians, not all Haitians. *Ann Int Med* (1983), 99: 877-8.
54. Pape J et al. Characteristics of AIDS in Haiti. *N Eng J Med* (1983), 309: 945-50.
55. Barry M et al. Haiti and the AIDS connection. *J Chron Dis* (1984), 37: 593-5.
56. Pape J et al. AIDS in Haiti: 1982-1992. *Clin Infect Dis* (1993), 17: S341-S345.
57. Mitacek E et al. Cancer in Haiti 1979-84: distribution of various forms of cancer according to geographical area and sex. *Int J Cancer* (1986), 38: 9-16.
58. Liautaud B et al. Le sarcome de Kaposi en Haiti. *Ann Dermatol Venereol* (1983), 110: 213-19.
59. Thijs A. L'angiosarcomatose de Kaposi au Congo belge et au Rwanda-Urundi. *Ann Soc Bel Med Trop* (1957), 37: 295-311.
60. Pélissier A. La maladie de Kaposi en Afrique Noire. A propos de 18 cas. *Bull Soc Pathol Exot* (1953), 46: 832-9.
61. Gigase PL. Quelques aspects du sarcome de Kaposi en Afrique. *Ann Soc Bel Med Trop* (1965), 45: 195-210.
62. Hymes K et al. Kaposi's sarcoma in homosexual men. *Lancet* (1981), 2: 598-600.
63. Urmacher C et al. Outbreak of Kaposi's sarcoma with cytomegalovirus infection in young homosexual men. *Am J Med* (1982), 74:569-75.
64. Selik RM et al. Acquired immune deficiency syndrome trends in the United States, 1978-1982. *Am J Med* (1984), 76: 493-500.
65. Bacchetti P et al. Incubation period of AIDS in San Francisco. *Nature* (1989), 338: 251-3.
66. Beral V et al. Kaposi's sarcoma among persons with AIDS: a sexually transmitted infection? *Lancet* (1990), 335: 123-8.
67. Noel G. Another case of AIDS in the pre-AIDS era. *Rev Infect Dis* (1988), 10: 668-9.
68. Johnson W et al. AIDS in Haiti. In Levy J (ed.), *AIDS. Pathogenesis and Treatment* (Dekker, 1989).
69. Korber B et al. Timing the ancestor of the HIV-1 pandemic strains. *Science* (2000), 288: 1789-96.
70. Gilbert M. The emergence of HIV/AIDS in the Americas and beyond. *Proc Natl Acad Sci USA* (2007), 104: 18566-70.
71. Robbins K et al. US HIV-1 epidemic: date of origin, population history, and characterization of early strains. *J Virol* (2003), 77: 6359-66.
72. Pape J et al. The epidemiology of AIDS in Haiti refutes the claims of Gilbert et al. *Proc Natl Acad Sci USA* (2008), 105: E13.
73. Worobey M et al. Reply to Pape et al: the phylogeography of HIV-1group M subtype B. *Proc Natl Acad Sci USA* (2008), 105: E16.
74. Boulos R et al. HIV-1 in Haitian women, 1982-88. *JAIDS* (1990), 3:721-8.

第 12 章　血液貿易

1. Cuthbertson B et al. Safety of albumin preparations manufactured from plasma not tested for HIV antibody. *Lancet* (1987), 2: 41.
2. Cuthbertson B et al. The viral safety of intravenous immunoglobulin. *J Infect* (1987), 15: 125-33.
3. Dreskin CA et al. Plasmapheresis-associated hepatitis A outbreak. *MMWR* (1974), 23: 275-6.
4. Muss N et al. Epidemic outbreak of non-A non-B hepatitis in a plasmapheresis center. I: Epidemiological observations. *Infection* (1985), 113:57-60.
5. Laskus T et al. Follow-up of non-A non-B hepatitis oubreak in plasmapheresis unit. *Lancet* (1989), 1: 391.
6. Avila C et al. The epidemiology of HIV transmission among paid plasma donors, Mexico City. *AIDS*

(1989), 3: 631–3.
7. del Rio C et al. AIDS in Mexico: lessons learned and implications for developing countries. *AIDS* (2002), 16: 1445–57.
8. Volkow P et al. The role of commercial plasmapheresis banks on the AIDS epidemic in Mexico. *Rev Invest Clin* (1998), 50: 221–6.
9. Volkow P et al. Transfusion-associated HIV infection in Mexico related to paid blood donors. *Int J STD AIDS* (2004), 15: 337–42.
10. Volkow P et al. Plasma trade and the HIV epidemic. *Lancet* (1997), 349: 327–8.
11. Banerjee K et al. Outbreak of HIV seropositivity among commercial plasma donors in Pune, India. *Lancet* (1989), 2: 166.
12. Wu Z et al. Prevalence of HIV infection among former commercial plasma donors in rural eastern China. *Health Policy Plan* (2001), 16:41–6.
13. Mastro T et al. The legacy of unhygienic plasma collection in China. *AIDS* (2006), 20: 1451–2.
14. He N et al. The HIV epidemic in China. *Cell Res* (2005), 15: 825–32.
15. Ji G et al. Correlates of HIV infection among former blood/plasma donors in rural China. *AIDS* (2006), 20: 585–91.
16. Ferguson J. *Papa Doc, Baby Doc* (Basil Blackwell, 1987).
17. Severo R. Impoverished Haitians sell plasma for use in the US. *The New York Times*, 28 January 1972.
18. Abbott E. Haiti. *The Duvaliers and Their Legacy* (Robert Hale,1988).
19. Sapène R. *Procès à Baby Doc* (Philippe Daudy, 1973).
20. Anonymous. Dynastic republicanism in Haiti. *Polit Q* (1973), 44:77–84.
21. Heinl RD et al. *Written in Blood* (University Press of America, 1996).
22. Hagen PJ. *Blood* (Alan R Liss, 1982).
23. Starr D. *Blood* (HarperCollins, 2002).
24. Fortuné G. *Haiti, une nation au service d'une minorité* (Éditions Vie Ouvrière, 1977).
25. Haiti blood plasma curb poses problems. *The Afro-American*, 18 January 1973.
26. Gold H. *Best Nightmare on Earth* (Prentice Hall Press, 1991).
27. Deschamps MM et al. HIV infection in Haiti: natural history and disease progression. *AIDS* (2000), 14: 2515–21.
28. Centers for Disease Control. Opportunistic infections and Kaposi's sarcoma among Haitians in the United States. *MMWR* (1982), 31: 353–61.
29. Vieira J et al. Opportunistic infections in previously healthy Haitian immigrants. *N Eng J Med* (1983), 308: 125–9.
30. Moskowitz LB et al. Unusual cause of death in Haitians residing in Miami: high prevalence of opportunistic infections. *JAMA* (1983), 250: 1187–91.
31. Malebranche R et al. Acquired immunodeficiencies syndrome with severe gastrointestinal manifestations in Haiti. *Lancet* (1983), 2: 873–8.
32. Pitchenik A. Opportunistic infections and Kaposi's sarcoma among Haitians: evidence of a new acquired immunodeficiency state. *Ann Int Med* (1983), 98: 277–84.
33. Stanford JD. *Spartacus International Gay Guide 1982* (Spartacus, 1982).
34. Pape J et al. Characteristics of AIDS in Haiti. *N Eng J Med* (1983), 309: 945–50.
35. Fischl M et al. An acquired immunodeficiency syndrome among Haitians: an update. *Ann NY Acad Sci* (1984), 437: 325–33.
36. Guerin JM et al. AIDS: specific aspects of the disease in Haiti. *Ann NY Acad Sci* (1984), 437: 254–63.
37. Pape J et al. The acquired immunodeficiency syndrome in Haiti. *Ann Int Med* (1985), 103: 674–8.

38. The Collaborative Study Group of AIDS in Haitian-Americans: risk factors for AIDS among Haitians residing in the United States. *JAMA* (1987), 257: 635-9.
39. Boulos R et al. HIV-1 in Haitian women, 1982-88. *JAIDS* (1990), 3: 721-8.
40. Pape J et al. Prevalence of HIV infection and high-risk activities in Haiti. *JAIDS* (1990), 3: 995-1001.
41. Farmer P. *Infections and Inequalities* (University of California Press, 1999).
42. Desvarieux M et al. HIV and AIDS in Haiti: recent developments. *AIDS* Care (1991), 3: 271-9.
43. Levine PH. HIV infection in hemophilia. *J Clin Apher* (1993), 8: 120-5.
44. Levine OH. The acquired immunodeficiency syndrome in persons with hemophilia. *Ann Int Med* (1985), 103: 723-6.
45. Kroner BL et al. HIV-1 infection incidence among persons with hemophilia in the United States and Western Europe, 1978-1990. *JAIDS* (1994), 7: 279-86.
46. Cuthbert RJG et al. Five year prospective study of HIV infection in the Edinburgh haemophiliac cohort. *Br Med J* (1990), 301:956-61.
47. Fatkenheuer G et al. *Marchands de sang* (Pierre-Marcel Favre,1986).
48. World Health Organization. International plasma trafficking. *Wkly Epidemiol Rec* (2000), 75: 289-96.
49. Kumar S. Austria investigates allegations of tainted-blood exports. *Lancet* (2000), 356: 920.
50. Picard A. Blood trail: Canada still lacks controls on plasma trade, inquiry told. *Globe and Mail,* 14 December 1995.
51. Krever H. Commission of inquiry of the blood system in Canada. Final report. www.hc-sc.gc.ca/ahc-asc/activit/com/krever-eng.php.

第13章　感染のグローバル化

1. Kawamura M. HIV-2 in West Africa in 1966. *Lancet* (1989), 1: 385.
2. Dube DK et al. Serological and nucleic acid analyses for HIV and HTLV infection on archival human plasma samples from Zaire. *Virology* (1994), 202: 379-89.
3. Wendler I et al. Seroepidemiology of HIV in Africa. *Br Med J* (1986), 293: 782-5.
4. US Census Bureau. *HIV/AIDS surveillance data base* (2006).
5. Winkler E et al. Seroepidemiology of human retrovirus in Gabon. *AIDS* (1989), 3: 106-7.
6. Merlin M et al. Surveillance épidémiologique du syndrome d'immunodépression acquise dans six états d'Afrique centrale. *Med Trop (Mars)* (1988), 48: 381-9.
7. Clumeck N et al. Seroepidemiological studies of HLTV-III antibody prevalence among selected groups of heterosexual Africans. *JAMA* (1985), 254: 2599-602.
8. Van de Perre P et al. Female prostitutes: a risk group for infection with HTLV-III. *Lancet* (1985), 2: 524-7.
9. Vandersypen M. Femmes libres de Kigali. *Cah Etud Afr* (1977), 17: 95-120.
10. Meheus A et al. Prevalence of gonorrhoea in prostitutes in a Central African town. *Br J Vener Dis* (1974), 50: 50-2.
11. Larson A. Social context of HIV transmission in Africa: historical and cultural bases of East and Central African relations. *Rev Infect Dis* (1989), 11: 716-31.
12. Vidal N et al. HIV type 1 diversity and antiretroviral drug resistance mutations in Burundi. *AIDS Res Hum Retrovir* (2007), 23: 175-80.
13. Servais J et al. HIV type 1 pol gene diversity and archived nevirapine resistance mutation in pregnant women in Rwanda. *AIDS Res Hum Retrovir* (2004), 20: 279-83.
14. HIV type 1 variation in World Health Organization sponsored vaccine evaluation sites: genetic screening, sequence analysis, and preliminary biological characterization of selected viral strains. *AIDS Res Hum Retrovir* (1994), 10: 1327-43.

15. Nzila N et al. The prevalence of infection with HIV over a 10-year period in rural Zaire. *N Eng J Med* (1988), 318: 276-9.
16. Pepin J et al. The impact of HIV infection on the epidemiology and treatment of Trypanosoma brucei gambiense sleeping sickness in Nioki, Zaire. *Am J Trop Med Hyg* (1992), 47: 133-40.
17. Green S et al. Stable seroprevalence of HIV-1 infection in pregnancy in rural Zaire. *AIDS* (1994), 8: 397-8.
18. Mokili JL et al. Genetic heterogeneity of HIV-1 subtypes in Kimpese, rural Democratic Republic of Congo. *AIDS Res Hum Retrovir* (1999), 15: 655-64.
19. Vidal N et al. Distribution of HIV-1 variants in the Democratic Republic of Congo suggests increase of subtype C in Kinshasa between 1997 and 2002. *JAIDS* (2005), 40: 456-62.
20. Gray RR et al. Spatial phylodynamics of HIV-1 epidemic emergence in East Africa. *AIDS* (2009): F9-F17.
21. Dalai SC et al. Evolution and molecular epidemiology of subtype C HIV-1 in Zimbabwe. *AIDS* (2009), 23: 2523-32.
22. Glynn J et al. The development of the HIV epidemic in Karonga district, Malawi. *AIDS* (2001), 15: 2025-9.
23. McCormak G et al. Early evolution of the HIV type 1 subtype C epidemic in rural Malawi. *J Virol* (2002), 76: 12890-9.
24. Robertson C. Women in the urban economy. In Hay MJ and Stichter S (eds.), *African Women South of the Sahara* (Longman, 1984).
25. Zehender G. Population dynamics of HIV-1 subtype B in a cohort of men-having-sex-with-men in Rome, Italy. *JAIDS* (2010), 55: 156-60.
26. Brunet JB et al. Epidemiological aspects of AIDS in France. *Ann NY Acad Sci* (1984), 437: 334-9.
27. Hué S et al. Genetic analysis reveals the complex structure of HIV-1 transmission within defined risk groups. *Proc Natl Acad Sci USA* (2005), 102: 4425-9.
28. Picard A. *The Gift of Death* (HarperCollins, 1998).
29. Lukashov VV et al. Evidence for HIV-1 strain of US intravenous drug users as founders of AIDS epidemic among intravenous drug users in northern Europe. *AIDS Res Hum Retrovir* (1996), 12: 1179-83.
30. Thomson M. Increasing HIV-1 genetic diversity in Europe. *Clin Infect Dis* (2007), 196: 1120-4.
31. Paraskevis D et al. Increasing prevalence of HIV-1 subtype A in Greece *Clin Infect Dis* (2007), 196:1167-76.
32. Dietrich U et al. HIV-1 strains from India are highly divergent from prototypic African and US/European strains, but are linked to a South African isolate. *AIDS* (1993), 7: 23-7.
33. Lakhashe S et al. HIV infection in India: epidemiology, molecular epidemiology and pathogenesis. *J Biosc* (2008), 33: 515-25.
34. Grez M et al. Genetic analysis of HIV-1 and HIV-2 mixed infections in India reveals a recent spread of HIV-1 and HIV-2 from a single ancestor for each of these viruses. *J Virol* (1994), 68: 2161-8.
35. Bredell H et al. Genetic characterization of HIV-1 from migrant workers in three South African gold mines. *AIDS Res Hum Retrovir* (1998), 14:677-84.
36. Jain MK et al. Epidemiology of HIV and AIDS in India. *AIDS* (1994), 8 (suppl 2): S61-S75.
37. Beyrer C et al. Overland heroin trafficking routes and HIV-1 spread in south and south-east Asia. *AIDS* (2000), 14: 75-83.
38. Weninger BG et al. The epidemiology of HIV infection and AIDS in Thailand. *AIDS* (1991), 5(suppl 2): S71-S85.
39. Hemelaar J et al. Global and regional distribution of HIV-1 genetic subtypes and recombinants in 2004. *AIDS* (2006), 20: W13-W23.

40. Liao H et al. Phylodynamic analysis of the dissemination of HIV-1 CRF01_AE in Vietnam. *Virology* (2009), 391: 51-6.
41. Li Y et al. Explosive HIV-1 subtype B epidemics in Asia driven by geographic and risk group founder events. *Virology* (2010), 402: 223-7.
42. Deng X et al. The epidemic origin and molecular properties of B': a founder strain of the HIV-1 transmission in Asia. *AIDS* (2008), 22: 1851-64.
43. Ligon-Borden BL. Dr Jonathan Mann: champion of human rights in the fight against AIDS. *Sem Pediatr Infect Dis* (2003), 14: 314-22.
44. Fee E et al. Jonathan Mann, HIV/AIDS, and human rights. *J Public Health Policy* (2008), 29: 54-71.
45. Camus A. *La peste* (Gallimard, 1947).〔『ペスト』アルベール・カミュ／宮崎嶺雄訳（新潮文庫 1969)〕
46. Cohen J. The rise and fall of Projet Sida. *Science* (1997), 278: 1565-8.
47. Ryder RW. Tribute to Jonathan Mann. *AIDS* (1998), 12: ii-v.
48. Mann J et al. *AIDS in the World* (Harvard University Press, 1992).
49. Mann J et al. *AIDS in the World II* (Oxford University Press, 1996).〔『エイズ・パンデミック　世界的流行の構造と予防戦略』山崎修道・木原正博監訳（日本学会事務センター 1998)〕
50. Tarantola D et al. Jonathan Mann: founder of the health and human rights movement. *Am J Public Health* (2006), 96: 1942-3.

第14章　パズルの組み立て

1. Neel C et al. Molecular epidemiology of simian immunodeficiency virus infection in wild-living gorillas. *J Virol* (2010), 84: 1464-76.
2. Wolfe N et al. Exposure to nonhuman primates in rural Cameroon. *Emerg Infect Dis* (2004), 10: 2094-9.
3. Sautter G. Notes sur la construction du chemin de fer Congo-Océan. *Cah Etud Afr* (1967), 7: 219-99.
4. Mathers BM et al. Global epidemiology of injecting drug use and HIV among people who inject drugs. *Lancet* (2008), 372: 1733-45.
5. Muller-Trutwin Met al. Increase of HIV-1 subtype A in Central African Republic. *JAIDS* (1999), 21: 164-71.
6. Vidal N et al. High genetic diversity of HIV-1 strains in Chad, West Central Africa. *JAIDS* (2003), 33: 239-46.
7. Butler I et al. HIV genetic diversity: biological and public health consequences. *Curr HIV Res* (2007), 5: 23-45.
8. Peeters M et al. Genetic diversity of HIV in Africa: impact on diagnosis, treatment, vaccine development and trials. *AIDS* (2003), 17: 2547-60.
9. Vidal N et al. Unprecedented degree of HIV-1 group M genetic diversity in the Democratic Republic of Congo suggests that the HIV-1 pandemic originated in Central Africa. *J Virol* (2000), 74: 10498-507.
10. Kalish M et al. Recombinant viruses and early global HIV-1 epidemic. *Emerg Infect Dis* (2004), 10: 1227-34.
11. Zhu T et al. An African HIV-1 sequence from 1959 and implications for the origin of the epidemic. *Nature* (1998), 391: 594-7.
12. Worobey M et al. Direct evidence of extensive diversity of HIV-1 in Kinshasa by 1960. *Nature* (2008), 55: 661-4.
13. Sonnet J et al. Early AIDS cases originating from Zaire and Burundi. *Scand J Infect Dis* (1987), 19:

511-17.
14. Desmyter J et al. Anti LAV-HTLV-III in Kinshasa mothers in 1970 and 1980. Paris: International Conference on AIDS, June 1985.
15. Merlin M et al. Surveillance épidémiologique du syndrome d'immunodépression acquise dans six états d'Afrique centrale. *Med Trop (Mars)* (1988), 48: 381-9.
16. Infor-Congo. *Congo Belge et Rwanda-Urundi. Guide du voyageur* (Office de l'Information et des Relations Publiques pour le Congo Belge et le Rwanda-Urundi, 1958).
17. Beheyt P. Contribution à l'étude des hépatites en Afrique. *Ann Soc Bel Med Trop* (1953), 33: 297-340.
18. La Fontaine JS. *City Politics* (Cambridge University Press, 1970).
19. Raymaekers P. *L'organisation des zones de squatting* (Éditions Universitaires, 1964).
20. Comhaire-Sylvain S. *Femmes de Kinshasa, hier et aujourd'hui* (Mouton, 1968).
21. Iliffe J. *The African AIDS Epidemic* (Ohio University Press, 2006).
22. US Census Bureau. *HIV/AIDS surveillance data base* (2006).
23. Boulos R et al. HIV-1 in Haitian women, 1982-88. *JAIDS* (1990), 3:721-8.
24. Jacquez J et al. Role of the primary infection in epidemics of HIV infection in gay cohorts. *JAIDS* (1994), 7: 1169-84.
25. Byers R et al. Estimating AIDS infection rates in the San Francisco cohort. *AIDS* (1988), 2: 207-10.
26. Foley B et al. Apparent founder effect during the early years of the San Francisco HIV-1 epidemic (1978-79). *AIDS Res Hum Retrovir* (2000), 15: 1463-9.
27. Moore JD et al. HTLV-III seropositivity in 1971-72 parenteral drug abusers: a case of false positives or evidence of viral exposure. *N Eng J Med* (1986), 314: 1387-8.
28. Des Jarlais DC. Risk reduction for AIDS among intravenous drug users. *Ann Int Med* (1985), 103: 755-9.
29. Garrett L. *The Coming Plague* (Penguin Books, 1994). **
30. Bacchetti P et al. Incubation period of AIDS in San Francisco. *Nature* (1989), 338: 251-3.
31. Busch MP et al. Risk of HIV transmission by blood transfusions before the implementation of HIV-1 antibody screening. *Transfusion* (1991), 31: 4-11.
32. Kroner BL et al. HIV-1 infection incidence among persons with hemophilia in the United States and Western Europe, 1978-1990. *JAIDS* (1994), 7: 279-86.
33. Goedert JJ et al. A prospective study of HIV-1 infection and the development of AIDS in subjects with hemophilia. *N Eng J Med* (1989), 321:1141-8.
34. Evatt BL et al. Coincidental appearance of LAV/HTLV-III antibodies in hemophiliacs and the onset of the AIDS epidemic. *N Eng J Med* (1985), 312: 483-6.
35. Lee CA. The best of times, the worst of times. *Clin Med* (2009), 5: 453-8.
36. Shilts R. *And the Band Played on* (Penguin Books, 1987).*
37. Holtgrave DR et al. Updated annual transmission rates in the United States, 1977-2006. *JAIDS* (2009), 50: 236-8.

著者略歴

(Jacques Pépin)

カナダ・ケベック州のシャーブルック大学医学部教授．微生物学感染症学科長．同大学国際保健センター所長．1984年よりアフリカで感染症の研究に取り組み，3年にわたって世界保健機関の熱帯病調査団を率いた．その後1988年よりエイズの研究に転じる．2002に開始したクロストリジウム・ディフィシルに関する共同研究では，米国感染症学会最優秀論文賞を受賞．

訳者略歴

山本太郎〈やまもと・たろう〉1990年長崎大学医学部卒業．東京大学大学院医研究科博士課程国際保健学修了．京都大学，ハーヴァード大学，コーネル大学，および外務省勤務等を経て現在長崎大学熱帯医学研究所・国際保健分野主任教授．著書に『ハイチ——いのちとの闘い』（昭和堂）『感染症と文明』（岩波新書）『新型インフルエンザ』（岩波新書）他．

ジャック・ペパン
エイズの起源
山本太郎訳

2013年 7月 5日　第1刷発行
2014年 3月28日　第3刷発行

発行所 株式会社 みすず書房
〒113-0033 東京都文京区本郷5丁目32-21
電話 03-3814-0131(営業) 03-3815-9181(編集)
http://www.msz.co.jp

本文印刷所 萩原印刷
扉・表紙・カバー印刷所 リヒトプランニング
製本所 誠製本

ISBN 978-4-622-07778-7
[エイズのきげん]